AF632003

Proteínas

Los asombrosos ladrillos de la vida

JOSÉ MARÍA VALPUESTA

Proteínas

Los asombrosos ladrillos de la vida

GUADALMAZÁN

© José María Valpuesta, 2021
© Talenbook, s.l., 2021

Primera edición: junio de 2021

Reservados todos los derechos. «No está permitida la reproducción total o parcial de este libro, ni su tratamiento informático, ni la transmisión de ninguna forma o por cualquier medio, ya sea mecánico, electrónico, por fotocopia, por registro u otros métodos, sin el permiso previo y por escrito de los titulares del *copyright*.»

Cualquier forma de reproducción, distribución, comunicación pública o transformación de esta obra solo puede ser realizada con la autorización de sus titulares, salvo excepción prevista por la ley. Diríjase a CEDRO (Centro Español de Derechos Reprográficos, www.cedro.org) si necesita fotocopiar o escanear algún fragmento de esta obra.

Guadalmazán • Colección Alta Divulgación
Edición de Bibiana García Visos
Director editorial Antonio Cuesta
www.editorialguadalmazan.com
pedidos@almuzaralibros.com - info@almuzaralibros.com

Imprime: Gráficas La Paz
ISBN: 978-84-17547-46-2
Depósito Legal: CO-357-2021
Hecho e impreso en España-*Made and printed in Spain*

Para Marije e Íñigo,
y para mi padre.

Índice

Introducción 17

LA NATURALEZA DE LAS PROTEÍNAS 21
Las albúminas 21
Las proteínas 31
Los aminoácidos y el enlace peptídico 33

LOS FERMENTOS Y LAS ENZIMAS 45
Los fermentos 45
Las enzimas 49

LAS IDEAS Y LAS TÉCNICAS. LA ESTRUCTURA PRIMARIA DE LAS PROTEÍNAS 53
La teoría coloidal y la macromolecular 53
La centrifugación 57
La electroforesis 61
La cromatografía 63
Frederick Sanger y la secuenciación de proteínas 66

LA FORMA DE LAS PROTEÍNAS 71
Los rayos X 71
Las fibras 77
Los cristales 79
Pauling, el Gran hombre 83
La forma y la carga de las proteínas 86
Los enlaces débiles 88
El concepto llave-cerradura en tres dimensiones 92

LA ESTRUCTURA SECUNDARIA DE LAS PROTEÍNAS 95
La creación del Laboratorio de Biología Molecular de Cambridge 95
La ciencia y las fundaciones 97
La estructura secundaria de las proteínas: la hélice α y la lámina β 99

LA ESTRUCTURA TERCIARIA DE LAS PROTEÍNAS 107
Determinación estructural basada en la difracción de rayos X 107
Tú con la mioglobina y yo con la hemoglobina 109
Otras estructuras cristalográficas 117

EL DESARROLLO DE LA BIOLOGÍA ESTRUCTURAL 121
La biología estructural se profesionaliza y se hace internacional 121
El futuro de la cristalografía de proteínas 128
La cristalografía de neutrones 129

La resonancia magnética nuclear 130
La criomicroscopía electrónica 135
La biología computacional 144
Otras técnicas espectroscópicas en biología estructural 149

LA ESTRUCTURA CUATERNARIA DE LAS PROTEÍNAS. LOS COMPLEJOS MACROMOLECULARES 153
Los motivos estructurales y los dominios proteicos 153
La estructura cuaternaria y la oligomerización 159
Los complejos homo-oligoméricos: el virus del mosaico del tabaco 165
Los complejos hetero-oligoméricos: el ribosoma 175
La transmisión de señales en las proteínas 181

LA ESTRUCTURA QUINARIA Y LAS PROTEÍNAS COMO MÁQUINAS MOLECULARES 187
La estructura quinaria y la factoría celular 187
Técnicas para el estudio de la estructura quinaria 189
Las máquinas moleculares 199
Técnicas de molécula individual 200
El control sobre la función 210

LA PROTEOSTASIS: PLEGAMIENTO, DEFECTOS Y DEGRADACIÓN DE LAS PROTEÍNAS 217
El plegamiento de las proteínas 217
Predicción de la estructura de las proteínas 223
Las enfermedades moleculares: los fallos en el plegamiento 228
Las amiloidosis 232
Las chaperonas moleculares 238
Las chaperoninas 244
La degradación de las proteínas: la ubiquitinación y el proteasoma 253

LAS PROTEÍNAS «EXTRAÑAS»: ATENTADOS CONTRA LAS PRIMERAS IDEAS SOBRE LAS PROTEÍNAS 261
¿Son todas las proteínas hidrosolubles? Las proteínas de membrana 262
¿Realmente son necesarias las proteínas estructuradas? Las proteínas intrínsecamente desordenadas 270
¿Solo los ácidos nucleicos son capaces de transferir información? Los priones 277

Conclusión y futuro 285

Bibliografía 290

Desde el principio estaba la forma,
pero al principio no lo sabíamos.

Introducción

Quien quiera conocer la función, que estudie la estructura.
FRANCIS CRICK

Cuando lanzamos una pelota a nuestro perro; subimos unas escaleras; movemos la sartén en la cocina... Para que cada una de estas aparentemente sencillas acciones se produzcan, miles de millones de moléculas tienen que realizar de manera coordinada un número de funciones que nos resultaría imposible describir. Esas microscópicas moléculas —solo un poco más grandes que la millonésima parte de un milímetro—, las hemos llamado proteínas. Hoy sabemos que realizan la mayor parte de las funciones vitales, y que cada una de esas múltiples funciones está directamente relacionada con la forma que poseen, lo que los científicos llamamos su estructura tridimensional. Si nos paramos a reflexionar un poco, veremos que las herramientas que el ser humano ha construido tienen también una forma claramente relacionada con su función: unas tijeras tienen dos cuchillas enfrentadas para realizar un corte simultáneo sobre dos partes de un tejido; un molino se compone fundamentalmente de una rueda movida por agua o viento, que produce el movimiento de unas piedras molares... Las proteínas también son unas herramientas con una forma que se adapta a su función. Hay proteínas que actúan como tijeras o como molinos, solo que lo hacen mucho mejor que cualquiera de las que el ser humano haya diseñado nunca, y han sido ideadas mucho antes, por un proceso que nosotros llamamos prueba y error y que para la vida conocemos como evolución y selección natural. En todo esto el hombre es un accidental imitador.

Estas ideas aquí expuestas resultan obvias para la mayor parte de los biólogos actuales, pero no siempre ha sido así, y como ha ocurrido con cada descubrimiento científico importante, su establecimiento ha ido de la mano del desarrollo gradual de nuevas ideas y de las técnicas necesarias para demostrarlas o rechazarlas. Como dejó escrito el gran químico británico Humphrey Davy: «Nada empuja tanto al avance del conocimiento como la aplicación de una nueva técnica. El poder intelectual intrínseco de los hombres en diferentes épocas no es tanto la causa del diferente éxito de sus trabajos sino la naturaleza de los medios y recursos artificiales que poseen».

Pocos casos ejemplifican mejor las palabras de Davy que los desarrollos técnicos que se han usado para caracterizar las proteínas. Aunque las conocemos desde tiempo inmemorial —pero no las hemos llamado así hasta una época relativamente reciente—, su verdadera caracterización comenzó a finales del siglo XIX, y para el estudio de su forma fue necesaria una revolución en la física que se produjo a principios del siglo XX y que ha permitido el desarrollo de técnicas como la difracción de rayos X, la resonancia magnética nuclear y la microscopía electrónica, fundamentales para el progreso de lo que ahora llamamos biología estructural. Las siguientes páginas tratan de las ideas que se han desarrollado en este campo, de las técnicas que han servido para empujarlas y de las personas que han estado detrás de todas ellas. En este último caso, alguna anécdota servirá para dar a conocer también su lado humano.

Un par de comentarios que deben guiar al lector. Esta historia es una de las posibles; es la que yo cuento. Está escrita además para gentes con cierto interés por la biología molecular y por saber cómo se produjeron los avances que han dado lugar a que esta disciplina sea lo que es hoy. No he tratado de explicar lo que son las proteínas de manera exhaustiva —para eso ya hay libros magníficos—. No es una historia para especialistas, y por eso no tiene referencias que interrumpan su lectura. Quien tenga más interés que se dirija a la bibliografía final.

Finalmente, quiero agradecer el trabajo y el interés de Antonio Bernad, José María Guantes, José López Carrascosa, Moisés Maestro, Esteban Montejo y Carlos Pedrós-Alió en la corrección de este trabajo. También quiero agradecer el esfuerzo del ilustrador Enrique Sahagún en la preparación de muchas de las figuras que aparecen a lo largo de las páginas de este libro. Me gustaría también dar las gracias a Antonio Cuesta, responsable de la editorial Guadalmazán, por su interés y apoyo a lo largo de la escritura de este libro, y a Bibiana García Visos, por su cuidadosa edición.

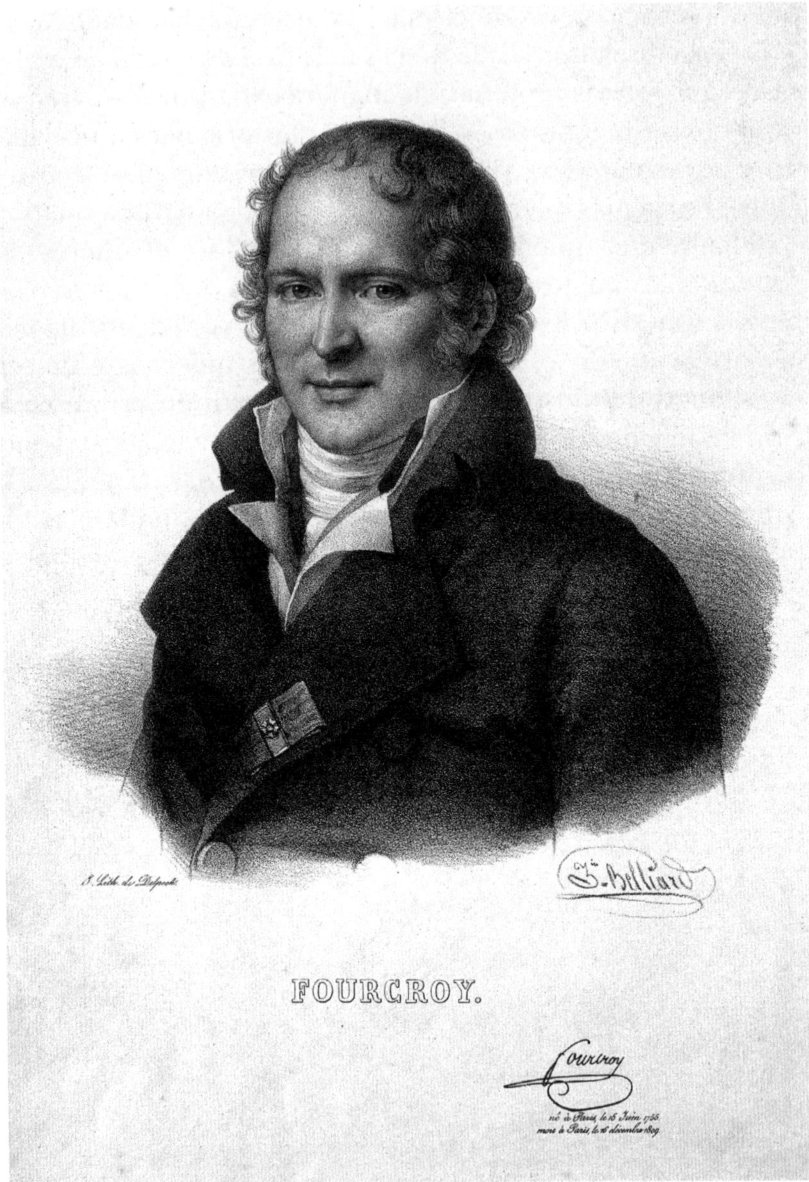

El químico francés Antoine François de Fourcroy. Litografía de Belliard a partir de obra de Lemonnier, 1810 [Wellcome Collection].

LA NATURALEZA DE LAS PROTEÍNAS

LAS ALBÚMINAS

Con las proteínas ha ocurrido como con tantas otras cosas, que el ser humano ha sacado provecho de ellas, de sus propiedades, sin necesidad de conocerlas en profundidad. Lo que ahora llamamos biotecnología nació hace miles de años del manejo inteligente de las propiedades —entonces inexplicables— de materiales de origen animal como la sangre, que se solidifica al ser expuesta al aire; el huevo, que lo hace al calentarse; o la leche, al acidificarse. Entonces no se sabía que ese último proceso lo producen unas enzimas —también proteínas— que se encuentran dentro de microorganismos, pero los pobladores del llamado Creciente fértil ya utilizaban esas propiedades hace más de 7.000 años para producir queso y mantequilla. Otras proteínas como la gelatina de los huesos eran utilizadas por los egipcios como adhesivos y en tratamientos del proceso de momificación. Las aplicaciones de sustancias de origen animal, compuestas básicamente de proteínas, han sido innumerables y quedan fuera del ámbito de este libro, pero sí quiero referirme al huevo, cuyo uso ha sido fundamental para el desarrollo de la humanidad. La domesticación de la gallina, proceso que ocurrió hace ya miles de años en el sur de China, y su mejora mediante procesos de selección artificial —otro aspecto fundamental de la biotecnología— han dado lugar a un producto básico en la alimentación de todos los pueblos del mundo. El huevo, o una parte de él, dio el primer nombre a las proteínas, y ya el historiador romano Plinio hace mención en sus escritos a las sustancias albuminoides, parecidas a la clara de huevo —*album ovi* en latín—.

Los primeros intentos conocidos de estudio y sistematización de las albúminas se produjeron en la segunda mitad del siglo XVIII. Es la época en la que el ser humano comienza a mirar a la naturaleza con los ojos de la razón y a buscar relaciones entre los seres vivos mediante técnicas de clasificación. Científicos, como el naturalista Carl Linneo, razonaron que la similitud y diferencia entre estructuras, órganos internos y su disposición pueden dar información sobre sus relaciones —de qué organismo provienen—. Se inició entonces una frenética actividad en la clasificación de los organismos animales y vegetales, que irremediablemente dio lugar a las primeras ideas sobre la evolución. Fueron el francés Hilaire Rouelle y el italiano Jacopo Beccari los primeros científicos de los que se tiene constancia que se ocuparon de aislar albúminas de distinto origen, tanto animal como vegetal, y de observar que compartían propiedades que pueden definirse, según palabras de otro químico francés, Antoine de Fourcroy, como poseedoras de «... una consistencia a menudo espesa, sabor insípido, solubilidad en agua fría, precipitación por calor, solubilidad en álcalis y sobre todo en amoniaco, capacidad de separarse a la temperatura del agua hirviendo de todos los líquidos en los que se disuelve, capacidad de pudrirse sin que se produzca acidez, estas son las propiedades que caracterizan a las sustancias albuminoides».

Los tres científicos citados se pueden considerar químicos, y esta es la disciplina científica que vino a dar un fuerte empujón a la caracterización y sistematización de todas las sustancias conocidas, fueran o no de origen biológico. Durante el siglo XVIII los primeros elementos químicos fueron aislados gracias a las técnicas desarrolladas por una cohorte de científicos franceses, británicos y alemanes: el ya mencionado Fourcroy, Antoine Lavoisier, Claude Berthollet y otros se encargaron de desarrollar un lenguaje propio para denominar los elementos químicos que se fueron descubriendo, los compuestos de los que forman parte y las reacciones que se producen entre estos. Este proceso indica la madurez de cualquier actividad humana, pues el ser humano necesita crear sistemas de descripción —lenguaje, nomenclatura— que permitan una explicación lo más simple posible de los fenómenos que se estudian.

Una contribución importante a ese proceso de separación y clasificación la proporcionó el investigador inglés William Prout, quien estudiando los alimentos y su proceso de digestión, clasificó aquellos en tres tipos de sustancias: las «sacarinosas» (lo que llamamos ahora azúcares), las «oleaginosas» (lípidos) y las «albuminosas» (proteínas). Esta clasificación aún se mantiene. Una gran parte de los elementos ligeros se aislaron por primera vez en aquella época, y se descubrió que varios de ellos son los que forman los compuestos de origen biológico, en particular el carbono (C, según la nomenclatura química), el hidrógeno (H), el nitrógeno (N), el oxígeno (O), el fósforo (P) y, en menor medida, el azufre (S). Otros elementos más pesados, como por ejemplo el cobre (Cu) o el hierro (Fe), pueden acompañar a moléculas bio-

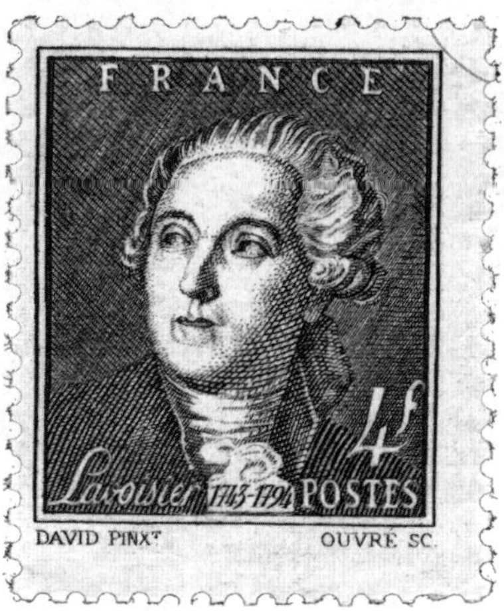

Sello postal impreso en Francia que muestra una imagen de Antoine Lavoisier, 1943.

lógicas, y tienen una importancia fundamental como catalizadores o acumuladores de otros elementos, pero nunca forman parte intrínseca de aquellas. En ayuda de la clasificación y caracterización de los distintos elementos vino el desarrollo de la teoría atómica por parte del científico británico John Dalton, el primero en publicar una tabla de pesos atómicos. En honor a él se nombra dalton (Da) a la unidad de masa atómica.

En el proceso de caracterización de las albúminas, otro químico francés, el ya mencionado Berthollet, utilizó las técnicas de análisis desarrolladas entre otros por los científicos citados anteriormente, para dar pasos más serios hacia su caracterización química. Berthollet analizó distintas albúminas y determinó que poseen una gran cantidad de nitró-

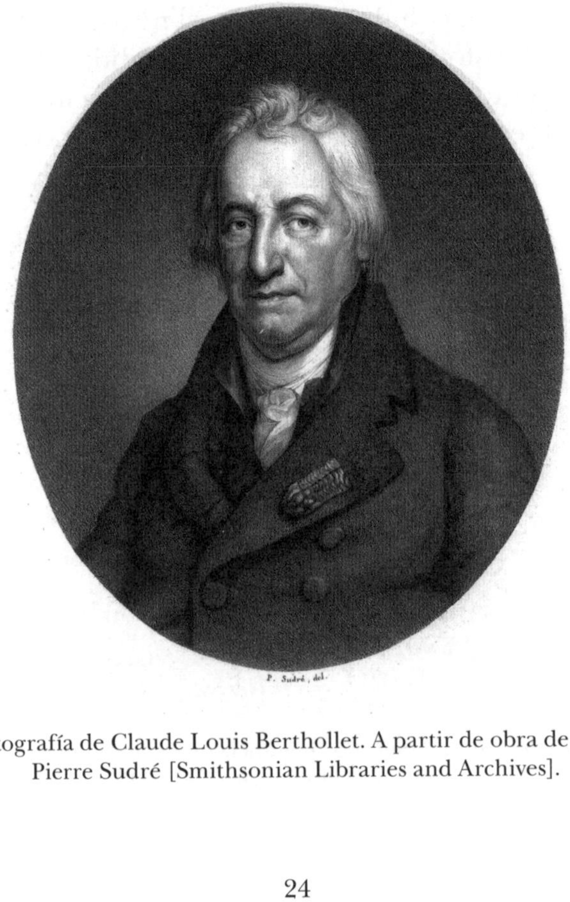

Litografía de Claude Louis Berthollet. A partir de obra de Jean Pierre Sudré [Smithsonian Libraries and Archives].

geno, aunque las de origen animal en mayor grado que las de origen vegetal. El camino hacia un análisis más completo de las albúminas lo continuó el químico sueco Carl Wilhelm Scheele, quien no solo aisló por primera vez el oxígeno y el hidrógeno, sino que fue el primero en demostrar que las proteínas también poseen azufre en su composición. Scheele era el farmacéutico de una pequeña población de Suecia, y sus investigaciones las hacía en su tiempo libre, cuando no había que atender la farmacia —hubo momentos en que él era el único empleado, y tenía que estar siempre en el mostrador—. Aun así, rechazó las invitaciones que le llegaron de Inglaterra y Prusia para dedicarse de lleno a la investigación. Como comentó a un amigo suyo: «Tengo aquí más que suficiente para satisfacer mi hambre, y no veo la necesidad de moverme a otros sitios».

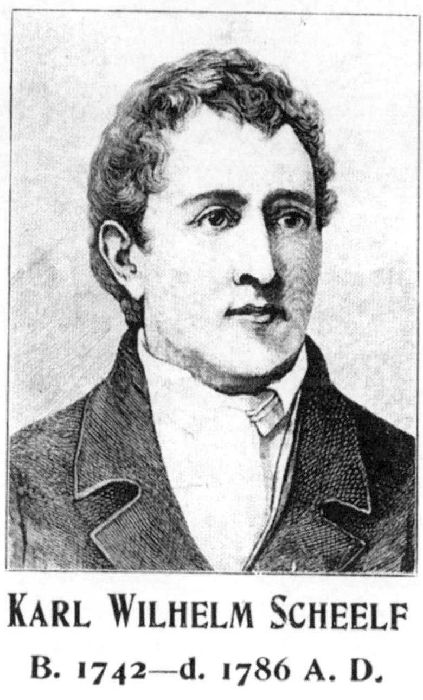

Karl Wilhelm Scheelf [Library of Congress].

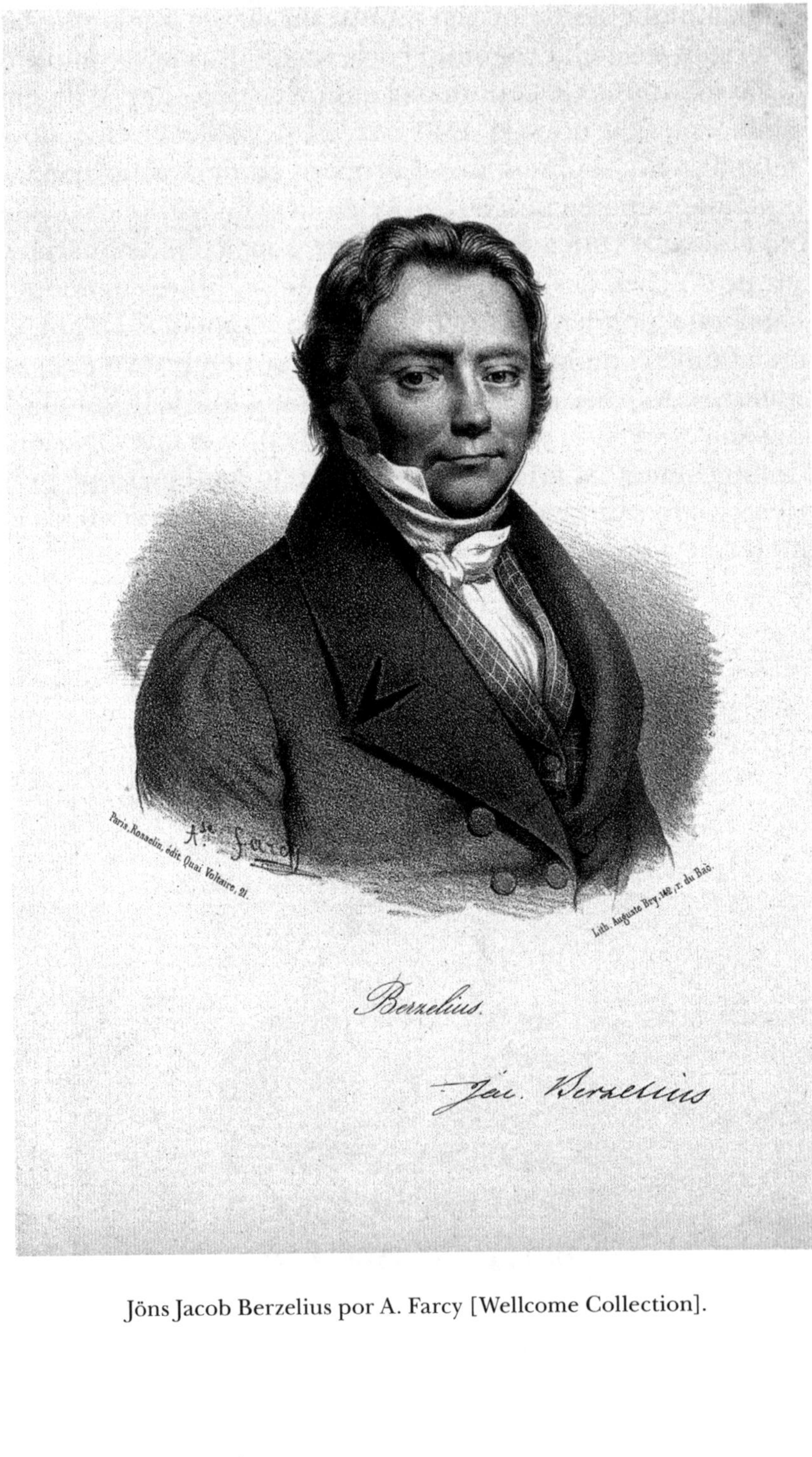

Jöns Jacob Berzelius por A. Farcy [Wellcome Collection].

El siguiente paso importante en la caracterización de las albúminas lo dio el también sueco Jöns Jacob Berzelius, uno de los grandes químicos de todos los tiempos. Berzelius no solo aisló un gran número de elementos químicos, sino que desarrolló y simplificó la nomenclatura de la escuela francesa e ideó nombres para definir conceptos que ahora se nos antojan imprescindibles, como catálisis o polímero. En su esfuerzo por racionalizar la caracterización de los compuestos, Berzelius utilizó como elemento de referencia el oxígeno, y con él determinó la masa relativa de elementos conocidos hasta esa fecha. Un aspecto muy interesante de su trabajo es el desarrollo de lo que ahora llamamos grupo de investigación. Hasta entonces, la investigación era un esfuerzo casi individual, realizada fundamentalmente por personas de clase alta —con excepciones como Scheele—, y por lo tanto con la capacidad de disponer de tiempo y recursos con los que desarrollar su trabajo. Berzelius fue uno de los primeros investigadores en desarrollar el concepto de grupo de investigación, asociado a su cátedra, en la que se dio oportunidad a jóvenes prometedores para formarse en los bien equipados laboratorios del instituto Karolinska, en Estocolmo, que Berzelius ayudó a fundar. Sin embargo, el investigador sueco no siempre fue bien comprendido. Cuando unos curiosos preguntaron a uno de sus ayudantes acerca de sus obligaciones, este contestó:

> —Por la mañana voy a los estantes y le llevo al Profesor todo tipo de productos: polvos, cristales, líquidos de todo tipo de colores y olores.
> —¿Y luego qué?
> —Él los examina y pone un poco de cada uno en una gran vasija.
> —¿Y después qué?
> —Luego calienta la vasija y después de unas horas vierte el contenido en varias vasijas más pequeñas
> —¿Y luego qué hace?
> —Entonces me pide que lo ponga todo en un cubo, y a la mañana siguiente lo vacío todo por la alcantarilla.

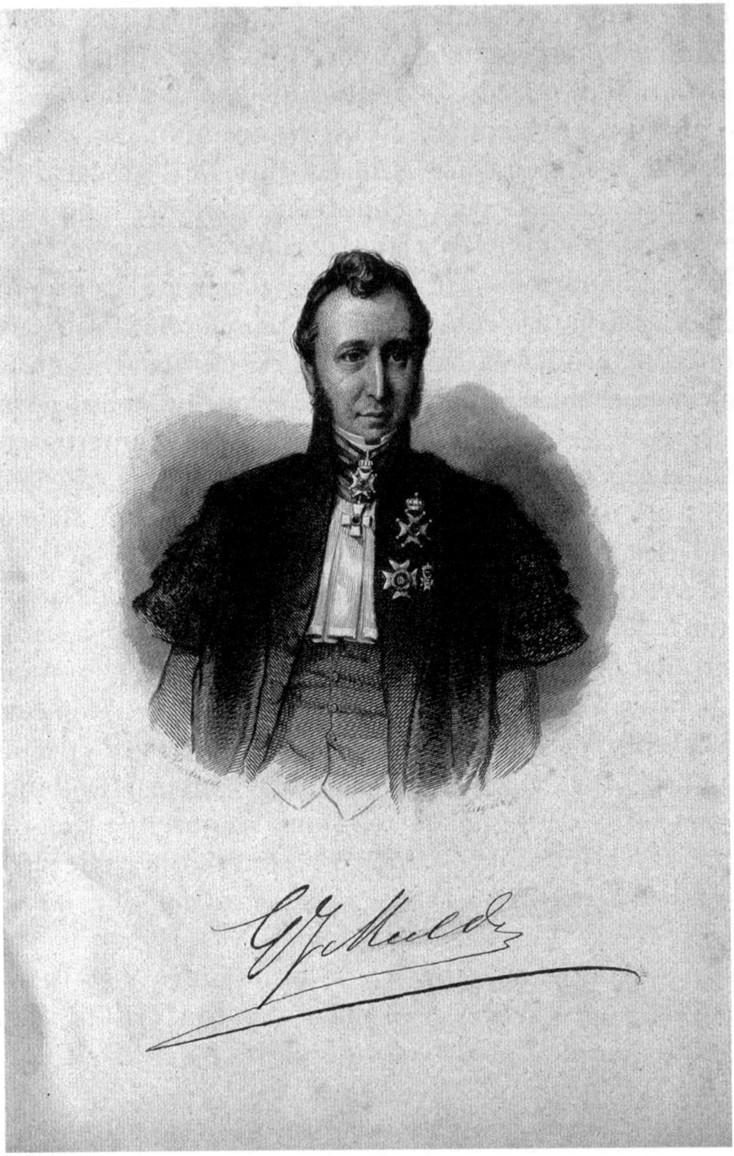

Gerardus Johann Mulder. Grabado de D. J. Sluyter, 1854, a partir de obra de B. de Porter [Wellcome Collection].

Uno de los jóvenes prometedores que trabajó con Berzelius —obviamente no pudo ser el ahora aludido— fue un médico y profesor de química de la Universidad de Rotterdam, Gerardus Mulder, quien comenzó a mediados de los años treinta del siglo XIX a realizar análisis de sustancias biológicas de interés médico, para posteriormente pasar a estudiar las albúminas. Mulder, como muchos investigadores de la época, usó las técnicas desarrolladas por Berzelius y otros para calcular las relaciones entre los distintos elementos presentes en albúminas de origen vegetal y animal, y aunque encontró variaciones en los elementos menos comunes, como el azufre y el fósforo, observó que existía una relación aproximadamente constante entre los elementos más comunes. Por ejemplo, Mulder llegó a la conclusión de que las albúminas tenían un núcleo común de elementos que mantenía la siguiente relación, utilizando la formulación que propuso Berzelius: $C_{400}H_{620}O_{120}N_{100}P_1S_1$ —400 partes de carbono, 620 de hidrógeno, 120 de oxígeno, 100 de nitrógeno por cada parte de fósforo y azufre—. De acuerdo con los cálculos de Mulder, esta relación se mantenía en todo tipo de albúminas, fueran vegetales o animales, y las variaciones se producían por el distinto contenido de azufre y fósforo. Mulder opinaba que todas las albúminas procedían de un tipo básico producido por los vegetales, que era posteriormente modificado por los animales herbívoros y la de estos por los carnívoros. Mulder informaba regularmente a su maestro Berzelius acerca de sus investigaciones; en 1838, el sueco, entusiasmado por los resultados del holandés, le sugiere que renombre a las albúminas como «las primeras», utilizando para ello el término griego *proteios* (el primer lugar). La palabra proteína había surgido para permanecer ya en el vocabulario científico.

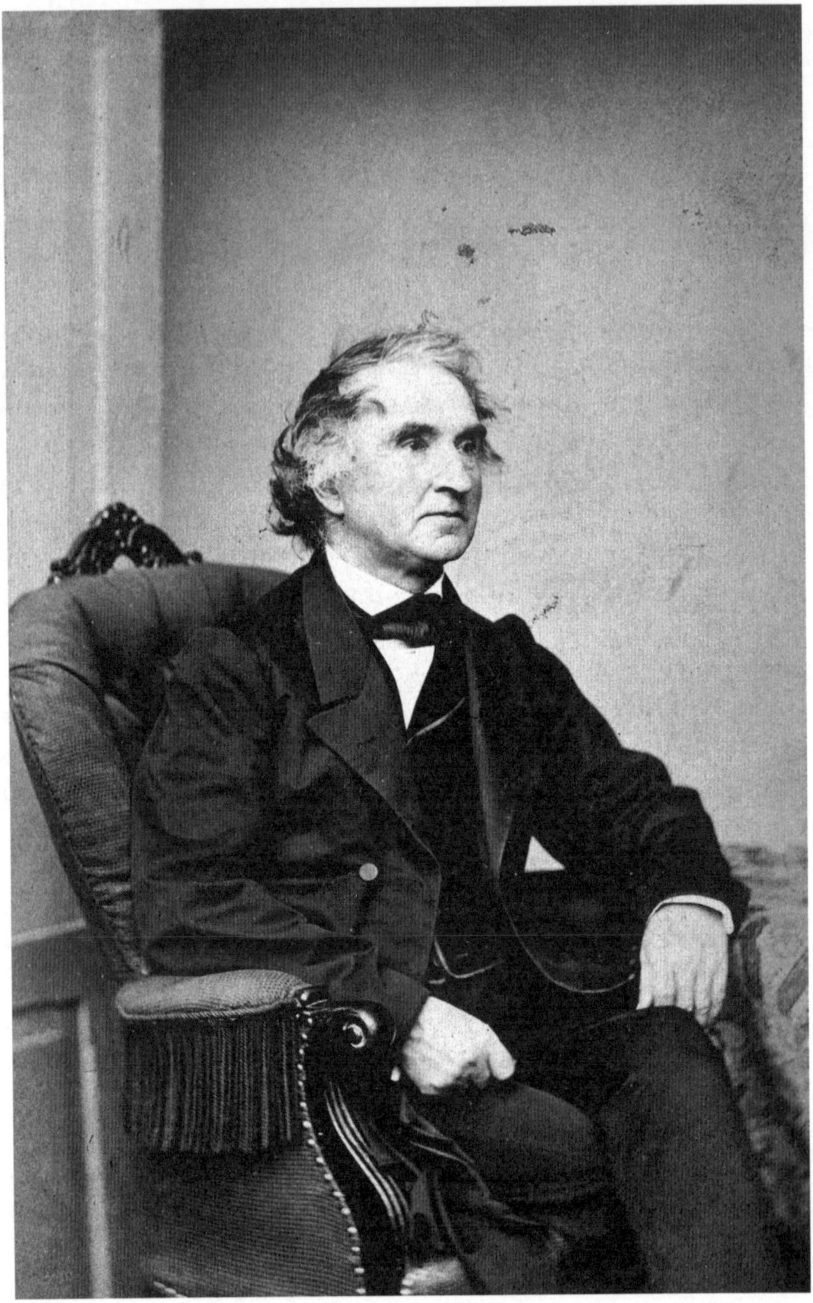

Justus von Liebig fotografiado por F. Hanfstaengl [Wellcome Collection].

Los análisis que realizó Mulder eran muy buenos teniendo en cuenta la tecnología de la época, pero claramente incorrectos —hoy sabemos, por ejemplo, que las proteínas, salvo en algunos casos muy concretos, no poseen fósforo—. Tampoco las masas moleculares de algunos elementos eran acertadas, pero aun con todo eso los análisis dejaban claro que las proteínas poseían una gran masa molecular, mucho mayor que cualquiera de las sustancias orgánicas que se conocieran en aquella época. Esta gran masa era mucho mayor de la que algunos investigadores estaban dispuestos a aceptar, lo que iba a generar muchos problemas en las primeras décadas del siglo XX, pero ya llegaremos a ello.

Los resultados de Mulder llegaron también al conocimiento del alemán Justus von Liebig, el gran científico de la época junto con Berzelius. Liebig es uno de esos científicos y emprendedores que en España solo hemos soñado con tener. No solo fue uno de los grandes químicos del XIX —entre otras muchas cosas fue el primero en demostrar que el nitrógeno y el carbono que poseen los seres vivos es extraído del aire y fijado por las plantas—, sino que intentó ganar dinero con sus estudios con las proteínas —y de paso hacérselo ganar a otros—. Enterado de que en Uruguay, de las reses que pacían por las llanuras se extraía la piel y se desperdiciaba su carne, se asoció con unos empresarios para convertir los excedentes de carne en un caldo concentrado, el Extractum Carnis Liebig, que se comercializó al principio con su nombre pero que ahora probablemente conocemos con el de la ciudad donde se encuentra el principal matadero, Fray Bentos, un extracto que tanto ha ayudado al desarrollo de las sociedades industriales sajonas de Europa y América —en España fue popular en tiempos de estrecheces, pero ahora preferimos la carne tal cual es—.

Los esfuerzos biotecnológicos del barón Liebig tuvieron curiosos seguidores. Adolf von Baeyer, también famoso químico y Premio Nobel de Química de 1905 por los desarrollos en la síntesis de colorantes sintéticos, sustituyó a Liebig en la Cátedra de Munich, y un día que estaba comprobando los gastos del laboratorio, se apercibió de que se producían grandes compras de harina, huevos, mantequilla y uvas pasas. Sorprendido por esos gastos, llamo al técnico jefe quien le respondió: «Señor catedrático —*herr professor* suena mejor—, nuestro anterior jefe, el barón von Liebig, estaba siempre intentando elaborar nuevos productos de alimentación como comida para niños, natas artificiales, café sintético, así que los técnicos hemos mantenido esa tradición desarrollando nuevos tipos de pasteles, y por ahora no hemos acabado esa investigación».

Volviendo a Mulder y a Liebig, este aceptó en un principio los resultados del primero, pero los errores que se descubrieron posteriormente en sus análisis llevaron a un enfrentamiento entre los dos científicos —y Liebig era un mal enemigo—. Aun así, la existencia de las proteínas como un conjunto de moléculas biológicas con una cierta estructura común quedó arraigada entre la comunidad científica. Otro asunto que quedó firmemente establecido fue la presencia de nitrógeno como elemento diferenciador con respecto a otras moléculas biológicas como los azúcares —que solo contienen carbono, hidrógeno y oxígeno— y los lípidos —que sí que tienen nitrógeno, pero en una cantidad muy pequeña—. La cuarta familia de compuestos biológicos, la de los ácidos nucleicos, todavía no había sido descubierta —estaba a punto de serlo en 1871, en un oscuro laboratorio de la Universidad de Basilea por un tal Friedrich Miescher—, y se tardó tanto por la dificultad de separarlos de las proteínas que se encuentran asociadas a ellos.

LOS AMINOÁCIDOS Y EL ENLACE PEPTÍDICO

Siendo el nitrógeno tan abundante en las proteínas, era razonable pensar que este elemento formaba parte de su armazón básico. Este no se conocía, pero las unidades que formaban las proteínas, los aminoácidos, habían comenzado a aislarse a principios del siglo XIX, incluso antes del establecimiento de la existencia de las proteínas. Fueron muchos los investigadores involucrados en la tarea de aislarlos, una empresa que tuvo lugar fundamentalmente a lo largo del siglo XIX, en la edad dorada de la química (Figuras 1 y 2), y siguieron los pasos lógicos de la disciplina: el aislamiento a partir de alguna sustancia natural, elucidación de la estructura y síntesis a partir de componentes más simples.

El aislamiento de los aminoácidos y su análisis demostró que todos poseían una estructura común, un carbono central que por naturaleza es tetravalente —esto último había sido descubierto en 1857 por August Kekulé, junto con la predisposición de este elemento a formar enlaces consigo mismo y con el oxígeno, nitrógeno, hidrógeno..., que es la base de la química de la vida— y que se une a un grupo carboxilo y a un grupo amino, lo que proporciona a la molécula una naturaleza anfótera —carga positiva y negativa a la vez—, que tiene mucha importancia. El tercer enlace de ese carbono central une un hidrógeno y el cuarto, bien con otro hidrógeno, en el caso del aminoácido más simple, glicina (Gly), o bien con otro carbono, que forma parte de una molécula de distinto tamaño y propiedades (Figura 2). Esta última parte es lo que marca la diferencia entre los distintos aminoácidos y les confiere sus distintas propiedades. Los hay cargados positiva o negativamente —en realidad todos tienen algo de carga positiva y negativa, y esa doble naturaleza también es importante—; los hay más afines al agua —hidrófilos—; los hay que no les gusta su contacto —hidrófobos—; y los que son más rígidos o más flexibles; y esas particulares propiedades de cada uno de los aminoácidos son importantes en un punto determinado de la secuencia de cada proteína, para

Aminoácido	Año de descubrimiento	Origen biológico	Descubridor
Asparragina	1805	*Espárragos*	LouisVauquelin Pierre Robiquet
Cisteína	1810	*Cálculos en la vejiga*	William Wollaston
Glicina	1820	*Gelatina*	Henry Braconnot
Leucina	1820	*Fibra del músculo y de lana*	Henry Braconnot
Tirosina	1846	*Caseína*	Justus von Liebig
Alanina	1888	*Seda*	Theodor Weyl
Valina	1856	*Extractos de glándulas*	Eugen von Gorup-Besanez
Serina	1865	*Seda*	Emil Cramer
Glutámico	1866	*Gluten de trigo*	Karl Ritthausen
Aspártico	1868	*Hidrolizado de proteínas*	Karl Ritthausen
Fenilalanina	1879	*Brotes de altramuz*	Ernst Schulze
Glutamina	1883	*Extracto de carne*	Ernst Schulze
Lisina	1885	*Leche (caseína)*	Ernst Schulze
Arginina	1886	*Semillas de altramuz*	Ernst Schulze
Histidina	1896	*Esperma de esturión*	Albrecht Kossel
Prolina	1900	*Leche (caseína)*	Emil Fischer
Triptófano	1901	*Albúmina*	Frederick G Hopkins
Isoleucina	1904	*Melaza*	Felix Ehrlich
Metionina	1921	*Leche*	John Mueller
Treonina	1935	*Maiz*	William Rose

Figura 1. Descubrimiento, caracterización química y síntesis de los veinte aminoácidos canónicos. Varios de estos descubrimientos están sujetos a discusión. En algunos casos, el trabajo está personalizado en el jefe del grupo, pero otros investigadores participaron también en el descubrimiento. Aunque

Estructura y formulación	Formulador	Síntesis	Sintetizador
1838	Théophile-Jules Pelouze	1887	Arnaldo Piutti
1884	Eugen Baumann	1903	Emil Ernlenmeyer Jr
1846	Eben Horsford, Auguste Laurent, Gerardus Mulder	1858	Auguste Cahours
1891	Ernst Schulze	1870	Gustav von Hüfner
1860	Ludwig Barth	1883	Emil Ernlenmeyer Sr.
1901	Emil Fischer	1850	Adolphe Strecker
1902	Emil Fischer	1902	Martin Slimmer
1907	Emil Fischer	1902	Emil Fischer
1873	Henrich Hlasiwetz	1890	Ludwig Wolff
1833	Théophile-Jules Pelouze	1850	Victor Dessaignes
1879	Ernst Schulze	1882	Emil Ernlenmeyer Jr
1872	Wilhem Dittmar	1933	Max Bergmann
1899	Edmund Drechsel	1902	Emil Fischer
1897	Ernst Schulze	1897	Ernst Schulze
1904	Hermann Pauly	1911	Frank Pyman
1901	Emil Fischer	1900	Richard Willstatter
1907	Ernst Salkowski	1907	Alexander Ellinger
1907	Felix Ehrlich	1907	Felix Ehrlich
1928	George Barger	1931	George Barger
1940	Herbert Carter	1940	Herbert Carter

en orden cronológico parece razonable que primero sea el descubrimiento del aminoácido, después su caracterización química y finalmente su síntesis, en algunos casos no fue así, ya que varias de estas moléculas se formularon o sintetizaron antes de que se conociese que eran aminoácidos naturales.

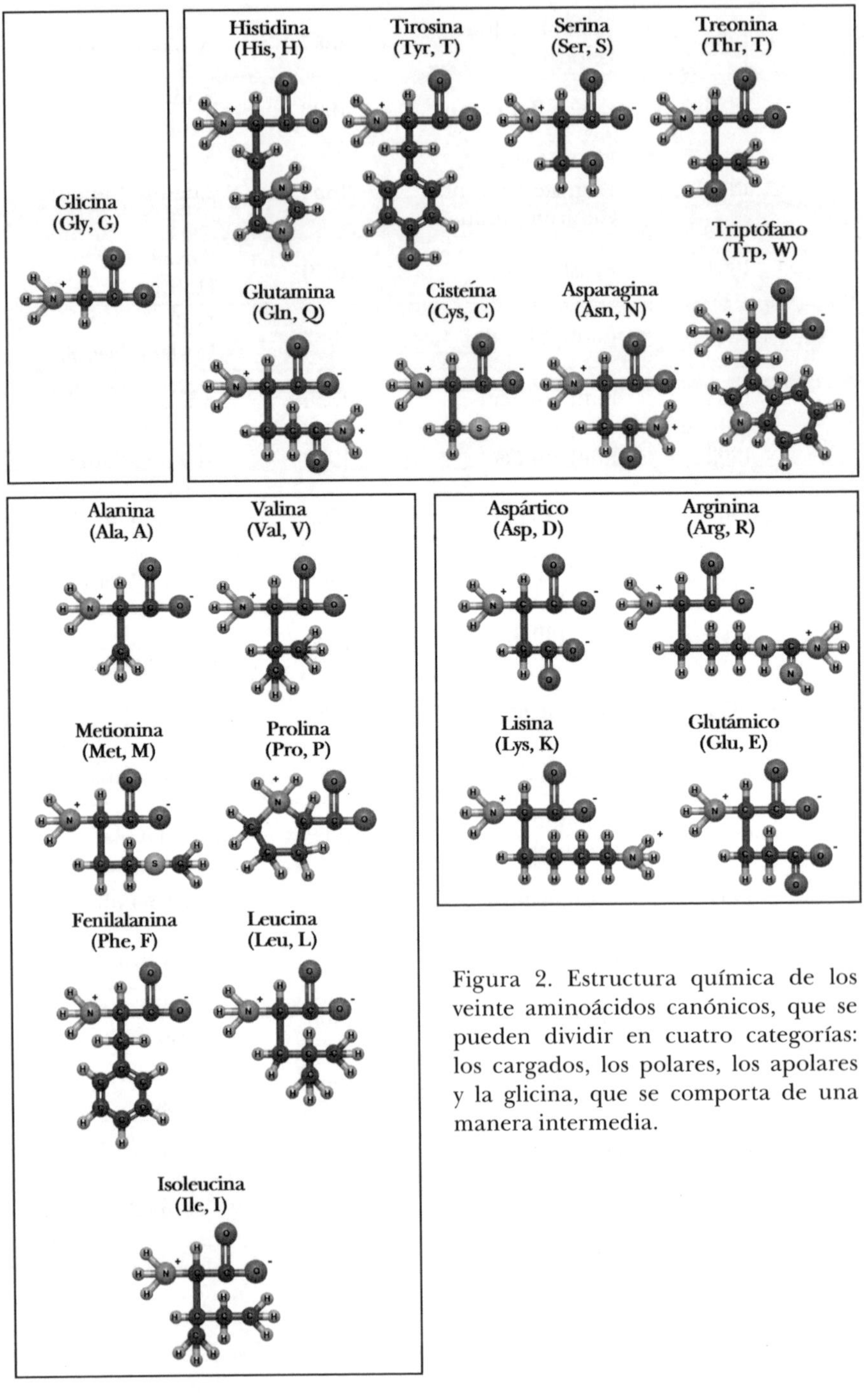

Figura 2. Estructura química de los veinte aminoácidos canónicos, que se pueden dividir en cuatro categorías: los cargados, los polares, los apolares y la glicina, que se comporta de una manera intermedia.

construir una con una cierta estructura que está asociada a su función. Además, todos los aminoácidos excepto el más simple, la glicina, tienen actividad óptica debido a que en el carbono central tienen cuatro sustituyentes distintos. Eso da lugar a dos posibles isómeros ópticos, los llamados levógiros (L), que desvían la luz hacia la izquierda, y los dextrógiros (R), que lo hacen a la derecha, pero en la naturaleza los aminoácidos son solo del tipo L —excepto algunos sintetizados por ciertos hongos y bacterias—. Como consecuencia de esta propiedad, las proteínas tienen actividad óptica, lo que tiene su importancia para su estudio por alguna técnica espectroscópica como veremos más adelante.

Aunque en la naturaleza se han encontrado un gran número de aminoácidos, son veinte los más comunes —los otros se encuentran en ciertos organismos particulares o son producto de modificaciones especiales de los primeros— (Figura 2). La razón por la que la vida se ha construido, entre otras moléculas, con estos aminoácidos reside probablemente en que son las moléculas más básicas que proporcionan una serie de propiedades que irán apareciendo en estas páginas, y que tienen que ver con la capacidad de unirse entre sí —polimerizar— a través de enlaces fuertes y de establecer relaciones de naturaleza transitoria con átomos cercanos a través de enlaces químicos de carácter débil, sea con los del agua —la vida existe porque existe el agua— o con los de la misma molécula u otras. Una de las razones que apoyan su importancia procede de los experimentos seminales que el científico americano Harold Urey y su estudiante postdoctoral Stanley Miller realizaron en 1953. Para entonces, Urey ya era Premio Nobel de Química por sus trabajos en el aislamiento de isótopos, que entre otras cosas sirvieron para la purificación de ^{235}U y agua pesada —agua formada por oxígeno y y un isótopo pesado del hidrógeno, el deuterio (D_2O)— utilizados durante la II Guerra Mundial en la fabricación de la bomba atómica. Urey y Miller pretendieron seguir las ideas del científico ruso Aleksander Oparin sobre la creación de la vida en la Tierra. Según sus ideas y las de otros, al comienzo no existía el oxígeno —de hecho, ahora sabemos que el oxígeno apareció en la superficie de la Tierra gracias la acción de las cianobacterias—, pero sí moléculas inorgánicas simples como agua (H_2O), hidrógeno (H_2), metano (CH_4) y amoniaco (NH_3). Miller y Urey intentaron imitar las condiciones que asumían existían entonces, usando esas moléculas diluidas en agua e introduciendo energía que imitara a las enormes tormentas que al parecer se producían en esa época, aplicando mediante electrodos una alta corriente eléctrica en el balón cerrado donde se mezclaron esas moléculas. Al cabo de unas semanas, los investigadores analizaron los productos que se habían formado y encontraron, entre otras moléculas, cuatro aminoácidos: glicina, alanina (Ala), ácido glutámico (Glu) y ácido aspártico (Asp). En las siguientes décadas, el experimento se ha repetido de muchas maneras y se han analizado los productos con técnicas más sensibles, y se han terminado por encontrar los veinte aminoácidos canónicos además de todas las bases que forman parte de los ácidos nucleicos. La vida no requiere de magia ni de fuerzas superiores; tan solo necesita las condiciones adecuadas y un tiempo suficiente.

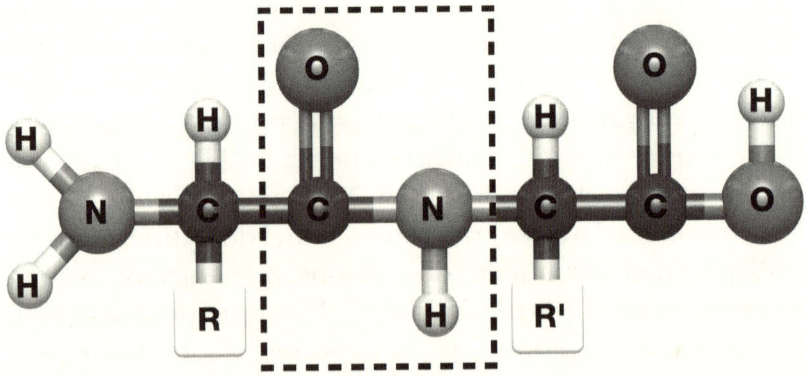

Figura 3. Esquema de un enlace peptídico, que se produce entre dos aminoácidos cualesquiera.

La investigación en paralelo sobre la naturaleza de las proteínas y sobre los componentes que parecían formar parte de ellas tuvo que cristalizar, necesariamente, en el estudio de cómo esos aminoácidos interaccionan para formar esas moléculas de gran masa. La mayor influencia en la caracterización química de las proteínas como polímeros de aminoácidos la tuvieron dos científicos alemanes, que como si de una película de Hollywood se tratase, anunciaron en 1902, en el mismo congreso de la Sociedad Alemana de Médicos y Científicos, la naturaleza del enlace que permitía la unión lineal de aminoácidos, el enlace peptídico (Figura 3). Esos dos científicos se llamaban Franz Hofmeister y Emil Fischer, y llegaron a la misma conclusión a través de dos áreas de conocimiento muy distintas. Hofmeister era catedrático de Fisiología —lo que hoy llamaríamos Bioquímica— en la Universidad de Praga, y se había introducido en el estudio de las proteínas a través del análisis de los productos de degradación que se encuentran en el intestino.

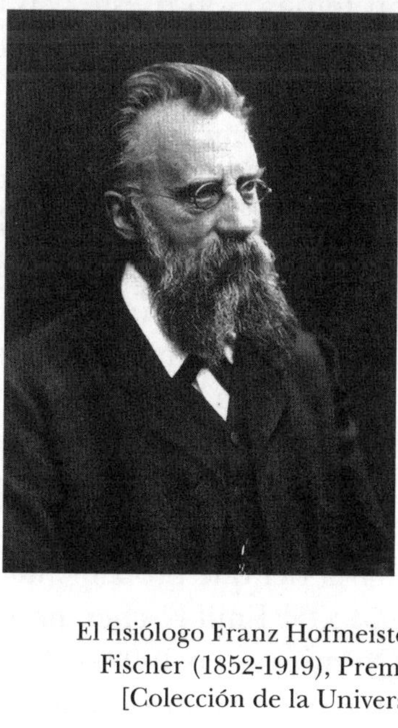
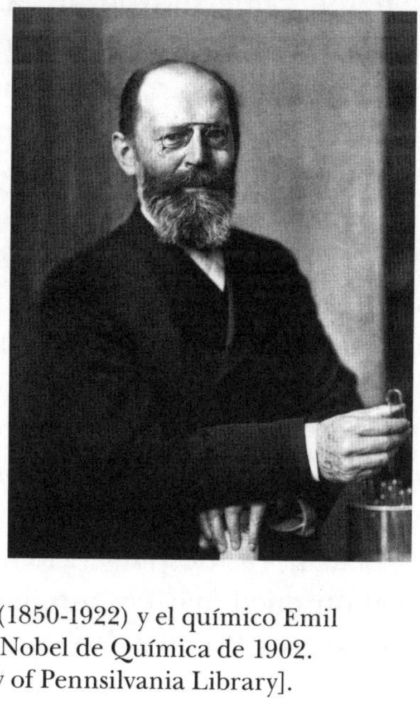

El fisiólogo Franz Hofmeister (1850-1922) y el químico Emil Fischer (1852-1919), Premio Nobel de Química de 1902. [Colección de la University of Pennsilvania Library].

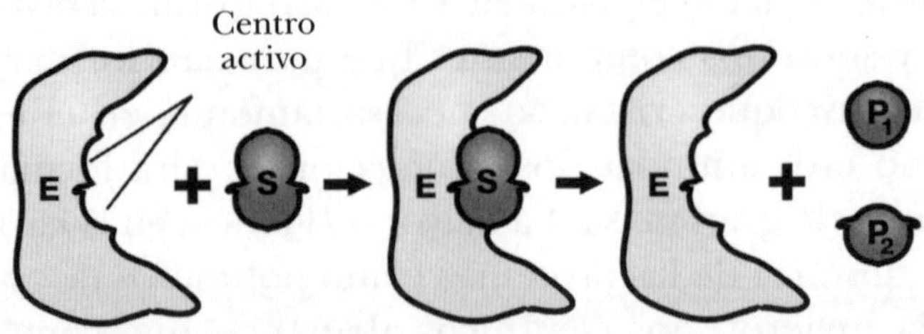

Figura 4. Esquema del concepto llave-cerradura propuesto por Emil Fischer.

Hofmeister utilizó dos enfoques muy interesantes, el primero la purificación de proteínas, y para ello fue el primero en sistematizar métodos de purificación —a él debemos el desarrollo de la técnica de precipitación controlada de proteínas mediante compuestos que «roban» el agua que rodea a las proteínas y que fuerzan su precipitación; es una técnica que los más viejos hemos utilizado para purificar proteínas—. Estos métodos les sirvieron para aislar proteasas —enzimas que hidrolizan las proteínas; sobre este asunto volveremos en el siguiente capítulo—, que utilizó en un segundo enfoque para degradar completamente las proteínas. Como quiera que estas enzimas no degradan los azúcares, cuyos enlaces C-C y C-H ya habían sido caracterizados, Hofmeister dedujo que el enlace que se produce entre los aminoácidos, el que terminó llamándose enlace peptídico, es un enlace covalente del tipo CO–NH, es decir un enlace del tipo amida (Figura 3). En su charla en el citado congreso, Hofmeister concluyó que: «Sobre la base de lo aquí descrito, se puede deducir que las proteínas se forman por la condensación de los aminoácidos, con un enlace entre estos del tipo -CO-NH-CH=».

Pocas horas después vino la charla del que probablemente sea el químico más famoso del siglo XIX, Emil Fischer, uno de los primeros Premios Nobel de Química —en 1902—. Como veremos en las siguientes páginas, Fischer contribuyó a todas las áreas de la química, incluso a la síntesis de los primeros barbitúricos como el veronal, cuyas regalías le proporcionaron pingües beneficios. Fischer tenía su carácter, y un día se encontró en un balneario con el dramaturgo Hermann Sudermann, cuyas obras no eran del gusto del químico. Después de presentarse, Sudermann le habló maravillas del veronal:

> —Señor Fischer, quiero expresarle mi gratitud por haber inventado esa maravilla. Yo sufría de un insomnio constante hasta que su remedio llegó al mercado. Al principio necesitaba tomar tres tabletas para poder dormir, después pude bajar la dosis a dos y luego a una. Ahora es tal el poder de su medicina que solo necesito tener la botella en mi mesilla de noche y leer la etiqueta para caer rendido.

Fischer se pensó por un momento la respuesta y le contestó:

> —Señor Sudermann, yo también estoy en gran deuda con usted. Resulta que yo también he sufrido de insomnio, hasta que alguien me sugirió que leyese alguna de sus novelas. Al principio necesitaba leer tres páginas para caer dormido, luego solo dos páginas bastaban y después solo una. Ahora tan solo necesito colocar el libro en mi mesilla para caer profundamente dormido.

Donde las dan las toman, y Fischer indirectamente también fue castigado por su mala relación con uno de sus discípulos. Este era Carl Harries, un químico famoso entre otras cosas por la síntesis de la goma, quien después de haber sido ayudante de Fischer durante bastantes años terminó enemistado con él. Un día Harries recibió la visita en su casa de otro famoso químico que también aparecerá por estas páginas, Richard Willstätter, y cuando paseaban por las habitaciones, este se apercibió de que había un cuadro dado la vuelta y con la pintura contra la pared.

—¿Está protegiendo la pintura de la luz? —le preguntó Willstätter.

—No —le respondió Harries mientras colocaba la pintura correctamente.

—Es un retrato de Emil Fischer, con quien estoy muy enfadado y ahora lo tengo castigado.

Volviendo a la naturaleza del enlace peptídico, Fischer llegó a la misma conclusión que Hofmeister, pero en este caso a través de un enfoque puramente químico. Fischer llevaba ya años trabajando en el análisis de otros compuestos biológicos, como los azúcares y los ácidos nucleicos, cuando entró en el campo de las proteínas a través del aislamiento de dos aminoácidos prolina (Figura 1) y oxiprolina, este último bastante raro y que por lo tanto no se incluye entre los veinte canónicos que forman parte de la inmensa mayoría de las proteínas. Aunque Fischer utilizó la degradación de proteínas para el aislamiento y caracterización de los aminoácidos, su objetivo final era la síntesis de estos para ser usados a su vez en la de las proteínas. Su sueño —se nos antoja quimérico— era la síntesis de enzimas que fueran usadas por la industria. Fischer puso todo su empeño —y su enorme grupo; más de doscientas cincuenta personas trabajaban para él en su cátedra de la Universidad de Berlín— en la síntesis de péptidos, palabra que inventó él mismo y que designa a un compuesto formado por dos o más aminoácidos, y llegó a sintetizar uno de dieciocho. Sin embargo, pronto se dio de bruces con la magnitud del esfuerzo al que se enfrentaba, lo que tuvo funestas consecuencias en el desarrollo del concepto de proteína como compuesto macromolecular. Fischer opinaba que las proteínas tenían que ser a la fuerza moléculas pequeñas —si él no había conseguido sintetizar grandes macromoléculas, la naturaleza tampoco—, y utilizó su enorme influencia para contrarrestar todas las evidencias que apuntaban a las proteínas como moléculas de gran masa molecular.

Sin embargo, Fischer tuvo un papel preponderante en el desarrollo de otros conceptos que han resultado fundamentales para entender la estructura y función de las proteínas. A él debemos el concepto que acuñó en 1894 y que denominó llave-cerradura (Figura 4), la noción de que las reacciones químicas se producen por una complementariedad física entre el sustrato o sustratos y el catalizador. Este concepto, entonces revolucionario, era esencialmente monodimensional —no se tenía mucho en cuenta que las moléculas y sus reacciones deben producirse en un espacio tridimensional—. Como veremos posteriormente, el concepto llave-cerradura se extendería a las proteínas pero se haría tridimensional para entender mejor cómo funcionan las moléculas biológicas.

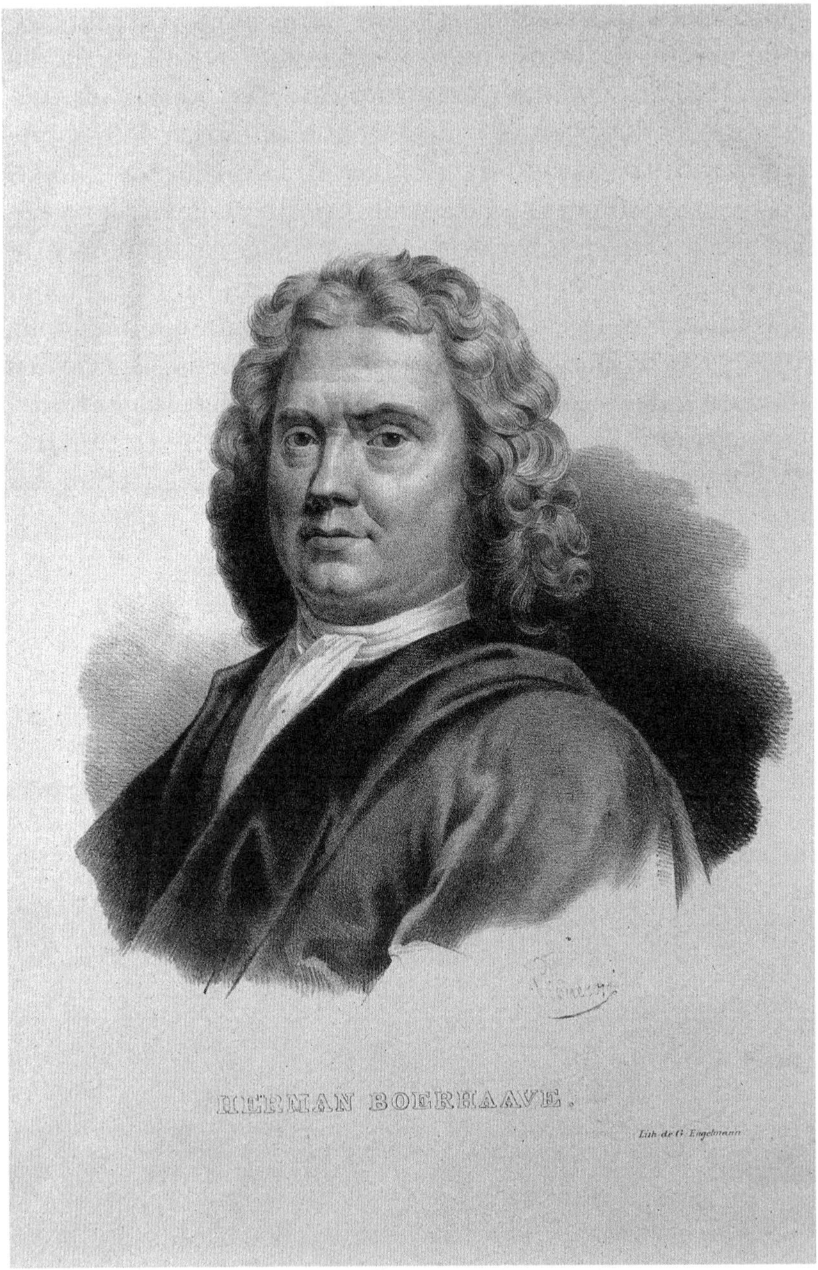

Hermann Boerhaave. Litografía de G. Vigneron [Wellcome Collection].

LOS FERMENTOS Y LAS ENZIMAS

LOS FERMENTOS

Esta es una historia que corre paralela durante bastante tiempo a la de las proteínas, para al final, en las primeras décadas del siglo XX, confluir no solo para dejar claro que las enzimas son proteínas —ahora sabemos que hay actividad enzimática en otras moléculas biológicas, pero este es otro asunto—, sino también para ayudar en la caracterización final de estas.

Al igual que se ha comentado anteriormente para las proteínas, la existencia del proceso de fermentación ha sido conocido y utilizado por el ser humano mucho antes de ser comprendido. Todos sabemos que la fabricación del pan, vino y cerveza —y otros muchos alimentos no tan universales— requiere de un material biológico sobre el que un elemento, desconocido hasta hace no mucho tiempo, ejerce un proceso de transformación. La palabra fermento fue utilizada durante mucho tiempo para denominar a la poción o elixir que induce ese cambio, y proviene de la contracción de la palabra latina *fervimentum* (de *ferveo*, hervir), por la apariencia de ebullición debido al burbujeo de los gases que se producen —dióxido de carbono (CO_2), fundamentalmente—. Los primeros intentos serios de comprender este proceso se produjeron casi al mismo tiempo que se llevaron a cabo los primeros esfuerzos en la clasificación de las proteínas, y se enfocaron a la caracterización de la reacción química que se produce, y no a qué la produce.

Fue el holandés Hermann Boerhaave quien, en su libro *Elementos de Química*, acotó el uso del término fermentación para el proceso en el que una sustancia orgánica se descompone en alcohol o ácido. Fue más tarde Lavoisier, el padre de la química moderna, quien sugirió que en el proceso de fermentación el azúcar se separa en dos partes: una que se oxida a dióxido de carbono y otra que pierde oxígeno y da lugar al alcohol, el producto principal —o más deseado en muchos casos— de la reacción. Sin embargo, si bien la reacción en sí no tardó en entenderse, descubrir cómo y quién la produce llevó mucho más tiempo. La idea más simple es asociarla a un fenómeno propio de los seres vivos, imposible de ser caracterizado por el ser humano. Este concepto, llamado «vitalismo», procede en su esencia de la Grecia clásica, pero fue reformulado en la época moderna por el médico francés Teophile de Bordeau, quien apuntó en sus escritos que las funciones de los sistemas biológicos son inherentes a estos y no pueden ser reproducidas fuera de ellos. Desde luego que era una teoría cómoda porque justificaba la ausencia de la búsqueda de otras explicaciones, pero si alguien cree que la inagotable curiosidad humana iba a ser reprimida estaba equivocado.

El castillo empezó a derrumbarse cuando comenzó a identificarse el agente transformante, el fermento. El extraordinario desarrollo del microscopio óptico durante el siglo XIX permitió el estudio de las mezclas de reacción que se producen durante la fermentación, y a esto se pusieron el francés Charles Caignard de la Tour y los alemanes Theodor Schwann y Friedrich Kützing, quienes de manera independiente describieron que la masa que se desarrolla durante la fermentación está compuesta por un material vivo —unos microorganismos— que terminó llamándose, al menos en nuestro idioma, levadura. Los tres sugirieron que la fermentación era la simple consecuencia del desarrollo de esos microorganismos. Estos descubrimientos no atacaban al vitalismo —sus defensores podían seguir argumentando que son seres vivos los que producen la transformación—, pero fueron agriamente discutidos por otros científicos como los anteriormente mencionados Berzelius y Liebig, además de Friedrich Wöhler. Para entonces, la química se había desarrollado hasta extremos impensables en el siglo anterior, y estos tres científicos opinaban que todas las reacciones realizadas dentro de los seres vivos podían ser imitadas en el tubo de ensayo. Hoy sabemos que las dos partes tenían razón, pues verdaderamente es la levadura la que produce la fermentación, pero también lo es que esta y cualquier otra reacción biológica puede en principio ser reproducida fuera de los organismos. Que lo primero es cierto terminó por probarlo el gran microbiólogo francés Louis Pasteur, de quien entre sus muchos logros se puede citar la demostración de que no se produce fermentación en sistemas perfectamente esterilizados. Hasta entonces los experimentos de esterilización habían sido deficientes, y el investigador que los realizaba observaba transformación allí donde supuestamente no podían existir microorganismos, lo que sugería que la fermentación no la producían estos. Solo la minuciosidad en la preparación de los experimentos de la que hacía gala Pasteur pudo zanjar este asunto para siempre.

El segundo punto —que las reacciones biológicas pueden realizarse fuera de su propio entorno— tuvo una demostración más prolongada pero ha sido mucho más fructífera para el conocimiento en general y para el tema que aquí nos ocupa. El primer hito lo alcanzó Wöhler en 1828 cuando fue capaz de sintetizar, a partir de precursores inorgánicos, una molécula de origen biológico, la urea. Tres décadas más tarde un comerciante de vinos alemán, amante de la ciencia, Moritz Traube, sugirió que la fermentación no dependía necesariamente de actividades biológicas sino que era llevada a cabo por procesos químicos que podían reproducirse fuera de la célula. Según Traube, los agentes inductores —los fermentos— podían extraerse de ella y, de hecho, fue el primero en aislar uno de ellos —aunque no lo pudo purificar— y demostrar su actividad transformante fuera de la célula. En 1860, el químico francés Marcellin Berthelot rompió levaduras y obtuvo una solución en la que se encontraba un fermento soluble, al que denominó «invertasa», que se mostró capaz de degradar la sacarosa de azúcar de caña en sus dos componentes más simples, glucosa y fructosa. Finalmente, el químico alemán Eduard Büchner (Premio Nobel de Química en 1907) realizó experimentos parecidos a los de los dos anteriores pero más cuidadosos, que terminaron por desmontar la teoría vitalista. Büchner y su hermano mayor Hans, un microbiólogo entonces mucho más famoso que Eduard, consiguieron romper las células de levadura y, una vez que se aseguraron de que no existían células intactas, utilizaron los extractos para demostrar que el proceso de fermentación se reproducía perfectamente con el material libre de células. A estas alturas, parecía claro que las células de la levadura no eran en sí el fermento sino las que lo fabricaban.

Los pasos para aislar el fermento habían comenzado años antes de los experimentos de Buchner. En 1833, los franceses Anselme Payen y Jean François Persoz observaron que la solución acuosa presente durante la preparación de la cerveza contenía un material que, separado de la cebada, descomponía en azúcar el almidón de las semillas sin germinar. A este material lo llamaron «diastasa», lo que nosotros llamamos ahora amilasa. Los dos científicos procedieron a aislar ese material, no solo de la cebada sino también de la saliva, y obtuvieron un precipitado que, cuando se disolvía, volvía a producir la reacción antes citada pero mucho más eficientemente. El primer fermento había sido aislado, pero siguieron otros, y científicos como von Liebig y Wöhler consiguieron purificar de la almendra un fermento soluble, la emulsina, que propusieron era de naturaleza albuminoide. Al aislamiento de estos fermentos siguieron otros, así como la caracterización de las reacciones que catalizaban. Todos estos descubrimientos llevaron al fisiólogo alemán Wilhelm Kühne a definir en 1878 a la sustancia que produce las transformaciones descritas y que ha sido extraída de un ser vivo, la levadura, pero que funciona fuera de él como «en el fermento» («*en zyme*»). Posteriormente, el concepto se generalizó para toda sustancia capaz de acelerar cualquier reacción biológica.

Las enzimas habían nacido, y su naturaleza proteica fue confirmada por el mismo Emil Fischer, quien tal como se ha comentado anteriormente, tuvo la genial idea de sugerir que la reacción enzimática se produce mediante la complementación de superficies entre la enzima y su sustrato. Las primeras semillas para el desarrollo de la idea de la tridimensionalidad de las proteínas habían sido sembradas.

La idea de que las enzimas son proteínas tuvo enseguida sus seguidores, pero también sus detractores, entre los que cabe mencionar al químico alemán Richard Willstätter (Premio Nobel de Química en 1915). Willstätter fue un gran químico, famoso entre otras cosas por haber sido capaz de sintetizar la cocaína, una molécula muy compleja, lo que constituyó una hazaña en su época. Los trabajos que le dieron fama en el campo biológico tuvieron que ver fundamentalmente con la purificación de pigmentos, entre otros los de la clorofila, pero también de proteínas, para lo que usó nuevas técnicas —y las sistematizó— que describiremos en parte en el próximo capítulo. En sus trabajos con la clorofila, uno de sus alumnos le informó de que las algas del lago Lugano eran una excelente fuente de esta molécula, y Willstätter le envió allí a que recogiera una buena cantidad. El estudiante marchó y las semanas pasaron sin que se supiese más de él que por las postales que enviaba de ese hermoso lugar y por las elevadas facturas que regularmente se recibían en el laboratorio. Cuando finalmente volvió, se presentó ante Willstätter con una caja pequeña que sacó de un bolsillo y que mostró al científico como el extracto seco de las algas. «Estas algas parecen haberse encogido mucho», acertó a decir el estudiante. Willstätter aprendió la lección y cuando un segundo estudiante le inquirió sobre la necesidad de otro viaje para recoger más muestra, el científico le acompañó hasta la puerta y apuntó hacia el jardinero que estaba cortando la hierba del jardín: «Te vas a poner detrás de él y vas a ir recogiendo toda la hierba que va dejando».

Algunas de las moléculas que Willstätter purificaba eran enzimas, y en ese proceso conseguía preparaciones muy puras en las que solo se encontraba el pigmento y en las que la capacidad catalítica era enorme. Por esta razón, Willstätter pensó que la enzima era el pigmento y no la proteína. El problema era que la proteína estaba allí, pero debido a las limitaciones de las técnicas que usaba no era capaz de detectarla. El científico alemán usó de su influencia para desacreditar a las proteínas como agentes catalíticos, y lo triste es que los dos bandos tenían razón, pues si bien es cierto que las proteínas son las moléculas biológicas que realizan la mayor parte de los procesos enzimáticos —hoy sabemos que algunas moléculas de ácido ribonucleico, el ARN, también tienen esa capacidad—; en muchos casos son los pigmentos unidos a las proteínas sus agentes catalíticos.

El apoyo final a la idea de que las enzimas son de naturaleza proteica vino de los esfuerzos de dos científicos americanos, quienes fueron capaces de purificar algunas de las enzimas que se conocían en aquella época, e incluso cristalizarlas. Desde el siglo XIX los químicos sabían que la prueba final de que un compuesto es puro es que se pueda cristalizar. En el proceso de cristalización las moléculas se colocan de una manera ordenada en las tres direcciones del espacio, y las impurezas presentes suelen bloquear ese proceso, así que si se forman cristales es una buena prueba de la pureza de una preparación (Figura 5).

A este proceso dedicó una gran parte de su vida científica James Sumner, quien trabajó en la purificación de la enzima ureasa y desarrolló técnicas para cristalizarla, cosa que consiguió en el año 1925. Esas mismas técnicas fueron usadas y modificadas por John Northrop para cristalizar la pepsina, la tripsina y la quimotripsina. Todas estas enzimas mantenían sus propiedades catalíticas, tanto en forma cristalina como cuando eran posteriormente disueltas, así que la naturaleza proteica de las enzimas quedó firmemente establecida. Como curiosidad cabe destacar que las mismas técnicas de cristalización fueron utilizadas por el propio Northrop o por Wendell Stanley para cristalizar grandes estructuras como virus. El caso de Stanley es también muy curioso porque los virus contienen también ácido nucleico (ADN o ARN), que es la molécula que guarda la información genética. Stanley purificó y cristalizó el virus del mosaico del tabaco (TMV), pero no detectó el ARN que

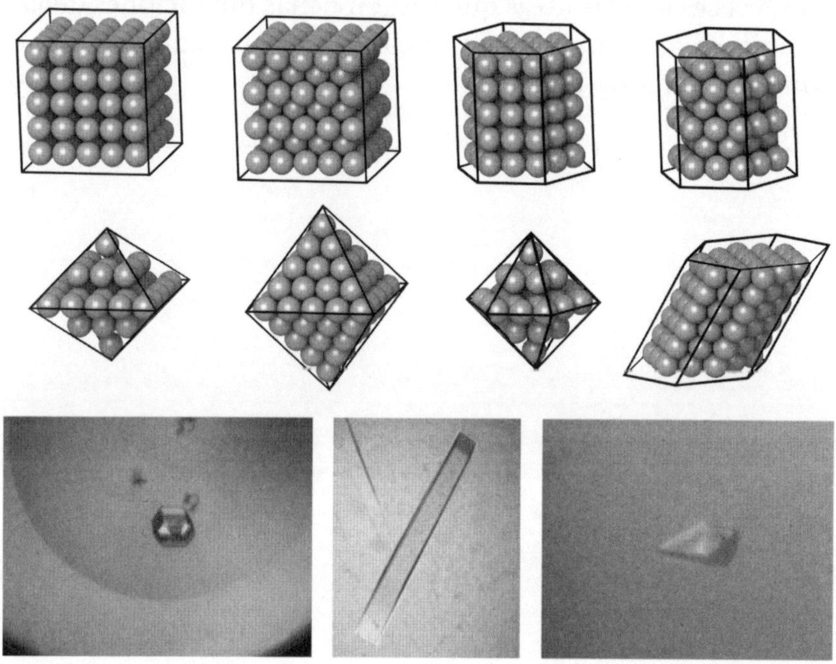

Figura 5. (Arriba) Esquema con varios tipos de cristales tridimensionales: en este caso, las bolas corresponderían a las moléculas —por ejemplo, proteínas o complejos proteicos—, que se repiten de manera regular en las tres dimensiones del espacio, de acuerdo a las reglas que gobiernan cada uno de esos tipos de cristales. Se han descrito hasta 230 tipos distintos de cristales, pero se ha encontrado solo una pequeña parte entre los cristales de proteínas. (Abajo) Tres distintos tipos de cristales de proteínas: cristal del complejo de histocompatibilidad HLA B40 en complejo con un fosfopéptido (izquierda); cristal de la proteína hemaglutinina del virus del sarampión en complejo con su receptor humano CD46 (centro); y cristal de la chaperonina eucariótica CCT (derecha). Las dos primeras imágenes son una cesión generosa del doctor César Santiago (Centro Nacional de Biotecnología).

contiene, por lo que como muchos otros científicos de aquella época —a mediados de los años treinta— apoyó a los que pensaban que son las proteínas las almacenadoras del material hereditario. Por sus trabajos, los tres científicos descritos recibieron el Premio Nobel de Química de 1946. Es curioso cómo a veces los descubrimientos suponen avances en un sentido pero retrocesos en otros. Los avances siempre tienen que ver con el desarrollo de nuevas ideas y de las técnicas que las confirman o desmienten; los retrocesos tienen que ver a veces con las ideas que surgen de las limitaciones de las técnicas hasta entonces en boga. El capítulo siguiente tiene que ver con todo esto.

LAS IDEAS Y LAS TÉCNICAS. LA ESTRUCTURA PRIMARIA DE LAS PROTEÍNAS

LA TEORÍA COLOIDAL Y LA MACROMOLECULAR

A lo largo del lento proceso de definición del carácter y las funciones de las proteínas, se desarrollaron ideas que ahora se nos antojan extravagantes pero que en su momento tuvieron fieros defensores, entre otras cosas porque los que apoyaban otras ideas no disponían en ese momento de las herramientas adecuadas para contrarrestarlas. Una de las teorías que más influyó, tanto negativa como positivamente —en este último caso empujó al desarrollo de nuevas técnicas— fue la teoría coloidal, desarrollada en el año 1861 por el químico británico Thomas Graham para explicar la diferente velocidad de difusión a través de membranas de moléculas pequeñas, que Graham nombró como «cristaloides», con respecto a otras aparentemente más grandes, los «coloides». Graham definió a estos últimos como agregados de los cristaloides, incapaces de cristalizar, y con tendencia a variar en sus propiedades físicas. El científico británico desarrolló esa teoría para intentar explicar las propiedades de los polímeros de moléculas inorgánicas y orgánicas que entonces empezaban a ser sintetizados. La teoría coloidal proponía la existencia de un estado material llamado «coloidal», en el que las grandes macromoléculas no existen sino que son agregados

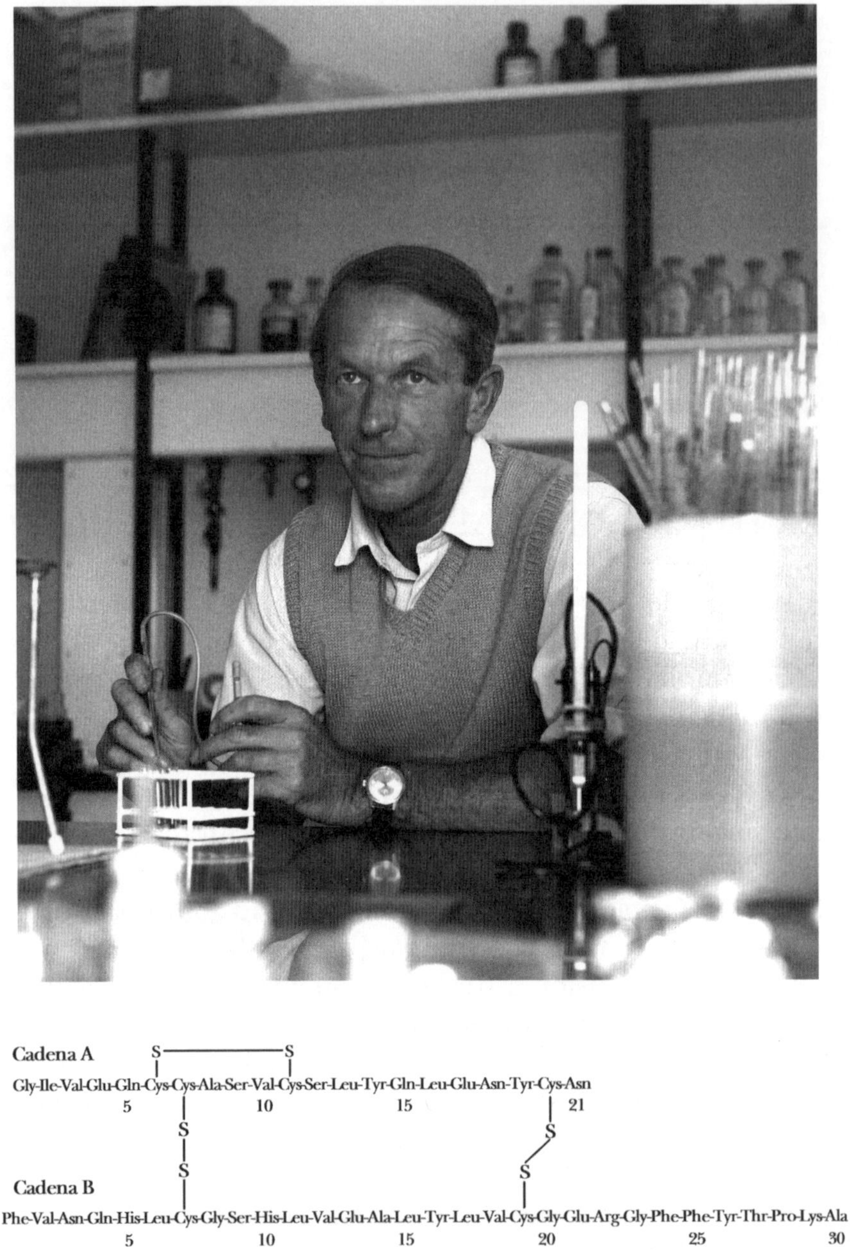
Cadena A
Gly-Ile-Val-Glu-Gln-Cys-Cys-Ala-Ser-Val-Cys-Ser-Leu-Tyr-Gln-Leu-Glu-Asn-Tyr-Cys-Asn
5 10 15 21
S S S S S S
Cadena B
Phe-Val-Asn-Gln-His-Leu-Cys-Gly-Ser-His-Leu-Val-Glu-Ala-Leu-Tyr-Leu-Val-Cys-Gly-Glu-Arg-Gly-Phe-Phe-Tyr-Thr-Pro-Lys-Ala
5 10 15 20 25 30

Figura 6. (Arriba) Frederick Sanger (1918-2013), Premio Nobel de Química de 1958 y 1980, en su laboratorio del LMB [cortesía del MRC Laboratory of Molecular Biology]. (Abajo) Secuencia de las dos cadenas de insulina.

de pequeñas moléculas que se agrupan de manera desordenada para formar los «coloides», con propiedades químicas y biológicas distintas de los elementos que las componen, y que se definen por la naturaleza de esos elementos y su proporción en la mezcla. Las estructuras coloidales existen, y polímeros como la celulosa o el caucho se comportan de esa manera, pero su desarrollo conceptual llevó a incluir a las proteínas en ese grupo de moléculas, a pesar de que alguna de las propiedades que supuestamente definían a los coloides —por ejemplo su incapacidad de cristalizar— se había demostrado incorrecta para las proteína, incluso veinte años antes de la formulación de la teoría coloidal —ya en 1840 se describió que la hemoglobina, la proteína que transporta el oxígeno en la sangre, cristaliza de manera espontánea una vez purificada—.

La teoría coloidal estuvo muy en boga desde comienzos del siglo XX y tuvo sus acérrimos seguidores entre figuras señeras de la química de aquella época, como el gran Emil Fischer, quien como ya he apuntado anteriormente pensaba que los organismos debían tener las mismas dificultades que él para sintetizar largas cadenas de aminoácidos, a pesar de que las evidencias a favor del gran tamaño de las proteínas se acumulaban ya en esa época. Las propias medidas —aunque primitivas— de Mulder y coetáneos, ya señalaban que las proteínas conocidas por entonces poseían grandes masas moleculares. De hecho ya en 1871 los químicos Heinrich Hlasiwetz y Josef Habermann habían utilizado una técnica entonces apenas desarrollada, la hidrólisis secuencial, para demostrar que la proteína caseína podía ser sometida a varios ataques hidrolíticos consecutivos, lo que apuntaba a una proteína de un tamaño considerable —hoy sabemos que las diferentes caseínas poseen masas moleculares de entre 25.000 y 35.000 daltons (Da)—. Esta técnica, mejorada a lo largo de los siguientes años, permitió la consecución de uno de los hitos científicos de la biología molecular, la secuenciación de la insulina por el grupo de Frederick Sanger (Figura 6).

Curiosamente, otras evidencias provinieron de los estudios y las técnicas desarrolladas al abrigo de la naciente química-física, disciplina de la que se desarrolló la teoría coloidal y que, como hemos comentado, en un principio trató de la caracterización física de las moléculas inorgánicas y orgánicas, pero cuyas técnicas analíticas sirvieron para medir de manera más o menos precisa las masas moleculares de muchas proteínas. Una de esas técnicas fue la desarrollada por el químico francés François Marie Raoult, que ahora se conoce como descenso crioscópico y que permite determinar la masa molecular de un soluto basándose en la disminución del punto de congelación que una cantidad determinada de este produce sobre la solución. La técnica no era muy precisa para grandes moléculas, pero aun así sirvió para calcular una masa molecular de 15.000 Da para la ovoalbúmina, valor que aunque incorrecto mostraba claramente el gran tamaño de algunas proteínas.

En apoyo de la idea de que las proteínas podían estar formadas por largas secuencias de aminoácidos vino el desarrollo por parte del químico alemán Hermann Staudinger (Premio Nobel de Química de 1953) de la teoría macromolecular. En 1922, Staudinger propuso el término «macromolécula» para describir a las grandes moléculas cuyos átomos se mantienen unidos por enlaces fuertes. Como la teoría coloidal, la teoría macromolecular fue desarrollada para el caso de polímeros orgánicos —sus estudios supusieron el nacimiento años después de las investigaciones con plásticos y fibras sintéticas—, pero pronto muchos científicos la hicieron suya para justificar con ella el gran tamaño que repetidamente encontraban en las proteínas con las que trabajaban. El propio Staudinger escribió una vez:

> *La diferencia más importante entre los compuestos de bajo peso molecular y los de alto peso que provienen de los primeros radica en que estos últimos pueden exhibir propiedades que no se pueden deducir de las que tienen los compuestos pequeños. Pocas cosas se pueden construir con unos pocos ladrillos, pero*

si se poseen 10.000 o 100.000, es posible realizar un gran número de estructuras —una casa, un garaje— cuya forma no se puede producir de la de los ladrillos que la constituyen.

Staudinger es una figura señera de la química moderna, pero algunos no vieron con buenos ojos la dirección que su nueva investigación estaba tomando. Un compañero suyo le escribió: «Mi querido colega, anteriormente usted produjo un trabajo tan hermoso en el campo de la química orgánica. Por favor, prosiga por esa dirección y no continúe desperdiciando su talento con esta nueva química desacreditada».

Como hemos comentado anteriormente, el nacimiento de nuevas ideas va asociado al desarrollo de nuevas técnicas, que las confirman o desmienten, y que ayudan a que otras ideas aparezcan. Las que ahora se describen tuvieron —y siguen teniendo— un fuerte impacto en el desarrollo de la bioquímica y la biología molecular.

LA CENTRIFUGACIÓN

Theodor Svedberg era un químico sueco de la Universidad de Uppsala donde trabajaba, entre otras cosas, en el campo de los coloides. The, como le llamaban sus amigos, era un firme defensor de la teoría coloidal de las proteínas. Para demostrar que era así, trabajó varios años en el desarrollo de la centrifugación, una técnica que consiste en someter el material que se estudia a grandes fuerzas gravitacionales para separar las moléculas por su masa, y que permite incluso calcularla con gran exactitud (Figura 7).

El desarrollo de un aparato de ultracentrifugación fue un proceso muy complejo y largo, pues no solo hay que conseguir desarrollar un motor que gire a gran velocidad angular durante un largo periodo de tiempo, sino también un rotor que resista esas fuerzas; un sistema de refrigeración, que impida que las muestras biológicas se deterioren debido a las altas temperaturas; y un detector, que permita conocer a qué altura del tubo de centrifugación se dispone la muestra a medir. A Svedberg le costó bastante tiempo conseguir un aparato razonablemente funcional, pero en 1924 estaba dispuesto a probar con distintas proteínas uno que llegaba a generar una fuerza gravitacional de 100.000 veces la existente en la Tierra.

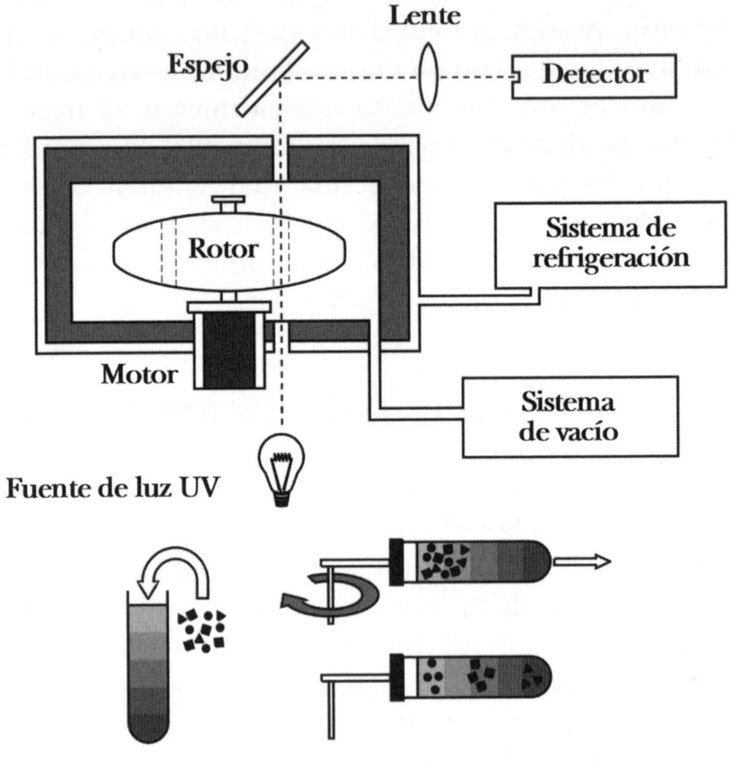

Figura 7. (Arriba) Esquema de las partes de una ultracentrífuga analítica, que posee la capacidad de seguir la posición de las bandas de las moléculas biológicas que van moviéndose hacia el fondo del tubo como consecuencia de la fuerza centrífuga. (Abajo) La muestra, en este caso un conjunto heterogéneo de moléculas, se introduce en un tubo que contiene un gradiente de una solución de sacarosa. La fuerza centrífuga va separando los distintos componentes de la mezcla, fundamentalmente en razón de su masa.

Primero usó la caseína de la leche y se encontró con una mezcla de proteínas, lo que parecía confirmar la teoría coloidal, pero el problema es que todas ellas eran de alta masa molecular. Después probó con otras muchas proteínas —midió más de treinta, casi todo el arsenal de proteínas purificadas hasta entonces—, y todas ellas daban masas moleculares muy grandes, incompatibles con las ideas coloidales para las proteínas. En el caso de la hemoglobina, se encontró con una masa de 67.000 Da, que era cuatro veces mayor que lo que se había calculado con otras técnicas como la de descenso crioscópico mencionada anteriormente, lo que apuntaba a que la hemoglobina estaba formada por cuatro subunidades. Estos resultados eran un disparo a la línea de flotación de la teoría coloidal, y dejaban bien clara la naturaleza macromolecular de las proteínas.

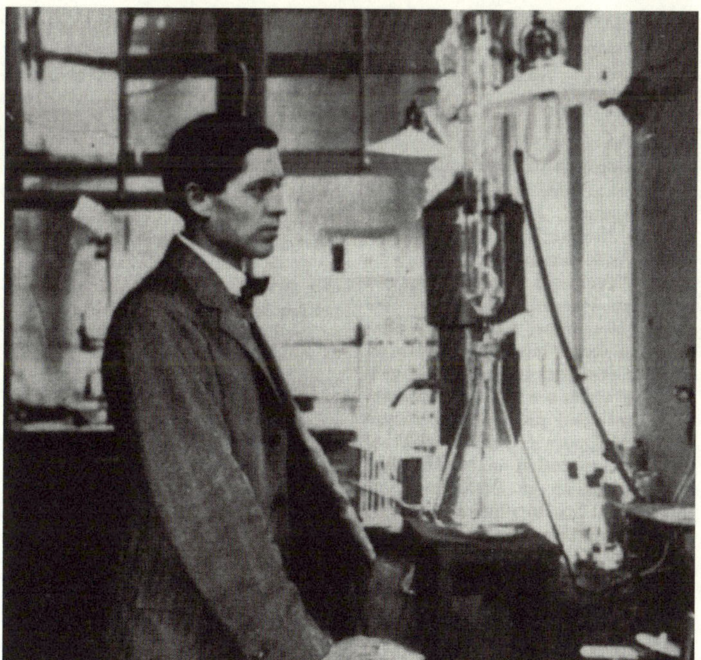

Theodore Svedberg (1884-1971), Premio Nobel de Química de 1926. [Colección de la University of Pennsilvania Library].

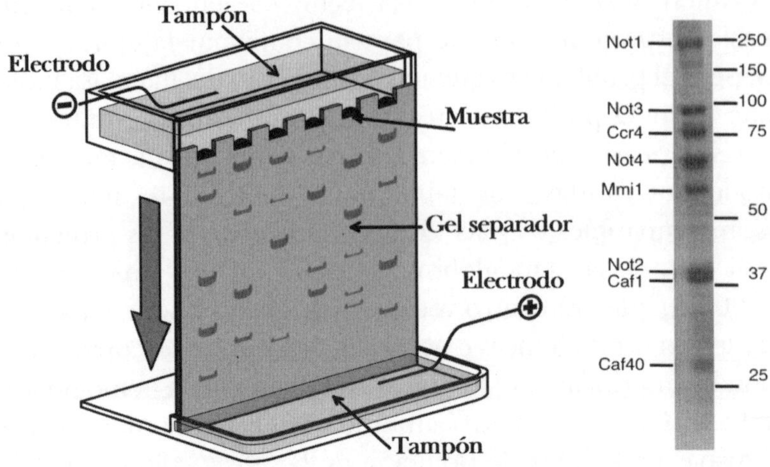

Figura 8. (Izquierda) Esquema de las partes de un aparato de electroforesis. Las proteínas que se depositan en cada uno de los carriles se mueven hacia abajo a través de un soporte, en función de su carga y masa, produciéndose así la separación. (Derecha) Gel de electroforesis en presencia del detergente SDS, que muestra las distintas subunidades del complejo proteico THO, que está involucrado en un número de actividades relacionadas con el manejo del ADN. El nombre de las subunidades se muestra a la izquierda del gel; a la derecha, se describe la altura a la que aparecen ciertas masas moleculares. Obsérvese que la técnica de electroforesis ha sido capaz de resolver todas las subunidades, incluso aquellas de muy parecida masa molecular.

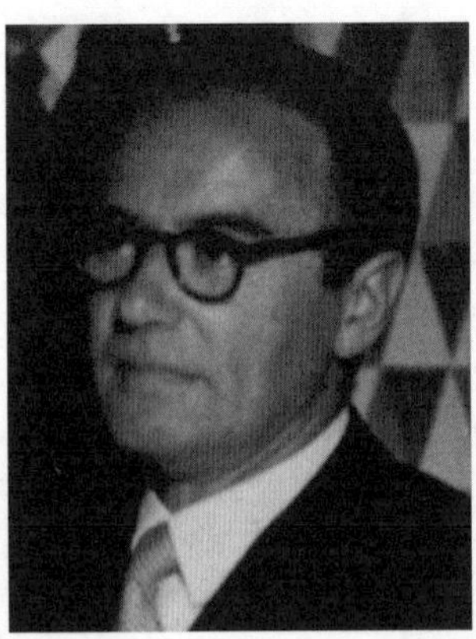

Arne Tiselius (1902-1971), Premio Nobel de Química de 1948. (Oregon State University).

LA ELECTROFORESIS

La centrifugación, sobre todo en su vertiente preparativa, es una de las herramientas más poderosas para la caracterización y purificación de las proteínas, y ayudó a engrandecer el prestigio de Svedberg, quien en aquella época ya había conseguido el Premio Nobel de Química por sus estudios sobre el movimiento aleatorio de las partículas —el llamado movimiento browniano—. Del laboratorio de Svedberg nacería otra de las técnicas más importantes para la caracterización de las proteínas, la electroforesis, aunque su desarrollador principal fue su alumno Arne Tiselius (Figura 8). La electroforesis, que viene del griego *elektro* (electricidad) y *phoros* (movimiento), es una técnica de separación que se basa en el hecho de que moléculas cargadas eléctricamente —y la mayor parte de las moléculas biológicas lo están— migran a distinta velocidad en un soporte sobre el que se aplica un campo eléctrico. Para entonces ya se conocía que las proteínas eran moléculas con carga —sobre esto hablaremos más tarde—, así que la idea era muy simple. Los problemas eran de orden práctico: la búsqueda de un soporte que hiciese la separación lo más fina posible y evitase la difusión pasiva de las moléculas, y el control del calentamiento de la muestra mediante algún sistema de refrigeración. Los problemas fueron resolviéndose durante las siguientes décadas hasta hacer de la electroforesis una técnica tan poderosa como simple y barata, presente en cualquier laboratorio de biología molecular. Pero desde el principio de su desarrollo, limitada a los pocos laboratorios que se podían permitir la compra de los primeros aparatos pesados y complejos, la electroforesis produjo resultados que ayudaron a comprender mejor las propiedades de las proteínas. Los primeros usos por Tiselius sobre las proteínas del suero mostraron un gran número de bandas pero que mantenían una separación constante, lo que dejaba claro que la sangre posee proteínas con cargas distintas pero definidas. Esos mismos experimentos mostraban sin ninguna duda el gran tamaño de la mayor parte de las proteínas.

La electroforesis se desarrolló de manera gradual durante las siguientes décadas, y al final de los años sesenta varias innovaciones proporcionaron a esta técnica una gran capacidad de resolución y reproducibilidad. Una gran innovación fue el uso de polímeros de acrilamida en vez de los de agarosa utilizados hasta entonces, porque permiten una separación mucho más fina del material. El científico americano William Studier ideó los geles en tiras, que hicieron posible la electroforesis de muchas muestras en un mismo ensayo, y su comparación directa. A la par que se producía el desarrollo de los soportes hubo una clara mejora de los métodos de detección de las muestras, tales como el bromuro de etidio para los ácidos nucleicos y el azul de Coomassie para las proteínas, este último es un tinte utilizado en la industria textil australiana.

Una de las más importantes contribuciones fue la del investigador americano Jake Maizel, que introdujo el uso del detergente dodecil sulfato de sodio (SDS), que no solo posee la capacidad de romper los enlaces débiles que se producen entre proteínas sino que además se une a estas en una relación aproximadamente constante, lo que permite que la separación por efecto de la carga eléctrica se convierta de hecho en una separación por masa. Esta propiedad del SDS fue usada por el investigador español Eladio Viñuela y colaboradores en la Universidad de Nueva York, quienes observaron que la movilidad de las proteínas en un gel es inversamente proporcional al logaritmo de sus masas moleculares, lo que permitió el cálculo directo y aproximado de la masa molecular de las proteínas. Este artículo fue durante un tiempo el más citado entre los publicados por un español.

El científico suizo Ulrich Laemmli, entonces investigador postdoctoral en el grupo de Aaron Klug en el Laboratorio de Biología Molecular (LMB) de Cambridge, trabajó durante los años sesenta y setenta en la morfogénesis y estructura de distintos virus. Laemmli se concentró en el proceso de formación de la cabeza del llamado bacteriófago T4, y observó, con los geles de electroforesis que existían hasta entonces, lo que parecía ser un número mayor de proteínas que las que debían producir los genes caracterizados. Los sistemas de electroforesis no poseían la suficiente resolución y con la ayuda del anteriormente mencionado Maizel, que estaba entonces haciendo una estancia en el mismo laboratorio, desarrolló una versión mejorada de los geles de poliacrilamida con SDS, introduciendo modificaciones en los tampones y en la forma de concentrar la muestra, lo que le permitió resolver muy bien las proteínas y, gracias a ello, observar que varias de las bandas correspondían al procesamiento —hidrólisis— de algunas proteínas, proceso que era fundamental para la maduración de la cabeza del virus. El artículo en el que describía estos resultados fue interesante, pero mucho más el protocolo de preparación de los geles, quizás todavía el artículo más citado escrito por una sola persona —más de 200.000 citas hasta la fecha—.

Muchas de estas técnicas, ligeramente modificadas, se han utilizado también para el análisis y secuenciación de los ácidos nucleicos. En resumen, la electroforesis se ha convertido en una técnica imprescindible en multitud de campos, y tan importante para la ciencia en general que el comité Nobel decidió conceder a Tiselius el Premio Nobel de Química en 1948, incluso mucho antes que se produjeran los desarrollos y los resultados obtenidos con esta técnica, algunos de los cuales aparecerán en estas páginas.

LA CROMATOGRAFÍA

La cromatografía es una técnica de separación en la que una muestra compleja —una mezcla de proteínas, por ejemplo— se disuelve en una fase móvil —un líquido o un gas— que se hace pasar por una fase inmóvil, que es inmiscible con la anterior, y se aprovecha la distinta movilidad de los componentes de la mezcla para separarlos (Figura 9).

El primer registro de una cromatografía se lo debemos al botánico ruso Mikhail Tswett, quien en 1906 describió un

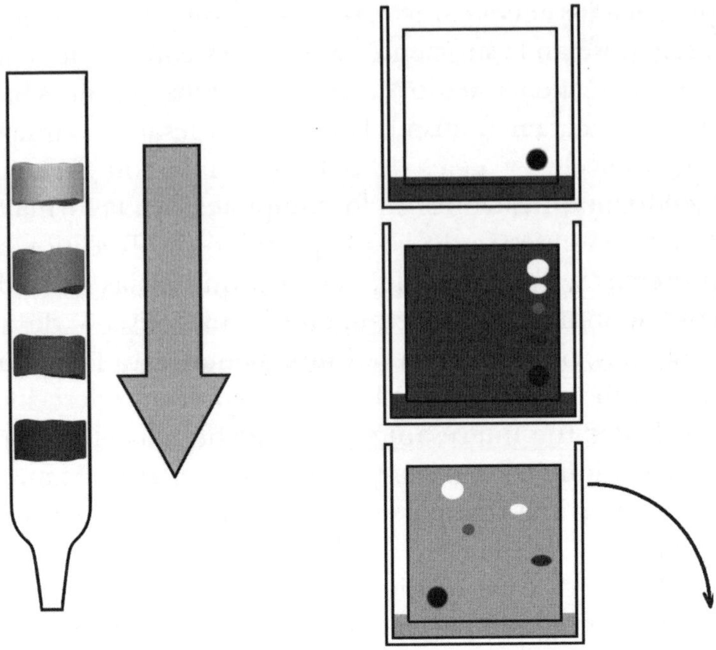

Figura 9. Esquema del funcionamiento de dos tipos de cromatografía. (Izquierda) Cromatografía en columna, en la que la fase inmóvil, que suele ser una resina con diferentes propiedades, permite la separación de los componentes disueltos en la fase móvil —una solución acuosa, un tampón— en base a la distinta movilidad que se produce por el diferente comportamiento de cada uno de los componentes con respecto a la fase inmóvil. Los distintos componentes de la mezcla se desplazan hacia abajo bien sea por gravedad o por presión. (Derecha) Cromatografía en capa fina, una de las cromatografías más antiguas y en la actualidad apenas usada en biología molecular. (Arriba) Aquí la fase inmóvil es una estrecha capa de sílice u otro material que se dispone sobre un trozo de cristal o papel —el cuadrado en la imagen—. (Centro) La muestra se coloca en un punto y la fase móvil comienza a ascender por capilaridad, separando los componentes de la muestra. (Abajo) La ventaja de esta técnica es que se puede hacer otro tipo de separación rotando la muestra 90° y cambiando el tipo de fase móvil, lo que permite una mayor resolución de los componentes a separar.

método para separar pigmentos de plantas utilizando como fase móvil éter de petróleo y etano, y como fase sólida carbonato cálcico. Tswett llamó al método cromatografía, del griego *kromos* (color) y *graphos* (escritura), para explicar la forma en que eran separados los pigmentos con color que estaba purificando. Esta técnica fue utilizada posteriormente, con distintas variaciones, por químicos alemanes como el famoso y ya mencionado Willstätter, para en su caso separar distintos compuestos, entre otros la clorofila.

Sin embargo, el desarrollo más definitivo de la cromatografía se produjo varias décadas más tarde, gracias a los trabajos de los británicos Archer J. P. Martin y Richard Synge, quienes en 1940 y trabajando en Leeds para la Asociación de Industrias de la Lana, desarrollaron lo que posteriormente se ha denominado la cromatografía líquida de reparto. Martin y Synge utilizaron como fase inmóvil gel de sílice y lo empaquetaron en una columna. Disolvieron una serie de aminoácidos en cloroformo —la fase móvil— y los hicieron pasar por la columna de sílice, donde se separaron en razón de su diferente interacción con el gel de sílice. Para identificarlos, utilizaron como agente de tinción el naranja de metilo, y pudieron observar cómo en la columna aparecían distintas bandas de color. Durante los siguientes años trabajaron en la mejora de la técnica, tanto en la fase móvil —desarrollando distintas mezclas de disolventes— como en la inmóvil —jugando con distintos tipos de sales, con el fin de obtener mejores separaciones de aminoácidos y proteínas—. Martin continuó durante toda su vida trabajando en el desarrollo de otros métodos cromatográficos como la cromatografía en papel, en la que este actúa de fase inmóvil. A esta técnica se le añadió una segunda dimensión (Figura 9) —se hace correr la mezcla a separar en una primera dirección, con una fase móvil determinada, y luego se corre la mezcla separada en una dirección perpendicular, con otro tipo de fase móvil, con lo que la separación es más completa—. Tal es la importancia del desarrollo de las técnicas cromatográficas que a Martin y Synge les fue concedido el Premio Nobel de

Química en 1952, tan solo once años después de las primeras descripciones de la técnica. A lo largo del siglo XX, la cromatografía se ha desarrollado enormemente y es una de las técnicas más importantes en la purificación de proteínas. Los principales desarrollos han tenido que ver con la utilización de distintas fases inmóviles, que sirven para aprovechar distintas propiedades químicas de las proteínas a separar, como puede ser su tamaño, cromatografía de tamizado molecular o de filtración en gel; carga, cromatografía de intercambio iónico; grado de hidrofobicidad, cromatografía de interacción hidrofóbica; o de afinidad por distintos grupos químicos, cromatografía de afinidad.

FREDERICK SANGER Y LA SECUENCIACIÓN DE PROTEÍNAS

Algunas de estas técnicas y otras ya citadas fueron usadas por un científico, Frederick Sanger (Figura 6), para producir uno de los grandes hitos científicos del siglo XX, la secuenciación de la hormona insulina, que sirvió además para acabar con la resistencia final de los seguidores de la teoría coloidal y de otras que ahora se nos antojan excéntricas.

Sanger pertenece a una raza de científicos no tan atractiva como la de los genios, la de los observadores —«solo soy un tipo que da vueltas por el laboratorio», es su propia definición como científico—. La inteligencia de Sanger fue la de usar técnicas ideadas por otros, mejorarlas y combinarlas sabiamente para la consecución de un fin que se antojaba imposible a principios de la década de los cuarenta, la secuenciación de una proteína. Su logro no solo fue la superación de un desafío técnico, sino la demostración de que las proteínas —cada proteína distinta— están constituidas por una única y determinada secuencia que da lugar a su función específica. En esa época todavía había científicos, algunos muy influyentes, que apoyaban ideas tales como que las proteínas venían definidas no por su secuencia sino por su composición aminoacídica —el porcentaje de cada uno de los aminoácidos, sin importar el orden de estos—. Algunos investigadores, como los químicos Max Bergmann y Carl Niemann, propugnaban que las proteínas estaban compuestas de aminoácidos dispuestos de manera periódica, lo que proporcionaba a aquellas la posibilidad de guardar información genética de manera directa, una teoría que servía a las ideas de aquella época que apuntaban a las proteínas como almacenadoras de la información sobre la herencia. Si estas ideas eran ciertas, las proteínas no solo catalizaban multitud de procesos sino que además poseían la capacidad de autoreplicarse.

La insulina (Figura 6), una hormona involucrada en importantes procesos celulares, se había aislado ya en 1922, y se conocían bastante bien sus propiedades. En 1935 se había demostrado, utilizando ciertas reacciones químicas, que había dos tipos de extremos amino libres, lo que dejaba claro que la hormona estaba constituida por dos cadenas diferentes. Sanger y su grupo en la Universidad de Cambridge se enfrentaron al problema de la secuenciación de la insulina conociendo en profundidad un gran número de técnicas, que combinaron con inteligencia.

En primer lugar, Sanger buscó y encontró un reactivo, el dinitrofluorobenceno, que proporciona color al grupo amino libre, que se encuentra en la posición amino terminal. Después se ocupó de buscar maneras de hidrolizar la proteína, tanto de forma química como biológica, utilizando para esto último las proteasas que habían sido aisladas hasta a fecha. Finalmente, Sanger utilizó e incluso mejoró para este problema algunas de las técnicas cromatográficas antes descritas. Todo este arsenal de métodos le permitió a Sanger y su grupo demostrar que la insulina está formada por dos cadenas —de veintiún y treinta aminoácidos— unidas entre sí por dos puentes disulfuro —formados por la reacción entre los grupos sulfhidrilo (SH) de dos cisteínas—, además de otro puente disulfuro en una de las dos cadenas.

A la vez que Sanger y usando aproximaciones parecidas, el bioquímico americano Vincent du Vigneaud consiguió no solo secuenciar dos pequeñas hormonas de nueve aminoácidos, la vasopresina y la oxitocina, sino que posteriormente las sintetizó y pudo comprobar que las proteínas sintéticas producían el mismo efecto biológico que las purificadas de los organismos. Quedó establecido que la secuencia de cada proteína es única y definida, y que esa secuencia da lugar a una función, también específica. Estos resultados se vieron reforzados por el hecho de que el grupo de Sanger, después de secuenciar la insulina de vaca, hizo lo propio con la de cerdo y la de oveja, y con todas ellas tuvo resultados muy similares, lo que venía a reforzar la idea de una relación directa entre secuencia y función. Además, comenzaron a plantarse las semillas de lo que sería décadas después la disciplina de la evolución molecular, el análisis comparativo de secuencias en busca de parecidos y diferencias que hiciesen muchos más sólidos los estudios comparativos iniciados entre otros por Linneo casi doscientos años antes.

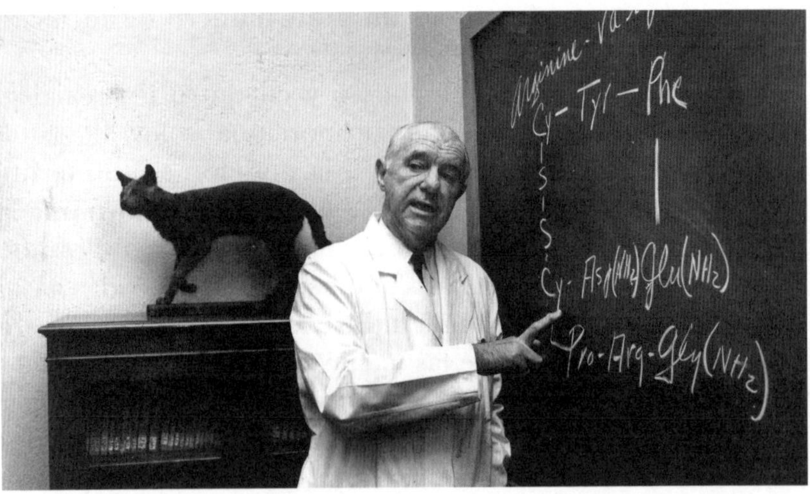

Vincent du Vigneaud (Chicago, 1901- 1978). Premio Nobel de Química [Weill Cornell Medicine Graduate School of Medical Sciences].

A Vigneaud se le concedió el Premio Nobel de Química en 1955 por estos trabajos, pero la Academia sueca reconoció que el esfuerzo de Sanger había abierto la puerta a esos desarrollos y que era mucho más complejo, lo que se tradujo en la concesión al científico británico del Premio Nobel de Química tres años más tarde.

A la secuenciación de esas pequeñas proteínas siguieron otras más grandes como la ribonucleasa —124 aminoácidos, en 1959—; la proteína estructural del virus del mosaico del tabaco (Tobacco Mosaic Virus; TMV) —158 aminoácidos, en 1960—; y la tripsina —223 aminoácidos, en 1964—. La secuenciación de estas y otras proteínas más grandes fue posible gracias al desarrollo de técnicas capaces de ser automatizadas, como la degradación controlada del aminoácido amino-terminal, técnica desarrollada a partir de 1950 por el bioquímico sueco Per Edman, y que lleva su nombre. Los americanos Stanford Moore y William Stein, ambos Premios Nobel de Química de 1972, desarrollaron además un analizador automático de aminoácidos que, combinado con la técnica de Edman, permitió la secuenciación más o menos directa de grandes proteínas. Aun así, esta técnica era complicada y fue sustituida a partir de la década de los noventa por otras mucho más sencillas, rápidas y baratas, basadas en la secuenciación del ADN que las codifica.

Queda clara a estas alturas la relación entre secuencia y función, pero ¿es así de simple?, ¿cómo se produce esta relación tan directa?, ¿lo es a través de la disposición lineal de los aminoácidos? A lo largo de las primeras décadas del siglo XX, y de una manera gradual pero decidida, se fue gestando en la mente de muchos científicos la idea de que la relación entre secuencia y función se produce a través de la forma que las proteínas adoptan en el espacio, a la estructura tridimensional. El siguiente capítulo tratará del desarrollo de la técnica más influyente en la biología molecular, y la primera en demostrar la existencia de una estructura tridimensional para las proteínas.

LA FORMA DE LAS PROTEÍNAS

LOS RAYOS X

Esta parte de la historia que aquí se cuenta se inició el 8 de noviembre de 1895 cuando Wilhelm Röntgen, trabajando en su laboratorio de la Universidad de Wurzburgo, realizó un sorprendente descubrimiento. Röntgen investigaba sobre la transferencia de electrones que se producen cuando dos placas metálicas se someten a una corriente eléctrica en un recipiente con un cierto vacío. En el transcurso de esos estudios, Röntgen se apercibió por casualidad —gracias a que se velaron unas placas fotográficas perfectamente guardadas— de que cuando estos incidían sobre cierto tipo de materiales se producía una nueva clase de radiación que él denominó «rayos X» por su naturaleza desconocida. Esta nueva forma de radiación era capaz de atravesar casi todo tipo de sustancias. Röntgen recibió el Premio Nobel en Física en 1901 por el descubrimiento de esta misteriosa forma de radiación, que solo en 1920 y de la mano del físico americano Arthur H. Compton (Premio Nobel de Física en 1927) pudo ser interpretada como partículas con una energía asociada, tal como el físico francés Louis de Broglie (Premio Nobel de Física en 1929) demostró en términos generales tres años más tarde. Sin embargo, el estudio de los rayos X como ondas iba a llevar consigo el desarrollo de una técnica muy poderosa, la difracción de los rayos X.

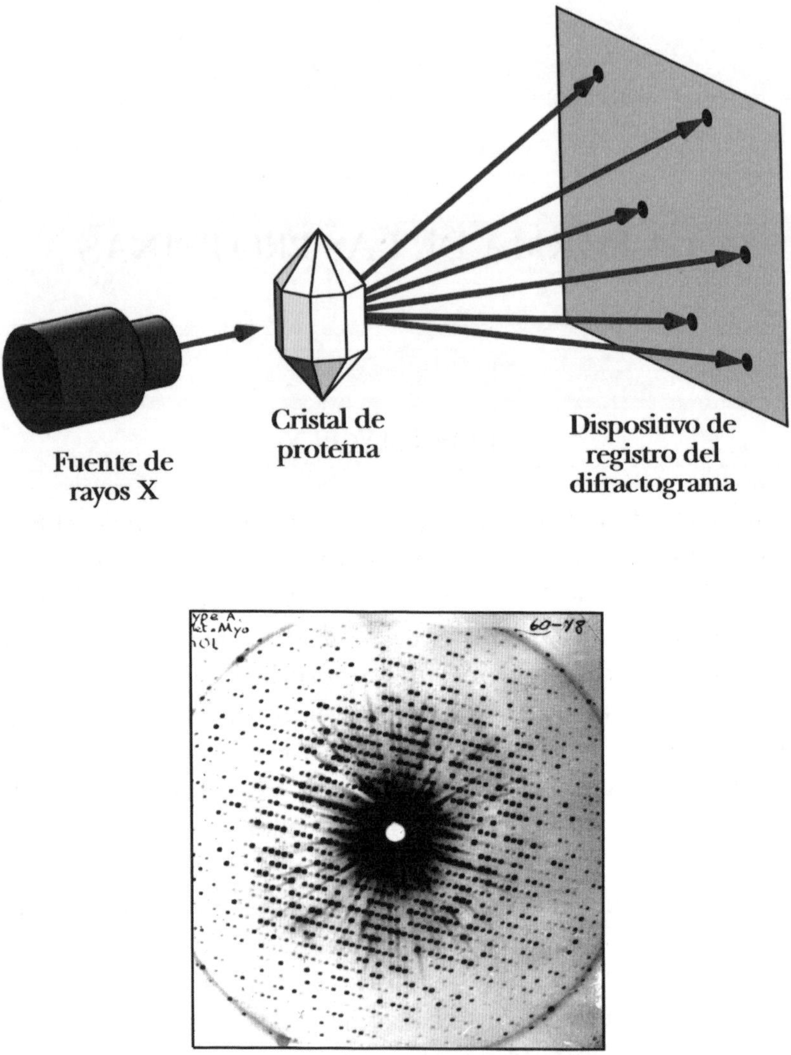

Figura 10. (Arriba) Esquema del fenómeno de difracción de los rayos X. Un haz de rayos X incide sobre un cristal, que es una disposición ordenada de moléculas en las tres dimensiones (véase Figura 5). Al pasar por esta disposición ordenada, una parte de los rayos X se anulan entre sí y otra se refuerza, dando lugar a los puntos que aparecen en un dispositivo de registro, antes una placa fotográfica y ahora unos modernos detectores digitales. (Abajo) Foto histórica de uno de los primeros difractogramas de la proteína hemoglobina, realizado por John Kendrew en los primeros años de la década de los cincuenta. (Foto cortesía del MRC Laboratory of Molecular Biology).

Las primeras ideas al respecto surgieron del físico alemán Max von Laue (Premio Nobel de Física en 1914), a quien se le ocurrió que si los rayos X eran ondas de alta energía y de muy pequeña longitud de onda, podían ser difractadas al interaccionar con átomos que se encuentran a una distancia parecida a la longitud de onda de la radiación de los rayos X. Además, esa difracción de los átomos es interpretable más o menos fácilmente si estos pertenecen a moléculas que se repiten en el espacio de manera ordenada —es decir, a cristales— (Figura 10). De acuerdo con el físico alemán, cuando se hace incidir sobre un cristal un haz de rayos X que posee una longitud de onda parecida a la distancia entre los átomos que forman esa estructura cristalina, la mayor parte de los rayos X pasan por el cristal sin tropezar con la materia. Sin embargo, aquellos que sí interaccionan con ella, bien se anulan al chocar entre ellos, o bien se refuerzan entre sí, y cuando esa información es recogida en una placa fotográfica, aparece en forma de puntos llamados reflexiones, dispuestos de una manera ordenada que tiene que ver con el tipo de cristal que se ha utilizado (Figura 10).

Laue parece ser que era una persona ingeniosa, no solo para la ciencia sino también para la relación con las personas. Una tarde apareció uno de sus ayudantes para pedirle permiso para entrar en el salón de actos y probar la acústica de la sala, pues tenía que dar un seminario de grupo. El ayudante tenía una abundante melena, y Laue le comentó: «El salón tiene una excelente acústica cuando esta lleno de jóvenes como usted, con mucho pelo, pero no pasa lo mismo cuando nos reunimos viejos, pues se produce una gran reflexión debido a nuestras calvas».

La idea de Laue —la de la difracción de los cristales, no la de la acústica de las melenas— fue demostrada experimentalmente por el grupo de Arnold Sommerfeld, de la Universidad de Munich, cuando al registrar la difracción producida por un cristal de sulfuro de zinc en una placa fotográfica observaron una disposición ordenada de puntos, allí donde se había acumulado la difracción de los rayos X.

A los puntos de difracción se les llamó «reflexiones» y al conjunto de todos ellos «patrón de difracción o difractograma» (Figura 10).

Este y otros grupos alemanes insistieron en utilizar los cristales de compuestos orgánicos para comprender mejor la naturaleza de los rayos X, pero un par de científicos británicos tuvo una idea que se convirtió en providencial para el desarrollo de la biología estructural. Fueron William Bragg y su hijo Lawrence Bragg, quienes trabajando en la Universidad de Leeds se apercibieron de que los rayos X podían ser utilizados para estudiar la naturaleza de los cristales. En pocas palabras, la difracción producida por los rayos X sobre moléculas orgánicas cristalizadas podía ser utilizada para calcular las distancias entre los átomos de esas moléculas y, por lo tanto, para determinar su estructura tridimensional.

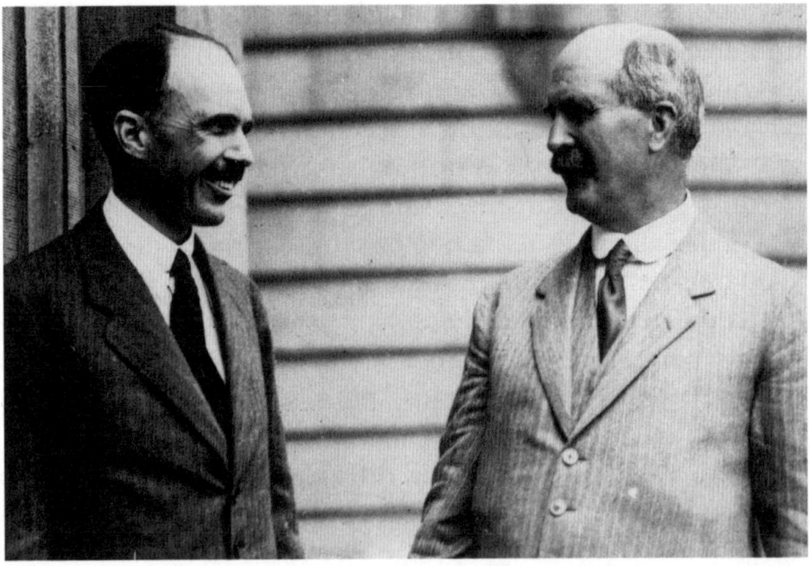

Los Bragg, William Lawrence Bragg (1890-1971) y William Henry Bragg (1862-1942), Premios Nobel de Física en 1915 «por sus contribuciones a la cristalografía de rayos X». [Colección de la University of Pennsilvania Library].

En poco tiempo, los Bragg desarrollaron difractómetros —los aparatos que generan los rayos X— más potentes y propusieron la ecuación que relaciona las reflexiones del difractograma con las distintas distancias entre los átomos del cristal —la llamada ley de Bragg—. Los dos científicos aplicaron este armamento a la determinación de la estructura cristalina de sales inorgánicas simples como la sal común (NaCl), el sulfuro de zinc (ZnS) o el carbón puro —el diamante—. Por estos logros, los dos científicos británicos recibieron el Premio Nobel de Física en 1915, cuando el joven Lawrence tenía veinticinco años. Mucha gente podría pensar que el hijo se benefició de las ideas del padre, pero el caso es que fue al contrario, la mayor parte de las ideas provinieron del hijo, quien fue el primero en desarrollar la ecuación que les dio fama y en hacer las primeras interpretaciones de los difractogramas. Esto pudiera haber generado fricciones entre padre e hijo —los científicos nos dividimos, como en cualquier otra profesión, en mejores y peores, pero no hay ninguno sin un gran ego—, pero parece que fue todo lo contrario, como sugiere la carta que Bragg hijo escribió a su discípulo Max Perutz —de quien hablaremos largo y tendido en este libro— al final de su vida: «Espero que haya muchas cosas que tu hijo haga mejor que tú, porque esa será la mejor base para una buena relación entre un padre y su hijo». Por cierto, el hijo de Perutz es un buen científico, pero no como su padre.

La determinación de la estructura de compuestos simples, como los mencionados anteriormente, empujó al uso de los rayos X con moléculas mucho más complejas, y las moléculas biológicas fueron uno de los siguientes objetivos, y entre estas las proteínas. Este trabajo no fue llevado a cabo por los Bragg, pero sí por dos discípulos suyos, quienes se «repartieron el pastel» de los potenciales candidatos proteicos a ser estudiados mediante difracción de rayos X. Teniendo en cuenta que para su estudio mediante esta técnica se requiere la disposición ordenada de las moléculas, solo dos tipos de muestras se ajustan a tal condición, los cristales ya mencionados y las fibras.

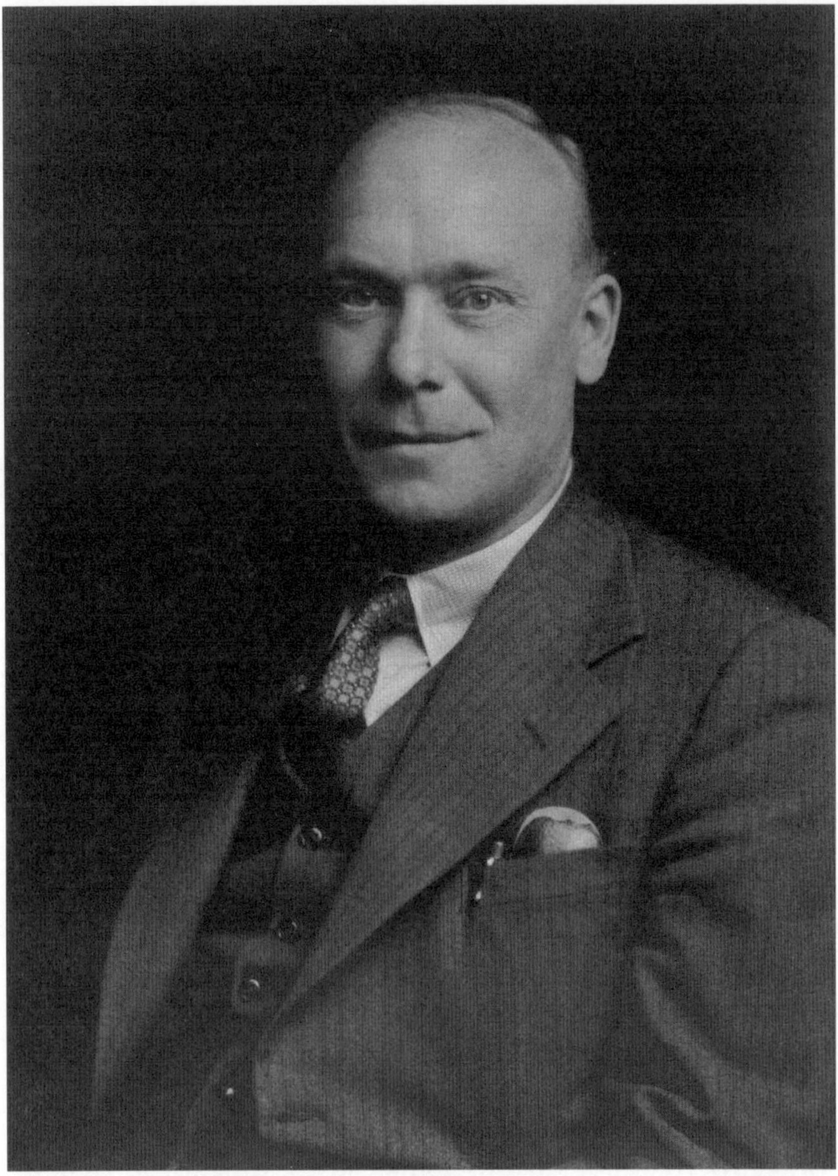

William Astbury (1898-1961) [Oregon State University].

LAS FIBRAS

Ya se sabía desde hacía tiempo que las fibras se producen por la disposición ordenada y de manera lineal de distintas moléculas, ya sean orgánicas como polímeros artificiales o biológicas como las fibras de queratina o colágeno. Solo un año después de los primeros experimentos de difracción, el japonés Shoji Nishikawa hizo experimentos con fibras de distinto origen, incluso biológico, pero los experimentos más serios se iniciaron en Alemania en 1920 en el Instituto Kaiser Guillermo de Química de Fibras, de la mano del grupo del químico Rudolf Herzog. Aunque también son estructuras ordenadas en tres dimensiones, los difractogramas que producen las fibras son diferentes a los que se obtienen de cristales tridimensionales, y correspondió al químico-físico húngaro Michael Polanyi establecer en 1921 las primeras bases matemáticas para el análisis de esos difractogramas, que utilizó el austríaco Herman Mark, uno de los pioneros en la investigación en polímeros, para la determinación de la estructura de la celulosa. Incidentalmente, la confirmación del gran tamaño de estos polímeros fue otra de las razones para inclinar la balanza a favor de la teoría macromolecular y descartar la coloidal.

El trabajo con fibras orgánicas tenía el sostén de la poderosa industria química alemana, y algo parecido pasó con el estudio de las fibras biológicas como las de la seda y la lana, que fue apoyado por la entonces pujante industrial textil inglesa. El inicio de William Astbury en el análisis de polímeros tuvo su origen en la petición que le hizo su jefe, el famoso William Bragg, cuando trabajando en la Royal Institution de Londres, de la que hablaremos más tarde, pidió a su discípulo que preparara para una charla unas difracciones de unas fibras de material biológico. Astbury nunca más abandonó el estudio de esas fibras, hecho que fue reforzado por su incorporación como profesor a la Universidad de Leeds, que está localizada en una región en la que en aquella época la industria textil tenía fuerte implantación.

Para el caso de la queratina, la fibra de la lana, Astbury encontró dos tipos de disposiciones que llamó queratina α y β, y que podían convertirse entre sí en razón del grado de estiramiento que se ejerciese sobre ellas. Las reflexiones que se muestran en un difractograma describen elementos repetitivos que se encuentran en la estructura ordenada en el cristal o en la fibra, y en el caso de la queratina α se observaba uno muy fuerte de 5,1 angstroms —el angstrom (Å), que corresponde a la diez millonésima parte de un metro, se llama así en honor del físico sueco Anders Jonas Ångström, y se utiliza comúnmente en biología estructural—, mientras que para la queratina β se desplazaba a 3,4 Å. Estos y otros datos llevaron a Astbury a proponer un modelo de ordenamiento de las cadenas de proteínas para las dos conformaciones que en el caso de la queratina α era el de una disposición de cuasi anillo, parecida a una hélice, que se transformaba en una especie de zigzag para la conformación β.

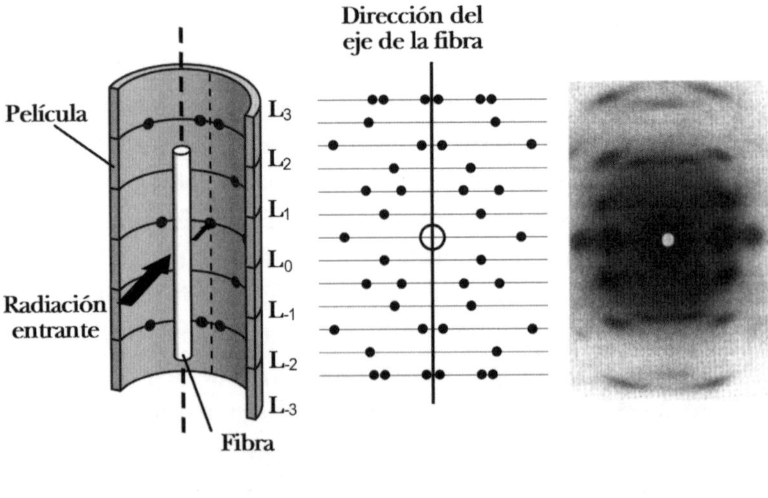

Figura 11. (De izquierda a derecha) Esquema de la toma de datos de difracción de rayos X sobre una fibra; difractograma teórico que se obtiene de la difracción de una fibra; y un caso de difractograma real de una fibra.

Los modelos de Astbury eran incorrectos, pero produjeron una fuerte impresión en la comunidad científica. Cuando el científico americano Linus Pauling, que pronto comenzaremos a conocer mejor, propuso los modelos estructurales que describían y se ajustaban a esos parámetros de distancias, los llamó hélice α y lámina β, en honor a la contribución de Astbury.

LOS CRISTALES

A los cristales de proteínas se dedicó otro de los discípulos de Lawrence Bragg, John D. Bernal. Bernal, irlandés hijo de una familia de origen sefardí, era un hombre de saber enciclopédico —sus amigos le llamaban el Sabio— y sobre esto se cuenta una anécdota muy famosa, y es que un periodista que había oído de su enorme cultura le mandó un cuestionario en el que entre otras cosas le preguntaba medio en broma qué era lo que no sabía. Bernal le contestó que lo desconocía todo acerca de las iglesias rumanas del siglo VI y VII. A los pocos días escribió al periodista pidiendo que corrigiera la respuesta y lo dejara en las iglesias del siglo VII.

Bernal trabajó primero en la elucidación de compuestos de origen orgánico para pasarse posteriormente a las proteínas, ya en su puesto de la Universidad de Cambridge. Bernal comenzó a intentar difractar cristales de proteínas como los de las proteasas descritas al principio, pero sus primeros resultados y los de otros que se dedicaban a lo mismo no fueron muy prometedores. El problema radicaba en la deshidratación que sufrían los cristales cuando para ser difractados eran extraídos de la solución donde habían crecido. Bernal tuvo un golpe de suerte cuando un colaborador, el fisiólogo americano Glenn Millikan, fue a visitar a la Universidad de Uppsala a un amigo bioquímico, el británico John Philpot, quien tenía unos grandes cristales de pepsina. Millikan le dijo a Philpot que conocía a una persona que «daría los ojos por esos cristales», y Philpot le regaló unos cuantos a Millikan para que se los diese a Bernal. Afortunadamente, y por ignorancia —bendita ignorancia en este caso—, Millikan no trabajaba con cristales y pensó que lo mejor era llevarlos en los tubos donde crecían. Cuando llegó a Cambridge y Bernal observó los cristales, se apercibió de la importancia de mantener los cristales hidratados, con lo que la calidad de los difractogramas aumentó considerablemente (un ejemplo en la Figura 10). Cuando Bernal se dio cuenta del descubrimiento que había realizado, en palabras de Dorothy Hodking «paseó por las calles de Cambridge, muy excitado, pensando en el futuro y cómo sería posible conocer la estructura de las proteínas si esos difractogramas pudieran ser interpretados en todos sus detalles».

A pesar de este descubrimiento, la cristalografía de proteínas no se desarrollaría de la mano de Bernal, y aunque sus ideas siguieron influyendo hasta el final de sus días, durante sus últimos años se concentró cada vez más en actividades políticas —Bernal fue un comunista apasionado— y en la divulgación científica. Hombre de muchos intereses y sin capacidad para concentrarse en uno durante mucho tiempo, su trabajo fue continuado por otra persona que lo llevó hasta su fin. Esta persona se llamaba Maximiliam (Max) Perutz, que pensaba lo siguiente sobre Bernal:

> *A menudo me preguntan por qué Bernal nunca consiguió un Premio Nobel. La respuesta es que comenzó muchas cosas pero le faltó la constancia y paciencia para llevarlas hasta el final. Bernal desperdició sus muchos talentos en viajes y comités inútiles. Sin embargo, fue una prolífica fuente de ideas que esparció de manera generosa. Durante los muchos años en los que la mayoría de mis colegas pensaban que estaba malgastando mi tiempo en un problema insoluble, Bernal venía a visitarme y me contagiaba su entusiasmo y esperanza. Un colega danés un día me dijo: «Cuando Bernal viene a visitarme, me hace sentir que mi investigación realmente merece la pena».*

El hombre que impulsó el estudio de los cristales de moléculas biológicas hasta su muerte fue, como digo, Max Perutz, un modesto investigador austríaco —modesto en su personalidad, pero no en la ambición científica que desplegó—. Quien escribe esto sabe lo que se dice, pues trabajó al lado de la inmensa figura —en lo intelectual y en lo humano; físicamente Perutz era una persona pequeña y en 1986 se había convertido en un abuelete adorable—. En aquel tiempo él era un investigador jubilado —«trabajador retirado» lo llaman allí, aunque de retirado tenía poco— y yo un investigador postdoctoral recién llegado a una institución que no cesaba de maravillarme. Los dos compartimos muchas mañanas de sábado de trabajo —yo porque tenía mucho que sacar adelante, él porque tenía que saber más cosas de su querida hemoglobina—, y uno de esos sábados ocurrió algo que me produjo un enorme susto pero que finalmente me ayudó a entender mejor a la persona detrás de la figura. Estábamos trabajando los dos solos en la misma ala del instituto cuando me dio por mirar a su poyata y de repente le vi tirado en el suelo, sin moverse. Aterrado y de primeras sin saber que hacer —se me había muerto un premio Nobel— comencé a acercarme al cuerpo que yacía en el suelo cuando comenzó a moverse y a abrir un armario bajero de donde sacó un producto. Resulta que Max tenía un problema de espalda que le impedía agacharse, así que había decidido tirarse al suelo antes que pedir ayuda al joven y apuesto investigador postdoctoral que trabajaba a su lado. Yo no sabía entonces que tirarse en el suelo era típico en él, incluso en las charlas del salón de actos, para sorpresa del orador que a veces escuchaba una pregunta de alguien que estaba tumbado en el suelo.

Perutz era químico y, como Bernal, judío de origen sefardí —y también como Bernal sus padres ya se habían convertido al catolicismo—, y en Viena había trabajado en problemas de química orgánica bajo la dirección del ya citado Herman Mark, uno de los pioneros en el estudio de fibras con rayos X. Cuando acabó la carrera, Perutz le pidió a este que le ayudara a encontrar acomodo en un grupo de Cambridge que trabajase en problemas biológicos. Mark pensó en Frederick Hopkins, uno de los más famosos bioquímicos de la época —Premio Nobel de Fisiología y Medicina en 1929—, y como iba a visitar Cambridge, decidió hablar de Perutz con Hopkins cuando estuviese allí. No obstante, cuando llegó a Cambridge, visitó primero el laboratorio de Bernal y se mostró tan entusiasmado con los cristales de pepsina que este le enseñó, que decidió que Perutz debía trabajar con Bernal. Cuando Perutz llegó a Cambridge, comenzó a aprender los principios de la difracción de rayos X a la vez que buscaba una proteína con la que trabajar por su cuenta. El joven austríaco tuvo la suerte de que, estando de vacaciones en el continente, pudo discutir su futuro con un lejano familiar suyo, Felix Haurowitz, un famoso científico que trabajaba con la proteína hemoglobina, de la que había obtenido cristales y en los que, como veremos luego, había observado cambios drásticos como consecuencia de la unión o liberación de oxígeno, que según Haurowitz eran debidos a cambios en la estructura de la hemoglobina. Perutz supo ver la importancia de esta proteína, que por otra parte era fácil de obtener y cristalizar. Además, Haurowitz le informó de que en Cambridge se encontraba uno de los mayores expertos en preparación de cristales de hemoglobina, el fisiólogo Gilbert Smithson Adair, otro famoso bioquímico, quien le enseñó a purificar hemoglobina y a cristalizarla. Su relación con esta proteína duraría hasta el final de su carrera —en realidad hasta su muerte, porque Max nunca dejó de trabajar—.

La llegada de Perutz a Cambridge coincidió con la de Lawrence Bragg junior, en su caso para dirigir el Laboratorio Cavendish de Física. Merece la pena detenerse un momento a contar una parte de la historia de este laboratorio, porque describe en pocas palabras lo que es el desarrollo de la biología molecular en general pero sobre todo de la biología estructural: la incursión de los físicos y de ideas de la física en la biología. El Laboratorio Cavendish nació en 1874 gracias a una donación del entonces rector de la universidad de Cambridge, William Cavendish, VII duque de Devonshire, para investigaciones en física, con la condición de que la universidad costease la cátedra que llevaría su nombre. El primero que se sentó en ella fue el gran James Clerk Maxwell, uno de los grandes científicos del siglo XIX, que no llegó a ser testigo de la revolución en la física que se produjo a finales del XIX y que en gran parte iba a estar dominada por los investigadores que pasaron por sus laboratorios. De los veintinueve premios Nobel que trabajaron en la institución podemos nombrar a Thomson, Rutherford, Bragg, Compton…, pero también podemos citar a aquellos que crearon la biología estructural, y que pasarán por estas páginas: Francis Crick, James Watson, Max Perutz, John Kendrew, Dorothy Hodgkin o Aaron Klug.

Volviendo a Perutz, la llegada de Bragg a Cambridge coincidió con la marcha de Bernal a Londres para ocupar una cátedra en el Birbeck College —institución conocida por su actividad política, e inicialmente especializada en estudios para gente trabajadora—, con lo que Perutz se quedó solo en Cambridge. La suerte vino en ayuda de Perutz cuando, una vez conseguidos los primeros difractogramas de la hemoglobina, fue a enseñárselos a Bragg. Este, entusiasmado por las enormes perspectivas que se abrían en el campo biológico a la técnica que él y su padre habían contribuido a desarrollar, decidió ayudar a Perutz buscando un dinero para pagar su salario y la investigación que estaba comenzando a realizar. Este dinero ha sido quizás una de las mejores inversiones que se han hecho en el campo de la biología molecular.

PAULING, EL GRAN HOMBRE

La revolución que se produjo para intentar comprender fenómenos inexplicables para la física clásica, dio lugar a unas décadas probablemente irrepetibles —los *Treinta años que sacudieron la física*, en palabras del famoso científico y divulgador George Gamow—. La comprensión de la naturaleza de los elementos, gracias al desarrollo de la teoría cuántica en la química, ayudó a entender mejor el carácter de las fuerzas que hacen que los átomos interaccionen para formar moléculas complejas como las que se encuentran en los seres vivos. El uso de esos nuevos conceptos provenientes de la física y la química en la caracterización de las moléculas biológicas fue la obra fundamental de uno de los científicos más influyentes del pasado siglo, el químico americano Linus Pauling (Premio Nobel de Química en 1954 y de la Paz en 1962). Pauling realizó estudios de química en la Universidad de Oregón y en el Instituto de Tecnología de California (Caltech), donde se familiarizó con la técnica de difracción de rayos X, recién llegada de Europa. Al acabar su periodo doctoral, Pauling marchó a Europa y allí conoció y trabajó con muchos de los grandes científicos de la época —Niels Böhr, William Bragg, Erwin Schrödinger, Arnold Sommerfeld...—. De ellos absorbió nuevas ideas y conceptos, que luego utilizó para intentar explicar las fuerzas que

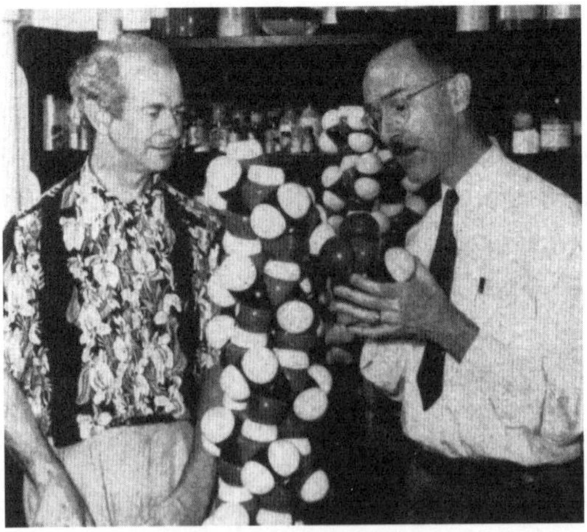

Fotografía de Linus Pauling (1901-1994) y Robert Corey (1891-1971), con uno de sus modelos de hélice α. Obsérvese la camisa de Pauling. Teniendo en cuenta que Pauling fue investigado por supuestas actividades «antiamericanas», al FBI le hubiera sido más fácil perseguirlo por el estampado de esa camisa [Caltech].

gobiernan la estructura de las moléculas biológicas. En 1939 Pauling publicó un libro, *La naturaleza del enlace químico*, que hasta hace poco se utilizaba en las aulas americanas, en el que de una manera simple definía esos nuevos conceptos y los hacía accesibles para estudiantes en general. Pauling popularizó términos como resonancia, hibridación, o enlace covalente. También los que se refieren a enlaces débiles como los de puente de hidrógeno y de van der Waals, desarrollados por otros investigadores. Los usó todos para describir la estructura de las proteínas.

Pauling tuvo una influencia enorme en los campos de la física, la química y la biología —en este último fue, junto con el genetista Thomas Morgan, también en el Caltech, una de las dos figuras americanas en un campo dominado por la ciencia europea hasta que la II Guerra Mundial se lo llevó todo por delante—. Su lucha por la paz durante el apogeo de la Guerra Fría le llevó a ser tachado de antiamericano y a que las fundaciones que le apoyaban y sus compañeros de la academia le dieran la espalda. Él jamás se arredró y siguió luchando por lo que defendía, y su esfuerzo se vio recompensado cuando le fue otorgado el Premio Nobel de la Paz en 1962 por su lucha a favor del desarme. Pauling ha sido el único hombre en recibir dos Premios Nobel a título individual, y es mi opinión personal que algunos de sus trabajos merecerían algún otro Premio Nobel.

Pauling decidió entrar en el mundo de la difracción de rayos X para conocer en mayor profundidad la interacción entre los átomos, y ya en 1922 realizó la primera determinación de una molécula inorgánica compleja —la molibdenita—, y usó esos conocimientos para desarrollar de una manera simple las primeras reglas sobre cómo interpretar los difractogramas. Al hacer todo esto, entró en competición con la escuela inglesa que se había formado alrededor de los Bragg —fundamentalmente del hijo, Lawrence—, primero en Manchester y luego en Cambridge, y esa competición —casi siempre sana— se desarrolló a lo largo de las siguientes tres décadas en varios episodios, algunos de los cuales serán descritos aquí.

LA FORMA Y LA CARGA DE LAS PROTEÍNAS

A la vez que se aislaban y purificaban las primeras proteínas, se desarrollaron muchas técnicas químico-físicas que terminaron siendo aplicadas a su estudio. Fue el químico británico William Hardy el primero en demostrar que las proteínas están cargadas, al someter a varias de estas a un campo eléctrico y observar su diferente movilidad, que podía variar en función de la acidez de la solución, e incluso permanecer inmóviles —Hardy acuñó el término punto isoeléctrico para esta última condición, y sus estudios fueron los que condujeron al desarrollo de la electroforesis—. Las proteínas comenzaron a considerarse como moléculas cargadas, pero en principio se pensaba que esa carga correspondía a toda la proteína. Esta idea inicial fue refutada gracias a los experimentos con aminoácidos del químico físico alemán George Bredig, para los que observó que estas moléculas podían tener carga positiva y negativa a la vez en distintas partes de su estructura, y por lo tanto comportarse como dipolos —como zwitteriones («iones dobles»)—. Si los aminoácidos podían tener distinta carga en distintas partes de su estructura, no había motivo para pensar que las proteínas, mucho mayores, no pudieran tener multitud de cargas de distinto signo en su secuencia. Esta idea fue demostrada por el químico danés Niels Bjerrum, quien además observó que las proteínas se comportan de manera global como ácidos o bases, dependiendo del grado de acidez de la disolución. Este último concepto —el grado de acidez— se transformó en otro más fácil de interpretar por otro químico danés, Sören Sörensen, quien en 1909 desarrolló la escala de pH, la medida de la concentración de protones —H^+, aunque más correctamente se debe describir como la concentración de iones hidronio (H_3O^+) en la disolución—. Conviene aquí parar un momento para comentar un aspecto que ha sido muy importante para el desarrollo de la ciencia, al menos en los primeros países capitalistas, la imbricación entre aquella y la industria, que se preocupó no solo de producir y ganar dinero, sino de invertir en investigación, lo que casi siempre ha significado obtener más beneficios. Este es el caso del empresario danés Jacob C. Jacobsen, fundador de la cervecera Carlsberg, quien creó y financió un instituto para el conocimiento de los procesos fermentativos, pero que derivó en un gran centro de investigación por el que pasaron figuras como el mencionado Sörensen, su primer director, u otros como Johan Kjeldahl o Kai Linderstrom-Lang, del que hablaremos posteriormente.

Volviendo a Sörensen, él fue también de los primeros en medir la carga de las proteínas a distintos valores de pH y confirmar que las proteínas pueden actuar como ácidos y bases. La idea de la multiplicidad de cargas de distinto signo en las proteínas se fue consolidando en la mente de los científicos de la época, y aunque como hemos visto todos los aminoácidos tienen individualmente esa propiedad, en términos prácticos, las cargas positivas en las proteínas provienen de los grupos amino de los aminoácidos arginina y lisina, mientras que las negativas surgen de los grupos carboxilo libres de los aminoácidos aspártico y glutámico.

Las proteínas poseen pues multitud de cargas de distinto signo, y aunque se presentía que estas tienen un papel en su función, no se pensaba que pudieran tenerlo también en su forma. Y es que en realidad, este concepto —la forma— no ocupaba la mente de casi ningún científico de las primeras décadas del siglo XX. Se pensaba, casi de una manera intuitiva, que las proteínas eran esféricas, una idea que carecía de prueba experimental, y que curiosamente provenía del campo coloidal, en el que se asumía que todas las sustancias coloidales tienen esa forma general. Curiosamente, las primeras evidencias experimentales de la «esfericidad» de las proteínas provenían de los estudios de un físico australiano, William Sutherland, quien a finales del siglo XIX realizó estudios teóricos con la proteína albúmina. Asumiendo para ella una forma esférica y utilizando el coeficiente de difusión que empíricamente se había conseguido, Sutherland calculó para esta proteína una masa molecular de 33.000 Da, que era la que se aceptaba entonces. Fue la química británica Harriette Chick quien en 1912, y utilizando la técnica de medida de viscosidad en capilares, muy en boga en la naciente química-física, pudo medir la masa y la forma general de varias proteínas, que determinó como esféricas. También Svedberg, utilizando su técnica de ultracentrifugación, que permite determinar la forma de las proteínas de manera bastante grosera, apuntó a muchas de estas como esféricas o «globulares», como empezaron a llamarse a partir de 1934, para distinguirlas de las proteínas «fibrosas», llamadas así porque forman parte de las fibras naturales, y que en general son menos solubles y tienen un comportamiento muy distinto en el viscosímetro y la ultracentrifugadora. Cuando al poco tiempo se pudieron observar al microscopio electrónico, se confirmó su estructura filamentosa.

El concepto de proteínas más o menos esféricas con cargas de signo contrario en distintas partes de su estructura empezó a calar entre los científicos, y era lógico que algunos de ellos empezaran a preguntarse cómo se adquiere y se mantiene esa estructura y qué fuerzas actúan para que eso ocurra.

LOS ENLACES DÉBILES

Tal como se ha comentado en el primer capítulo, desde hacía tiempo se conocía que las proteínas sufren procesos de naturaleza aparentemente irreversible como la coagulación de la sangre o la solidificación del huevo, y esas propiedades se habían utilizado para beneficio de la humanidad. Estos fenómenos de pérdida de su naturaleza original —de desnaturalización— resultaron interesantes para algunos científicos como los americanos Mortimer Anson y Alfred Mirsky, quienes comenzaron a estudiarlos en la década de los años veinte utilizando una serie de proteínas como la hemoglobina, la albúmina y la tripsina. Sorprendentemente, los dos científicos consiguieron hacer reversible ese fenómeno de desnaturalización y sugirieron que en esta reversibilidad entre el estado nativo y el desnaturalizado hay una separación mediada por una barrera energética. Estos descubrimientos iniciaron el estudio de uno de los campos más activos en la historia de la biología molecular, el del plegamiento de proteínas. Unos pocos años más tarde, en 1931, el científico chino Hsien Wu, trabajando en condiciones precarias en su país, fue el primero en sugerir que el proceso de desnaturalización de las proteínas era una transición entre un estado compacto, ordenado, y un estado desorganizado. Para que eso ocurriera, Wu razonó que debían romperse una serie de fuerzas que nada tenían que ver con los enlaces covalentes que mantienen unidos a los aminoácidos de una manera lineal, sino con otras fuerzas débiles de naturaleza polar que empujaban a que estructuras regulares se formaran dentro de la proteína —la primera sugerencia de la existencia de lo que ahora conocemos como hélices α y laminas β—. Wu no pudo describir la naturaleza de esas fuerzas de carácter débil que mantienen las proteínas en una conformación compacta; para ello se requería de los conocimientos y la visión de Linus Pauling.

Los experimentos de Anson y Mirsky habían llamado la atención de Pauling, que ya había entrado en el mundo de la biología a través de estudios con la hemoglobina en los que demostró que se producían cambios en su estructura como consecuencia de la pérdida o ganancia de una molécula de oxígeno (O_2). Pauling decidió aplicar sus conocimientos sobre la naturaleza de los enlaces a los experimentos de desnaturalización y renaturalización, y en colaboración con Mirsky, al que reclutó para su laboratorio de Caltech, revisitaron los experimentos de la década pasada. En un famoso artículo de 1936, Pauling y Mirsky concluyeron que «la cadena polipeptídica de una proteína se pliega de una manera única y definida y se mantiene así por la existencia de puentes de hidrógeno». Aunque utilizado por primera vez por Pauling en un contexto biológico, el concepto de «puente de hidrógeno» había sido ya propuesto unos años antes —en 1920— por los químicos norteamericanos Wendell Latimer y

Worth Rodebush. El primero de estos dos investigadores trabajó varios años como alumno del gran químico americano Gilbert Lewis, creador entre otros muchos conceptos del de enlace covalente —también muy importante en las proteínas; el enlace peptídico lo es—. Lewis tenía la costumbre de interrumpir en las charlas de sus estudiantes. Una vez lo hizo continuadamente en una charla de Latimer, pero cuando en una de estas interrupciones Lewis sentenció: «El problema con usted, Latimer, es que no toma a su audiencia con la suficiente seriedad». Latimer se vió forzado a responder: «Mi verdadero problema es que no puedo mantener a mi audiencia, o al menos a parte de ella, callada el suficiente tiempo como para que yo pueda contar lo que quiero contar». Lewis no le interrumpió más.

Lattimer y Roebush idearon el concepto de puente de hidrógeno para definir la atracción de carácter débil que se establece entre el átomo de hidrógeno y ciertos átomos electronegativos como son el oxígeno y el nitrógeno, que pueden encontrarse en la misma molécula o entre moléculas distintas. El primer caso es muy importante porque es el que, de acuerdo con Pauling y Mirsky, y como luego se ha demostrado sin ninguna duda, produce la estabilización de la proteína en el espacio tridimensional. Entre los puentes de hidrógeno que se producen entre distintas moléculas, en el caso del agua estos son los principales causantes de las sorprendentes propiedades de esta molécula, tal como propusieron en 1933 John D. Bernal y Ralph Fowler. Según parece, esta idea se les ocurrió a los dos investigadores británicos mientras paseaban en el aeropuerto de Moscú a la espera de su avión, retrasado a causa de la niebla, y cavilaban sobre las extrañas características de esta. ¿Cuántos de nosotros llegamos a parecidas conclusiones cuando nos envuelve la niebla?

Al mismo tiempo que se lanzaban ideas sobre las fuerzas que estabilizan a las proteínas en el espacio tridimensional, surgían las que intentaban buscar una explicación para el colapso inicial de una secuencia lineal como la de las proteínas en una estructura globular. Para ello se recurrió al concepto del colapso hidrofóbico, que fue sugerido por primera vez por el químico-físico alemán Isidor Traube a finales del siglo XIX, cuando observó que si se colocan moléculas orgánicas en la superficie de una solución acuosa, la parte polar de esas moléculas se orienta hacia el agua mientras que la parte no polar lo hace hacia el exterior. El concepto de hidrofobicidad fue desarrollado fundamentalmente por el químico físico americano Irvin Langmuir (Premio Nobel de Química en 1932), y sirvió para explicar muchos fenómenos biológicos como el de la naturaleza hidrofílica-hidrofóbica de las membranas, que utilizan esa propiedad para entre otras cosas separar dentro de la célula distintas estructuras celulares —el núcleo, el retículo endoplasmático, la mitocondria...— con funciones especializadas. Langmuir introdujo el concepto de hidrofobicidad en los sistemas biológicos para apoyar la teoría del ciclo, propuesta en 1936 por la matemática británica Dorothy Wrinch, que sugería que las cadenas peptídicas se colapsan en una estructura globular debido a que, según Wrinch, su estructura no era lineal, como ya se había demostrado en aquella época, sino cíclica. La teoría era esencialmente incorrecta, incluso para los conocimientos de la época, pero generó una polémica enorme, fundamentalmente por el carácter de sus dos principales oponentes, la propia Wrinch y el Gran hombre, Pauling. Wrinch tenía un carácter muy fuerte y estaba muy condicionada por los reveses que había recibido en el pasado por su condición de mujer en un mundo netamente masculino, mientras que Pauling era bastante soberbio y no aceptaba las equivocaciones —o lo que él creía que era incorrecto; en su vida, fundamentalmente hacia el final de su carrera, él tuvo varias meteduras de pata para las que fue mucho más benigno—. La polémica llegó a tal nivel y afectó tanto a Wrinch que su propia hija escribió a Pauling diciéndole: «Sus ataques a mi madre han sido demasiado numerosos. Si ambos creen que el otro está equivocado, lo mejor será que se dediquen a demostrarlo en vez de decirse cosas desagradables en la prensa... ¡Ya hay demasiadas luchas en el mundo! Por favor, que la suya no sea una de ellas. Son este tipo de cosas las que hacen miserable este mundo». Es difícil no estar de acuerdo con Pauline —así se llamaba, pues murió poco tiempo después en un incendio—.

Aunque como comentamos, la teoría de Wrinch era fundamentalmente errónea —años después de su defunción, se encontraron unos extraños péptidos en unos hongos que adoptaban la estructura propugnada por Wrinch—, tuvo ciertos seguidores, entre ellos Langmuir, que se fue alejando de ella, pero el concepto de colapso hidrofóbico propugnado por el científico americano permaneció y fue consolidándose.

El concepto de hidrofobicidad quedó asociado al de los puentes de hidrógeno cuando Bernal propuso en 1939 que la fuerza de asociación que se produce en la interacción hidrofóbica se debe «no tanto a la atracción de los grupos hidrofóbicos, que es débil, sino a la repulsión de esos grupos con respecto al medio acuoso». En otras palabras, la incapacidad de estos grupos para generar puentes de hidrógeno con el agua que los rodea, y que los fuerza a juntarse y a producir un colapso de la proteína. Este colapso es un paso fundamental en el proceso de plegamiento de la proteína.

EL CONCEPTO LLAVE-CERRADURA EN TRES DIMENSIONES

Los trabajos de Pauling y Mirsky resultaron de interés para un científico austríaco, Karl Landsteiner (Premio Nobel de Medicina o Fisiología en 1930), que desde 1922 trabajaba en Nueva York en la Fundación Rockefeller. Landsteiner había ya ganado el Premio Nobel por su labor en la identificación de los grupos sanguíneos, trabajando en la ciudad de Nueva York —huyendo de lo que entonces solo eran prejuicios contra los judíos en su Austria natal, pero que más tarde se convertiría en persecución física—, se apercibió de que cuando introducía en ratones moléculas ligeramente distintas a las que anteriormente había inoculado y para las que los animales habían generado ya anticuerpos, aquellos reaccionaban produciendo anticuerpos distintos. Landsteiner dedujo que tal especificidad solo podía justificarse como un reconocimiento muy sutil entre el nuevo antígeno y el nuevo anticuerpo, y razonó que esta interacción se debía producir por enlaces débiles como los que Pauling y Mirsky habían descrito en su trabajo. Landsteiner animó a Pauling a que estudiase este fenómeno, y en 1940 el científico americano formuló la teoría del molde en la que el antígeno fuerza al anticuerpo, todavía no correctamente plegado, a hacerlo, complementándose tridimensionalmente con el primero gracias a la utilización de enlaces débiles como puentes de hidrógeno y enlaces de van der Waals. Pauling fue más allá para sugerir que el mismo tipo de complementariedad se podía producir entre el enzima y el sustrato sobre el que actúa, o entre las sustancias con olor y los receptores olfativos. El concepto llave-cerradura propuesto por Emil Fischer a principios de siglo, y de carácter estrictamente monodimensional, había sido reformulado cuatro décadas después para dotarlo de tridimensionalidad.

A estas alturas de la historia, parecía claro que las proteínas tienen una forma, fundamentalmente globular, que se mantiene como tal por la existencia de enlaces débiles que actúan como pegamento entre regiones, a veces alejadas en la secuencia aminoacídica. También parecía evidente, cuando se observaban los difractogramas de fibras y cristales, que existían una serie de reflexiones «universales», que representaban elementos repetitivos presentes en la mayor parte de las proteínas estudiadas. De esto se deducía que existían estructuras regulares en el interior de las proteínas, que actuaban de armazones moleculares. Estas estructuras formaban parte de lo que el químico-físico danés Kai Linderstrom-Lang denominó «estructura secundaria», a diferencia de la que corresponde a la secuencia lineal —monodimensional— de aminoácidos, la «estructura primaria» (Figura 12).

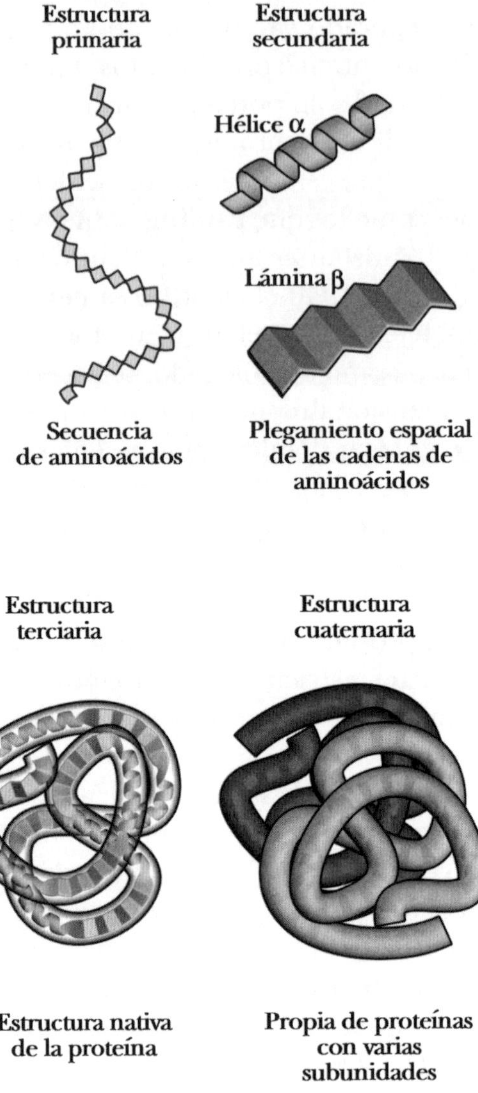

Figura 12. Representación de las estructuras primaria, secundaria, terciaria y cuaternaria. La secuencia lineal de los aminoácidos de una proteína (secuencia primaria) se pliega en ciertas regiones en estructuras regulares (hélices α o lámina β; la estructura secundaria), hasta que toda la proteína alcanza una disposición determinada en el espacio (estructura terciaria). Esta proteína en ocasiones se encuentra interaccionando con otras proteínas iguales (homo-oligómero) o distintas (hetero-oligómero). Su disposición en el espacio es la estructura cuaternaria.

LA ESTRUCTURA SECUNDARIA DE LAS PROTEÍNAS

LA CREACIÓN DEL LABORATORIO DE BIOLOGÍA MOLECULAR DE CAMBRIDGE

El trabajo de Perutz con cristales de hemoglobina comenzó antes de la II Guerra Mundial, pero el inicio de esta cortó todas sus investigaciones. Perutz era de origen austríaco y, como tal, sospechoso de ser espía alemán, y fue internado en campos de concentración, primero en Gran Bretaña y luego en Canadá. De allí salió por presiones de científicos británicos para contribuir al esfuerzo de guerra en un delirante proyecto del Almirantazgo, el Habakkuk, que consistía en la creación de enormes islas gigantes en el medio del Atlántico, hechas de hielo reforzado con polímeros, que sirvieran de bases de aprovisionamiento para aviones y barcos. Como era de prever, el proyecto nunca salió adelante.

Al acabar la guerra, la ciencia británica estaba en un estado lamentable —en realidad toda Gran Bretaña y Europa lo estaban—, pero por contra había dejado sin empleo en organismos de investigación militares a jóvenes brillantes que pretendían seguir investigando. Muchos de ellos eran físicos y químicos, y algunos incluso habían trabajado en proyectos asociados al desarrollo de la bomba atómica. Repugnados en algunos casos por los destrozos de la guerra y por el poder de la energía nuclear que ellos habían contribuido a desarrollar, fijaron sus ojos en lo que ellos creían era la última frontera, la investigación de las causas moleculares de la vida. Alguna de estas personas aparecerán en estas páginas.

El primero de ellos fue John Kendrew, que había colaborado durante la guerra con Bernal y quien le había aconsejado unirse a los esfuerzos de Perutz con los cristales de hemoglobina. Para Perutz y Kendrew, Lawrence Bragg, entusiasmado con la de idea del análisis de sistemas biológicos mediante la difracción de rayos X, consiguió del Consejo de Investigación Médica (Medical Research Council, MRC) que se creara en 1947 y dentro del laboratorio Cavendish antes descrito, una unidad «para el estudio de la estructura molecular de los sistemas biológicos», y que terminaría llamándose Laboratorio de Biología Molecular (Laboratory of Molecular Biology, LMB), el primero de los institutos dedicado a tal cosa y el más famoso hasta la fecha. El laboratorio se instaló en un chamizo del patio del Cavendish —la Cabaña (The Hut), como ha quedado inmortalizada—, y a este pequeño laboratorio se fueron uniendo gente del calibre de Francis Crick, Jim Watson, Hugh Huxley, Sydney Brenner, Leslie Orgel, Michael Rossman... Un plantel de científicos que ha dejado huella en múltiples aspectos de la biología molecular.

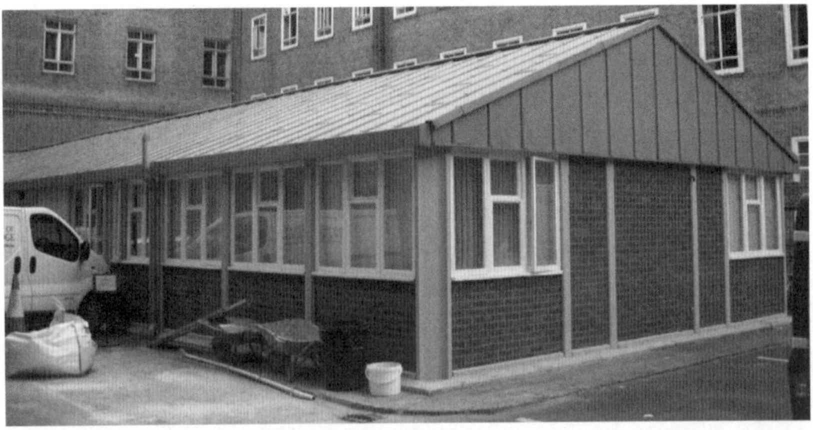

Imagen reciente de la Cabaña (The Hut), donde la biología estructural comenzó. La Cabaña se encuentra en el patio del Laboratorio Cavendish y es un símbolo perfecto de la física creando y protegiendo en su seno a su hija, la biología estructural.

Durante sus primeros años, Perutz y Kendrew, apoyados por Bragg, intentaron buscar maneras de atacar el problema de cómo extraer información estructural de los difractogramas, y juntos se dedicaron a estudiar los motivos estructurales generales que se adivinaban en la información recogida. En poco tiempo vieron que varios de los elementos repetitivos que Astbury había observado en las fibras se reproducían en los cristales de varias proteínas, entre ellas la hemoglobina y la mioglobina. Para la estructura de la queratina α, Astbury había propuesto una especie de estructura helicoidal con un paso de tuerca de 5,1 Å, mientras que otras estructuras parecidas, en este caso de fibras orgánicas, mostraban distancias similares. Perutz y Kendrew razonaron que esa posible estructura geométrica, que es favorecida cuando las unidades de las que se compone son idénticas, podía ser un motivo común a muchas proteínas. El grupo británico se dispuso a estudiar este tipo de estructura mediante la medida cuidadosa de multitud de difractogramas, pero sin un conocimiento riguroso de la naturaleza de los enlaces que sí poseía en cambio su competidor del otro lado del Atlántico, Linus Pauling.

LA CIENCIA Y LAS FUNDACIONES

Como ya se ha comentado anteriormente, Pauling se había adentrado en el mundo de la difracción de rayos X y había determinado incluso estructuras inorgánicas complejas. Como evolución lógica comenzó a interesarse en las proteínas, además de porque, tal como confesó posteriormente, había más dinero para proyectos en el área de la naciente biología que en otras áreas en principio más cercanas a él. Esta manera de trabajar en la ciencia, la búsqueda del dinero allí donde esté, sigue siendo la misma décadas después.

Esto nos lleva a describir otro aspecto que se tornó fundamental en el desarrollo de la ciencia, principalmente en América, pero sobre todo en el área de lo que ahora llamamos biología molecular. En las primeras décadas del siglo XX una serie de grandes capitalistas americanos que habían amasado enormes fortunas, y en el camino moldeado el país, se convirtieron en filántropos bien de corazón o para desgravar a la hacienda estadounidense, y decidieron crear fundaciones de todo tipo. Podemos citar a los Carnegie, Ford, Guggenheim o Vanderbilt, pero de entre todos ellos destaca la figura del magnate John Rockefeller, fundador de la petrolera Standard Oil, personaje tan poderoso y con tan pocos escrúpulos que pronto se convirtió en enemigo de la clase política de Washington, que diseñó para él la ley antimonopolio, que forzó al magnate a trocear su compañía y en el proceso crear varias de las más grandes petroleras mundiales. La influencia de su consejero espiritual, el reverendo baptista Frederick Gates, hizo que el industrialista gastase enormes cantidades en educación —las universidades de Chicago y la Rockefeller de Nueva York se fundaron con dinero de la familia— y en investigación, con la creación en 1901 del Instituto Rockefeller de Investigación Médica que tanta importancia tuvo en la investigación biológica de las primeras décadas del siglo XX. La Fundación Rockefeller no solo invirtió en América sino en todo el mundo —en España se puede dar fe de ello, pues con dinero de esta fundación se construyeron alguno de los edificios de la sede central del Consejo Superior de Investigaciones Científicas, en Madrid—.

Preocupada en un principio en asuntos de salud humana, educación y alimentación de los más pobres —aunque con un lado oscuro al financiar proyectos eugenésicos y otros que fomentaban la superioridad anglosajona sobre el resto de la humanidad—, la Fundación Rockefeller orientó parte de sus fondos a partir de los años treinta, y gracias a la llegada a su dirección del matemático americano Warren Weaver, a estudios en biología entre los que se encontraba el desarrollo de técnicas que posteriormente se aplicaron en la naciente biología molecular, palabra que acuñó el propio Weaver, cuando en 1938, en un documento interno de la organización, comentó que «entre los estudios que la Fundación Rockefeller está apoyando se encuentra una disciplina relativamente nueva que podría llamarse biología molecular, en la que están siendo usadas modernas y delicadas técnicas para investigar detalles cada vez más minúsculos de ciertos procesos vitales».

La Fundación Rockefeller fue fundamental para el desarrollo de Caltech, uno de los centros más prestigiosos del mundo —por sus laboratorios han pasado treinta y ocho premios nobel—, gracias entre otros a la labor de Pauling, quien lideró el esfuerzo en biología que apoyaba la Fundación Rockefeller. Con esta Pauling mantuvo una relación tormentosa, pues si bien financió sin problemas sus primeros proyectos, se resistió gradualmente a hacerlo cuando en sus últimos años Pauling se obcecó en ideas cada vez más disparatadas.

LA ESTRUCTURA SECUNDARIA DE LAS PROTEÍNAS: LA HÉLICE α Y LA LÁMINA β

A mediados de los años treinta, Pauling se propuso estudiar de manera rigurosa la estructura del enlace peptídico. Para ello se alió con un cristalógrafo experimentado, el americano Robert Corey, y con un físico experto en matemáticas, Herman Branson —uno de los primeros científicos negros que se dieron a conocer—, para atacar las estructuras de pequeños dipéptidos. La colaboración de Pauling y Corey duró varias décadas, a pesar de la diferencia de caracteres —Pauling, genial y extrovertido, llamaba a Corey, Bob; Corey, tímido y reflexivo, llamaba a su colaborador doctor Pauling—.

La determinación de estos pequeños péptidos permitió confirmar la teoría de la planaridad del enlace peptídico (Figura 13), resultado de su estabilización por resonancia, que hace que actúe parcialmente como un doble enlace. La planaridad de parte del polímero se ha demostrado que proporciona la suficiente rigidez a la proteína para que se generen los elementos de estructura que se van a discutir en las próximas páginas.

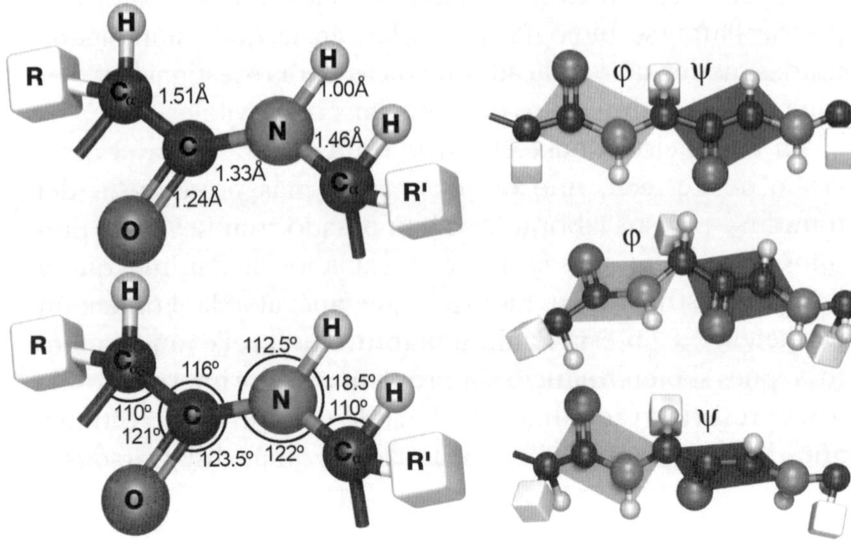

Figura 13. Esquema de la resonancia del enlace peptídico y su planaridad. (Arriba izquierda) Distancias promedio (en angstroms) entre los distintos elementos del enlace peptídico. (Abajo izquierda) Ángulos promedio entre esos mismos elementos. (Derecha) Distintas posiciones angulares entre dos enlaces peptídicos antiguos que muestran la relativa flexibilidad de la cadena peptídica.

Los tres científicos pudieron hacer cuidadosas medidas de las distancias de todos los átomos y sus posibles geometrías, y armado con sus conocimientos sobre enlaces débiles, Pauling escribió que durante una estancia sabática en Oxford, en 1948, pilló un resfriado que le hizo guardar cama varios días. Los dos primeros los pasó leyendo novelas de detectives, pero al tercero se aburrió y se dijo a sí mismo: «¿Por qué no pienso en la estructura de las proteínas?» —en su situación, ¿no hubiésemos hecho lo mismo cualquiera de nosotros?—, así que pidió a su mujer —a su santa— papel, regla y tijera, y se puso a dibujar una secuencia lineal de aminoácidos con sus átomos dispuestos a una distancia relativa correcta. Después hizo con el papel una especie de cilindro buscando maneras en los que se pudiera generar una hélice que fuese sostenida por puentes de hidrógeno entre átomos de la secuencia, distanciados entre sí de una manera regular. Modificando el papel, Pauling generó distintas geometrías helicoidales (Figura 14) que se acomodaban a las distancias y ángulos que él conocía tan bien, entre ellas una en que la hélice se repetía cada 3,7 aminoácidos —hoy sabemos que en realidad son 3,6 aminoácidos—, que es la hélice que se da normalmente en la naturaleza. Aunque Pauling estaba satisfecho con los resultados, se abstuvo de publicarlos porque en sus modelos no aparecía la distancia de 5,1 Å que se mostraba claramente en los difractogramas de proteínas publicados por Astbury y otros.

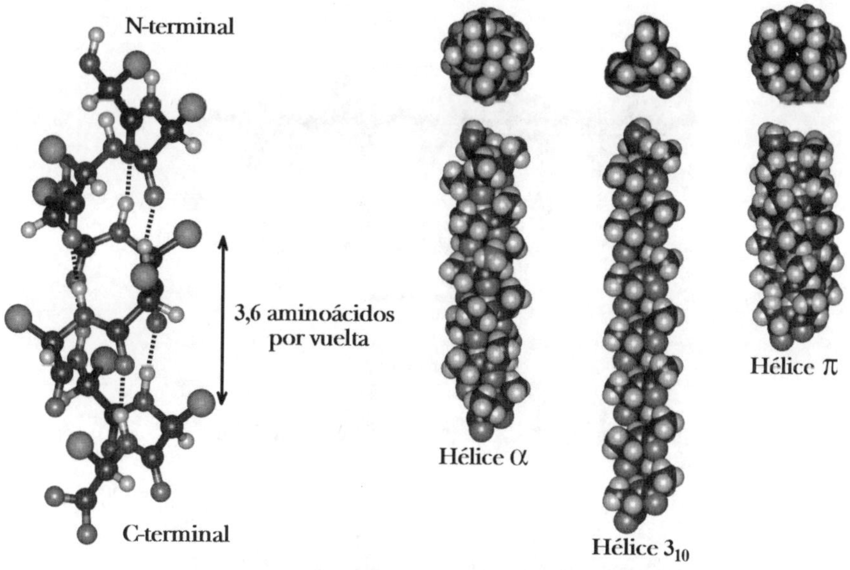

Figura 14. Estructura de las hélices biológicas. (Izquierda) Esquema de una hélice α, con los puentes de hidrógeno entre distintos átomos que mantienen la estructura. (Derecha) Los tres modelos de hélices propuestos por Pauling que se han encontrado en la naturaleza. La representación de estas tres hélices muestra todos los átomos.

Mientras tanto, Perutz, Kendrew y Bragg, que también creían que en la estructura de las proteínas existían regiones en las que se formaban hélices, terminaron publicando en 1950 una serie de modelos helicoidales que se demostraron claramente incorrectos, primero porque no tuvieron en cuenta la planaridad que impone el enlace peptídico y segundo porque no contemplaban, influidos por una visión demasiado cristalográfica del problema, que el paso de rosca de la hélice propuesta no fuera sino un número entero de aminoácidos (tres, cuatro, cinco). Los modelos poseían distorsiones y tensiones en la geometría de los puentes de hidrógeno que eran inaceptables, como así lo reconocieron los propios autores del trabajo —la presión por publicar no la sufrimos solo los investigadores «mortales», sino también aquellos destinados al Olimpo—.

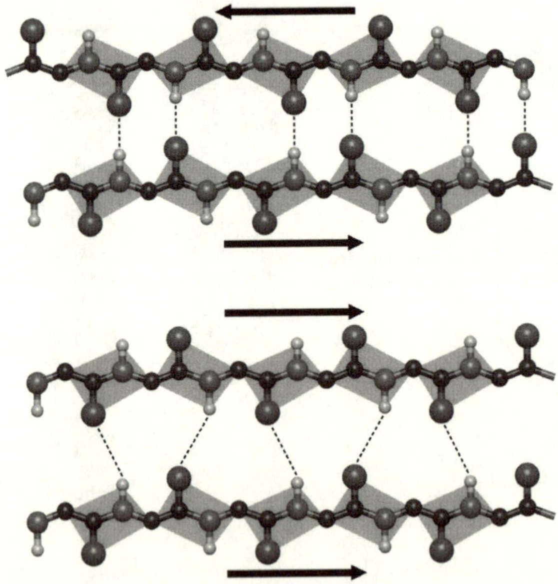

Figura 15. Esquema de la lámina β, dispuesta en forma de hoja antiparalela (arriba) y paralela (abajo). Las líneas de puntos representan los puentes de hidrógeno que mantienen las dos estructuras.

La publicación del trabajo de los británicos, que Pauling sabía que era esencialmente incorrecto, le impulsó finalmente a difundir sus propios modelos en una serie de artículos que aparecieron en 1951. Para los de hélice sugirió varios, de los cuales tres se ha probado que existen en la naturaleza, la muy mayoritaria hélice α —3,6 aminoácidos por vuelta—, la hélice 3_{10} —3 aminoácidos por vuelta— y la hélice π —4 aminoácidos por vuelta— (Figura 14).

A los modelos sobre la hélice α se sumaron otros sobre la lámina β, otro ejemplo de la genialidad de Pauling, basados en datos de difracción de Astbury y del propio laboratorio californiano (Figura 15). Los modelos propuestos eran en parte similares al modelo que Astbury planteó para la queratina β, pero en este caso se ajustaban a las restricciones geométricas y a las distancias experimentales que Pauling tan bien conocía. En el modelo de Pauling se disponían de manera correcta los puentes de hidrógeno que potencialmente estabilizan la estructura. Además, Pauling propuso que distintas láminas β pueden estabilizarse mediante su disposición paralela o antiparalela (Figura 15).

Es interesante conocer que el mismo día que Pauling y colaboradores enviaban a publicar los siete artículos en los que postulaban las estructuras que servían de armazón a las proteínas, el comité de actividades antiamericanas del Congreso de los Estados Unidos denominaba a Pauling uno de los americanos «más involucrados en la campaña para desarmar y derrotar a los Estados Unidos». La declaración decía que «Su historial de trabajo… muestra que el doctor Linus Pauling ha estado fundamentalmente ocupado en poner sus logros científicos al servicio de un grupo de organizaciones que tienen en común su asistencia al partido comunista de los Estados Unidos de América y a la Unión Soviética». Como dice el cristalógrafo Richard Dickerson, es difícil de entender cómo las teorías de Pauling sobre el enlace atómico, las amidas planas y las hélices α pueden haber contribuido a la dominación del mundo por parte de la Unión Soviética, pero sí que es fácil comprobar —y esto lo digo yo— que la estupidez humana y el fanatismo no tienen límites. El problema de Pauling fue haber luchado, como muy pocos lo hicieron en su época, contra la carrera armamentística que se estaba produciendo a resultas de la Guerra Fría. Esa valentía le resultaría cara, pues iba a conseguir menos fondos de las fundaciones que hasta entonces le habían apoyado, y sus pares científicos, muchos de ellos alineados con la política americana, le dieron la espalda. El gobierno americano llegó a retirarle el pasaporte y sufrió acoso incluso por parte del FBI, lo que dio lugar a un episodio que muestra la altura intelectual de Pauling. Este había realizado comentarios públicos sobre la cantidad de plutonio que poseían las bombas atómicas que los americanos estaban entonces construyendo. Como resulta que la cifra era correcta y su cálculo muy complejo, y solo al alcance de muy pocos físicos, que además trabajaban para el gobierno y por lo tanto estaban sometidos a la ley de secretos oficiales, el FBI interrogó al químico americano para conocer quién le había pasado esa información. «Nadie. Lo he calculado yo mismo». Y era verdad.

Las publicaciones de Pauling, Corey y Branson fueron recibidas con entusiasmo por la comunidad internacional, pero su confirmación experimental tardó un tiempo y fue llevada a cabo por investigadores británicos, fundamentalmente por sus competidores de Cambridge. Uno de los primeros resultados que corroboraban los modelos de Pauling vino de la mano de Perutz. Este se apercibió de que si cada vuelta de hélice tiene un paso de rosca de 5,4 Å, que corresponde a 3,6 aminoácidos (Figura 14), debiera haber también una repetición regular de 1,5 Å, que se corresponde con el levantamiento de cada aminoácido, y que la existencia de esa distancia periódica debía reflejarse en una reflexión en el difractograma a esa distancia, pero esta reflexión no se había visto nunca. A Perutz se le ocurrió que esto era debido a que los rayos X no incidían sobre la muestra con el ángulo adecuado. Buscó ese ángulo y allí apareció la reflexión en el sitio esperado. Perutz cuenta en un maravilloso libro de memorias que fue corriendo a enseñar los resultados a Bragg, y este le preguntó por qué se había puesto a pensar y hacer ese experimento, y Perutz le contestó que a causa de la rabia por no habérsele ocurrido el modelo de Pauling a él mismo. Bragg le respondió: «Ojalá te hubiera hecho enojar antes». Esa frase fue la que Perutz utilizó para titular el libro.

Perutz cuenta también que escribió a Pauling para contarle su hallazgo, que confirmaba su modelo, pero al gran investigador americano no le gustó demasiado que fuera a otro y no a él a quien se le hubiese ocurrido tan ingeniosa manera de comprobar la existencia de la hélice α. Según Perutz, «Pauling me atacó con furia porque no pudo soportar la idea de que a otra persona se le pudiera haber ocurrido esa idea». Pauling era un gran hombre en muchas de las acepciones de ese término, pero no era inmune a la vanidad y a la soberbia.

Aún faltaba por buscar una aclaración a la discrepancia entre los 5,4 Å que observaban algunos investigadores y los 5,1 Å que medían otros, e incluso la existencia de ambas reflexiones a la vez. Esta discrepancia, tal como se ha comentado anteriormente, habría impedido a Pauling la publicación de su modelo mucho antes de que lo hiciera en 1951. Esta diferencia fue explicada de manera independiente por los dos mayores genios que ha producido lo que ahora llamamos biología molecular, y desde luego de la biología estructural, Francis Crick y el propio Pauling. El científico británico sugirió en 1952 que mientras que la distancia de 5,4 Å corresponde al paso de rosca de una hélice α, la de 5,1 Å es la del superenrollamiento que se produce a veces entre varias hélices α, algo que se produce en proteínas fibrosas como la queratina, que fue precisamente la proteína con la que se iniciaron los primeros estudios estructurales por parte de Astbury. Crick desarrolló esa teoría al mismo tiempo que la extendía a la de la difracción de estructuras helicoidales, lo que sirvió posteriormente para que él y Watson pudieran postular el modelo de la estructura del ADN. Pero esto es otra historia.

Aunque se había demostrado la existencia de la hélice α, para su visualización directa —y la de la lámina β— hubo que esperar a la determinación de las primeras estructuras proteicas.

LA ESTRUCTURA TERCIARIA DE LAS PROTEÍNAS

LOS MÉTODOS DE DETERMINACIÓN ESTRUCTURAL BASADOS EN LA DIFRACCIÓN DE RAYOS X

Si bien el descubrimiento de las estructuras de la hélice α y la lámina β fue producto de ciertos datos experimentales, pero fundamentalmente del modelado basado en aquellos, obra de la mente de un genio, la determinación estructural de proteínas completas solo podía ser atacada mediante un enfoque totalmente experimental. El propio Pauling no quiso siquiera intentarlo, y en 1939 publicó que «la gran complejidad de las proteínas hace bastante improbable que su determinación estructural pueda ser realizada solo por técnicas de difracción de rayos X». El desafío era monumental, pues si bien esta técnica había demostrado su capacidad de resolver estructuras con unas pocas decenas de átomos —sales, pequeños péptidos—, cualquier proteína, incluso una de pequeño tamaño, contiene miles de átomos. El principal problema asociado a esta técnica tiene que ver con la pérdida de una parte de la información. En pocas palabras, los rayos X que inciden sobre la materia —sobre la nube electrónica de los átomos de la muestra— son difractados por esta y llegan al punto donde son registrados —hasta hace poco tiempo en una placa fotográfica, en la actualidad en modernos detectores digitales— dando lugar al difractograma anteriormente descrito

(Figuras 10 y 11). En él aparecen las reflexiones, dispuestas de manera regular, de acuerdo al tipo de empaquetamiento cristalino en el que la proteína se haya ordenado, con las reflexiones más cercanas al centro del difractograma guardando la información más grosera y las más lejanas acumulando información de mayor detalle. Las reflexiones almacenan información sobre la amplitud de la onda, pues esta es proporcional a la intensidad de aquellas, pero una parte fundamental de la información, el desplazamiento de la fase de la onda como resultado de la interacción con la nube electrónica, no queda registrado y se pierde, y con ello la posibilidad de determinar directamente la estructura de la molécula que se está estudiando. Este problema se llama comúnmente el «problema de la fase».

Las primeras moléculas que se resolvieron eran moléculas inorgánicas que contenían un pequeño número de átomos y la solución a la estructura podía ser directa, gracias a las técnicas de Fourier introducidas por William Bragg, y para ello se utilizaban dos métodos. El primero se basaba en sugerir una estructura, calcular para ella los parámetros teóricos que la representaban, incluidas las fases, y compararlos con los valores experimentales. El resultado obtenido, probablemente erróneo, estaba sin embargo más cerca de la solución real, y bastaba con seguir repitiendo la misma operación hasta que los resultados teóricos y experimentales coincidieran. El método era complejo, habida cuenta de que la forma de hacer los cálculos en aquella época —la primera mitad del siglo XX— eran muy primitivos —a veces se contrataba a un equipo de personas, mayoritariamente mujeres, para que hiciesen esos cálculos con lápiz y papel—, pero realizables ya que se trataba de pequeñas moléculas. Este tipo de enfoque era simplemente imposible de desarrollar con proteínas de cierto tamaño.

El segundo método, llamado de obtención de fases por átomo pesado, se basa en unir a la molécula en estudio un átomo de alta masa atómica, y para ello lo que se hace es añadir ese átomo pesado a la solución con los cristales a estudiar y esperar que se una a las moléculas que lo forman de manera que no afecte al cristal —ni a la estructura de la proteína cristalizada, ni a las dimensiones del cristal; de ahí el nombre de «reemplazamiento isomorfo» que también recibe esta técnica—. Si esto ocurre, entonces se toma un difractograma del cristal modificado y se mide la intensidad de las reflexiones para ver cuáles han cambiado por efecto de la unión del átomo pesado. El siguiente paso consiste en calcular la fase del átomo pesado y utilizar este valor para determinar las fases del resto de los átomos, y a partir de aquí la estructura de la proteína cristalizada. Este método, complejo también, pero el más usado hasta hace poco tiempo, es el que se utilizó para la determinación de moléculas orgánicas muy complejas como la vitamina B_{12} (1355 Da), que sirvió para que una extraordinaria científica, Dorothy Hodgkin, discípula de Bernal, obtuviera el Premio Nobel de Química en 1964. También se utilizó para la determinación estructural de las primeras proteínas.

TÚ CON LA MIOGLOBINA Y YO CON LA HEMOGLOBINA

Como se ha comentado anteriormente, Kendrew inició su tesis doctoral bajo la dirección de Perutz, pero pidió utilizar otra proteína diferente a la hemoglobina. A Perutz se le ocurrió que podía trabajar con la mioglobina, una proteína que como la hemoglobina sirve para transportar O_2, solo que está especializada en hacerlo en el músculo. Después de pruebas con mioglobinas de distintas fuentes, Perutz y Kendrew se decidieron por la de cachalote, que entonces todavía se podía cazar y de la que se podían conseguir cantidades más o menos ilimitadas para sus propósitos —de hecho, toda la mioglobina utilizada fue extraída de un único barril de músculo de cachalote traído de Perú, que se guardó durante muchos años en un congelador de la Cabaña—.

La historia que se va a describir ahora es una historia de éxito, y como tal se debe a dos factores, el humano y el político. El primero tiene que ver con la asociación del talento con la humildad y la perseverancia, personificadas en la figura de Max Perutz. El segundo tiene que ver con el apoyo de los poderes públicos a una idea de la investigación que probablemente nunca ha sido muy popular: identificar el talento, proporcionarle financiación y dejar que trabaje durante un largo periodo sin esperar nada a cambio. Esta ha sido la fórmula con la que se ha trabajado en el LMB y que ha dado tan magníficos resultados, algunos de los cuales irán apareciendo por estas páginas.

El proyecto en el que se habían embarcado Perutz y Kendrew —y otros en distintas partes de Europa y América— era enorme. A su favor tenían el hecho de que las dos proteínas escogidas, mioglobina y hemoglobina, eran fáciles de purificar y cristalizar. Tenían también el apoyo de Bragg, y disponían del dinero necesario para trabajar. Además, un desarrollo matemático publicado en 1934 por el cristalógrafo de origen neozelandés Arthur L. Patterson, de la escuela de William Bragg, sirvió para facilitar el cálculo de las fases. El método había sido usado por la comunidad de cristalógrafos, en particular en la resolución de pequeñas moléculas biológicas como aminoácidos y azúcares. Sin embargo, la síntesis de Patterson, como se conoce este método, es muy compleja y los cálculos eran excesivamente largos y tediosos, si se tiene en cuenta que todavía no se habían desarrollado los primeros ordenadores.

Perutz y Kendrew trabajaron en la mejora de los cristales de hemoglobina y mioglobina, y además en la toma de datos, y para 1948 tenían información que llegaba ya a una resolución de 2,8 Å —la resolución define la capacidad de separar dos objetos; una resolución de 2,8 Å significa que se pueden resolver dos objetos que estén separados por esa distancia—, y Perutz y Kendrew utilizaron también el método de Patterson para hacer en 1948 un cálculo muy grosero de la forma de las dos proteínas. Utilizando esa información y datos de carácter bioquímico, Perutz propuso para la hemoglobina una estructura regular que era la que según él promovía su cristalización. El resultado obtenido y la hipótesis que se derivaba de él eran incorrectos, pero contenían algún elemento interesante, como la existencia en la estructura de elementos «cilíndricos» —las hélices α que Pauling ya conocía, pero que no se había atrevido a hacer públicas—. La caracterización de esos «cilindros» es lo que empujó al grupo de Cambridge a la búsqueda de las estructuras helicoidales, y a Pauling a publicar finalmente sus modelos de estructura de hélice α y lámina β que ya se han comentado.

El trabajo para la determinación de la estructura de la hemoglobina y mioglobina siguió durante un tiempo dando bandazos, sin un avance claro, hasta que Perutz decidió utilizar el método de reemplazamiento isomorfo antes citado. El método estaba siendo utilizado por químicos orgánicos desde hacía más de veinte años, y en manos del holandés Jerome Bijvoet había servido para determinar estructuras orgánicas muy complejas como la estricnina. El propio Bernal ya había sugerido en 1939 el uso de esta técnica con cristales de moléculas biológicas, pero los cristalógrafos pensaban que las diferencias debidas a la introducción de un elemento pesado en moléculas tan grandes no iban a ser tan evidente, como lo eran en el caso de las pequeñas moléculas inorgánicas y orgánicas. Perutz, desesperado porque otros métodos no funcionaban, decidió intentarlo.

El problema práctico consiste en introducir ese elemento pesado sin que afecte al cristal o la estructura de la propia proteína. Enterado Perutz por otros trabajos de que un átomo de mercurio se une fácilmente a un residuo de cisteína (Cys), que es muy reactivo, él y el bioquímico Vernon Ingram usaron un compuesto de mercurio —benzoato de mercurio— y comprobaron que el mercurio se unía a las moléculas de hemoglobina del cristal sin afectar a su estructura cristalina. Cuando Perutz estudió los difractogramas de las dos muestras y comprobó que había diferencias de intensidad entre ellas claramente detectables, el austríaco anotó:

«Este fue quizás uno de los momentos más excitantes de mi carrera científica porque en ese momento supe que, en principio, el problema de la determinación estructural de las proteínas estaba resuelto».

Sin embargo, la solución no era tan sencilla, y es que la técnica de reemplazamiento isomorfo mantiene indefiniciones. La solución le vino a Perutz de la mano de la cristalógrafa Dorothy Hodking, quien le sugirió que esas indefiniciones desaparecerían si conseguía diferencias producidas por dos o más átomos pesados distintos. Este método, que se denomina «reemplazamiento isomorfo múltiple», requiere preparar cristales con otros metales pesados, pero permite la resolución final de la estructura de la proteína en estudio. Cupo la suerte de que Howard Dintzis, un bioquímico ame-

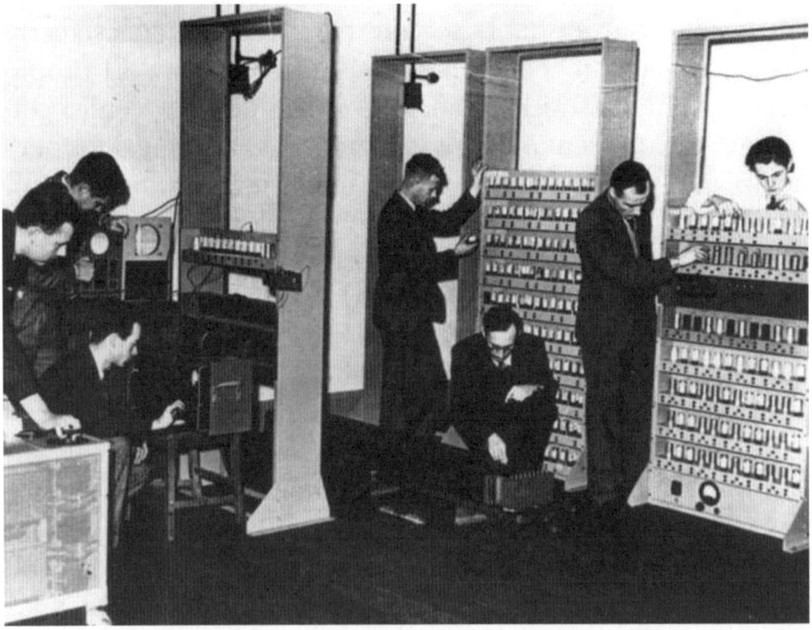

Construcción de uno de los primeros ordenadores, el EDSAC (Electronic Delay Storage Automatic Calculator), en el Departamento de Matemáticas de la Universidad de Cambridge [Computer History Museum, Mountain View, California].

ricano que había realizado una estancia postdoctoral en el LMB intentando la preparación de cristales de hemoglobina y mioglobina marcados con distintos átomos pesados, dejase los experimentos inacabados en una nevera. Cuando Perutz y Kendrew se acordaron de ellos al cabo de un tiempo, se encontraron con cristales de las proteínas marcados con distintos elementos pesados. ¡Está claro que los grandes hombres lo son también por la gran suerte que tienen! El resto de los mortales solo podemos aspirar a encontrar en la nevera material estropeado.

Perutz y Kendrew utilizaron a partir de 1954 ese material para conseguir esas diferencias en los puntos de los difractogramas que, utilizando los métodos de Patterson descritos anteriormente, permitieron la determinación estructural de la mioglobina y la hemoglobina. En ayuda de la resolución de este todavía difícil problema vino el desarrollo, por parte del Departamento de Matemáticas de la Universidad de Cambridge, de uno de los primeros ordenadores, el EDSAC (Electronic Delay Storage Automatic Calculator), y del desarrollo, por parte de Kendrew y otros, de programas específicos para el manejo de la gran cantidad de datos con los que se debía trabajar.

A pesar de estos avances, los cálculos eran tan lentos y el volumen de datos a operar tan grande para las posibilidades de la época, que Perutz y Kendrew decidieron limitar la determinación de las estructuras de las dos proteínas a 6 Å, lo suficiente según sus cálculos para visualizar las hélices α de las que Pauling había postulado su existencia.

La estructura tridimensional a 6 Å de la mioglobina de cachalote fue publicada en 1958, y un año más tarde la de la hemoglobina de caballo a 5,5 Å de resolución (Figura 16), una verdadera hazaña habida cuenta de que la hemoglobina es cuatro veces mayor que la mioglobina, ya que está compuesta de cuatro subunidades, dos copias de la subunidad α y dos de la β, las dos proteínas muy parecidas entre sí. Los resultados confirmaron la existencia de las hélices α y de la estructura orgánica compleja —el grupo hemo— que atrapa la molécula de O_2

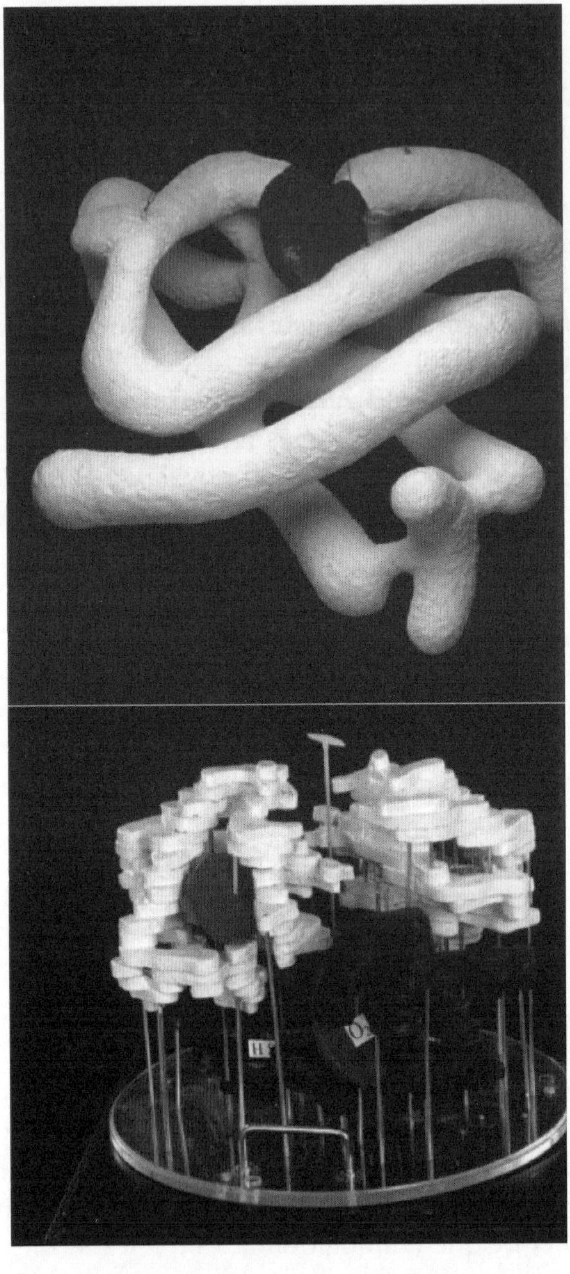

Figura 16. Modelo «salchicha» de la estructura de la mioglobina y modelo en secciones de la estructura de la hemoglobina. El círculo oscuro corresponde a la representación de los grupos hemo [MRC Laboratory of Molecular Biology].

que las dos proteínas transportan. Más interesante todavía fue la observación de que las dos proteínas —la molécula de mioglobina y las subunidades α y β de la hemoglobina— tienen una estructura muy parecida, casi idéntica. Dado que su función es análoga —el transporte de oxígeno—, los resultados que obtuvieron fueron la primera evidencia de la relación directa entre la estructura y la función de las proteínas. Además, el parecido llevó a Perutz y a otros científicos a preguntarse sobre las relaciones evolutivas entre las dos proteínas asociadas a su semejanza de estructura y función, preguntas que están en el origen de los estudios sobre la evolución molecular.

Los siguientes años fueron de una actividad frenética, y el desarrollo de ordenadores más potentes permitió a los investigadores británicos extraer de los datos de los cristales toda la información posible. En 1960 Kendrew y su grupo obtuvieron el mapa tridimensional de la mioglobina a 2 Å de resolución, en la que se observaba perfectamente la estructura del grupo hemo y los enlaces de carácter débil que lo mantienen unido al centro activo de cada una de las subunidades. Como decimos, la existencia de la hélice α había quedado demostrada con los resultados de la hemoglobina y la mioglobina. Para la demostración de la existencia de la lámina β hubo que esperar a la determinación estructural de la tercera proteína, la lisozima, a cargo del grupo de Lawrence Bragg.

Los trabajos de Kendrew y Perutz les llevaron a conseguir el Premio Nobel de Química de 1962, el mismo año en el que Francis Crick, James Watson y Maurice Wilkins obtenían el de Fisiología o Medicina por su modelo de la estructura del ADN, un verdadero triunfo de la ahora llamada biología estructural. Los nombres de Kendrew y Perutz ya circulaban el año anterior en los círculos más cercanos a la Fundación Nobel, y por eso sus corazones latieron más de lo normal cuando los dos científicos recibieron en octubre de 1961 sendos telegramas, que desgraciadamente resultaron ser unas peticiones de copias de artículos —separatas, como se llamaban entonces—. Los dos desilusionados investigadores tuvieron que esperar un año.

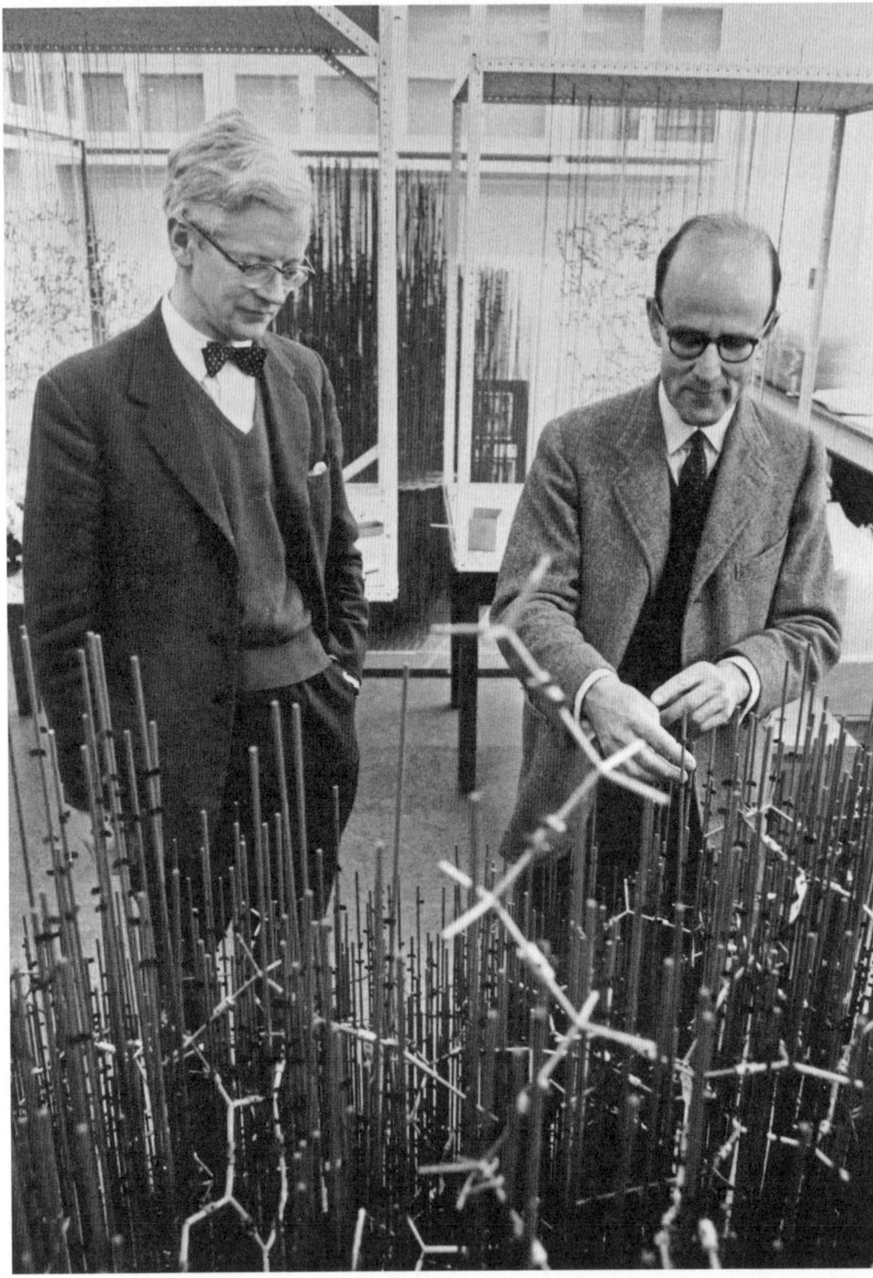

John Kendrew (1917-1997) y Max Perutz (1914-2002), los dos Premios Nobel de Química de 1962, observando el modelo de una de sus estructuras [MRC Laboratory of Molecular Biology].

OTRAS ESTRUCTURAS CRISTALOGRÁFICAS

Bragg se mudó en 1953 a Londres para dirigir la Royal Institution, y merece la pena detenerse en describir esta institución, motivo de orgullo de la ciencia británica y de sana envidia por parte de la de otros países. La Royal Institution se fundó en 1799 con el fin de «difundir el conocimiento y facilitar el acceso general a invenciones y desarrollos mecánicos y útiles; para enseñar, a través de cursos compuestos de conferencias filosóficas y experimentos, la aplicación de la ciencia en la vida común», en definitiva, para hacer ciencia y divulgarla. Desde su fundación ha sido dirigida por grandes científicos como Michael Faraday o Humphry Davy, aunque es cierto que muchos de ellos se unían a ella al final de su vida científica, de ahí que el aspecto divulgativo haya sido una actividad fundamental, pero no en el caso de Lawrence Bragg, como pronto veremos. Su mudanza a Londres dio lugar a una de las anécdotas más divertidas que se cuentan en la historia de la biología estructural, y que dice mucho de la calidad humana de algunos de estos grandes hombres, tan alejados de la vanidad que observamos en la vida diaria. Se cuenta que Bragg era una persona muy amante de la jardinería, algo que pudo practicar sin problemas en su casa de Cambridge, pero no en la que le había sido asignada en Londres por la Royal Institution. Como su trabajo en la institución le proporcionaba tiempo libre para la jardinería pero no disponía dónde llevarla a cabo, al Premio Nobel no se lo ocurrió otra cosa que hacerse contratar de jardinero a tiempo parcial en la casa de una familia rica de Londres, que desconocía quién era realmente. El secreto fue descubierto cuando una visita, que se despedía de los dueños de la casa, reconoció al famoso científico trabajando en el jardín. «¿Qué hace sir William en tu jardín?», a lo que el dueño de la casa respondió. «¿Cómo sir William? Si es Willy, nuestro jardinero».

Bragg no se mudó solo a Londres sino que lo hizo con todo su equipo, entre ellos David Phillips, quien se concentró en la cristalización y determinación de la estructura de la lisozima. Esta enzima, descubierta en 1922 por el famoso Alexander Fleming, es un agente antimicrobiano especializado en la rotura de los azúcares de la pared bacteriana. En 1965, el grupo de Phillips y Bragg consiguió cristalizar la lisozima y determinar su estructura atómica, que hizo posible dos observaciones de extraordinaria importancia que vinieron a confirmar dos grandes hipótesis de Pauling (Figura 17).

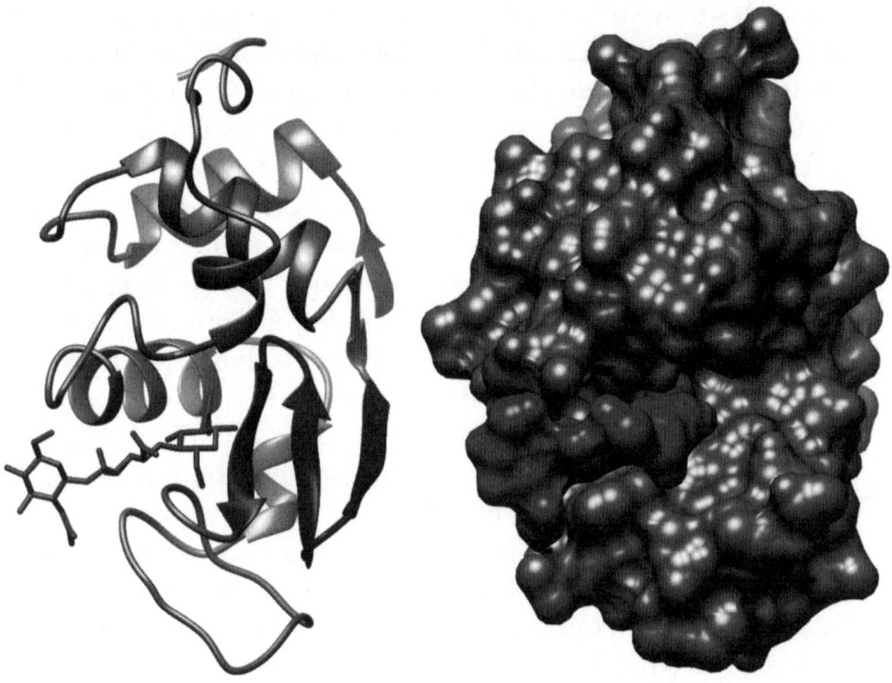

Figura 17 (esta figura está representada en color en el cuadernillo central). Dos tipos de representación de la estructura atómica de la lisozima en presencia del inhibidor tri-N-acetilquitotriosa. (Izquierda) Muestra la estructura secundaria con tres láminas β en forma de hoja β antiparalela (en negro); la primera vez que se visualizó este tipo de estructura. (Derecha) Una representación de superficie que muestra la complementariedad entre la superficie del centro activo de la enzima y el inhibidor (en negro).

La primera fue la visualización por primera vez de la lámina β. Esta estructura solo puede ser observada con resoluciones por debajo de 4 Å, y aunque la mioglobina ya había sido resuelta incluso a mayor resolución, no se habían visto láminas β porque la mioglobina no las tiene. En la estructura obtenida de la lisozima no solo se visualiza la lámina β sino una disposición de orden superior en la que varias de estas estructuras se disponen en paralelo, interaccionando entre ellas para formar la hoja β, una estructura más estable. La segunda observación tiene si cabe más importancia, y es que la estructura de la lisozima fue determinada en ausencia y presencia de un análogo del sustrato natural, el inhibidor tri-N-acetilquitotriosa. Este se observó unido en una cavidad que se amoldaba perfectamente a la estructura del inhibidor. Esto permitió no solo visualizar el mecanismo de ataque de una enzima sobre un sustrato, sino confirmar que esta interacción se produce por una complementariedad estructural en el centro activo entre las dos moléculas, lo que confirmaba sin duda la complementariedad estructural sugerida en el modelo llave-cerradura de Fischer y Pauling. Las ideas básicas que sobre las proteínas, su forma y función habían madurado durante las últimas décadas, se habían mostrado correctas. A los éxitos en la determinación estructural de proteínas había que añadir el enunciado del modelo de la estructura del ADN, llevado a cabo por James Watson y Francis Crick, quizás el descubrimiento que más ha influido en la historia de la biología molecular por todas las implicaciones derivadas de la estructura propuesta y las funciones del material genético —replicación y mantenimiento de la información hereditaria—. La biología estructural había nacido a mitad de los años cincuenta, y pronto se convirtió en una técnica madura e imprescindible en el armamento de la biología molecular.

En los siguientes años se resolvieron mediante difracción de rayos X la estructura de otras proteínas. El grupo de los americanos Frederick Richards y Harold Wyckoff determinó en Yale la estructura de la enzima ribonucleasa A (RNasa A).

Esta enzima, que tiene 124 aminoácidos y que ha sido utilizada por otros investigadores como modelo en ensayos de plegamiento, se puede hidrolizar formando dos segmentos que se mantienen unidos muy fuertemente y que forman además parte del centro activo. La interacción tan fuerte que se produce entre los dos péptidos, y que luego Richards encontró en otras parejas de proteínas, como la estreptavidina y la biotina, sirvió para abrir un nuevo campo en la purificación de proteínas utilizando técnicas de cromatografía de afinidad, en las que a la proteína que se pretende purificar se le une uno de los dos componentes del par y el otro a la resina de purificación. Otras proteínas que fueron resueltas en aquella época fueron la carboxipeptidasa, por el grupo de William Lipscomb en Harvard (Premio Nobel de Química de 1976); la papaína, por el grupo de Jan Drenth en Groninga; y la quimotripsina, por el grupo de David Blow en el propio LMB. Este último caso mostró por primera vez el mecanismo de acción a nivel molecular de una enzima. Desde 1949 se había demostrado que la quimotripsina es inhibida irreversiblemente cuando reacciona con ciertos compuestos químicos, y varios trabajos durante la década de los cincuenta mostraron que la reacción tiene lugar sobre un único aminoácido, la serina 195. Otros trabajos químicos mostraron también que otro aminoácido, la histidina 57, está involucrado en la reacción hidrolítica propiciada por la enzima. La determinación de la estructura de la quimotripsina por el grupo de Blow en 1967 confirmó el papel de esos dos aminoácidos e incluyó otro más, el aspártico 102, en el centro activo de la enzima.

Estos resultados mostraron no solo la enorme potencialidad de la difracción de rayos X, sino también la importancia de trabajar a la vez en estructura y función, íntimamente relacionadas, e impulsaron a otros laboratorios a introducirse en este campo. La difracción de rayos X aplicada a la determinación estructural de proteínas se convirtió en un puntal de la biología molecular, y desde entonces ha producido resultados cruciales para el desarrollo de muchas disciplinas, algunos de los cuales serán tratados en páginas posteriores.

EL DESARROLLO DE LA BIOLOGÍA ESTRUCTURAL

Merece la pena que nos detengamos en este capítulo para hacer una descripción y un recuento de las técnicas que se fueron desarrollando durante los siguientes años —fundamentalmente en el último cuarto del pasado siglo—, y que han permitido una explosión de conocimiento impensable cuando Perutz y Kendrew presentaron las primeras estructuras atómicas.

LA BIOLOGÍA ESTRUCTURAL SE PROFESIONALIZA Y SE HACE INTERNACIONAL

La difracción de cristales de moléculas biológicas —fundamentalmente proteínas, pero también ácidos nucleicos o complejos entre los dos— se fue estableciendo como una de las técnicas más influyentes de la biología molecular, y desde los años setenta decenas de laboratorios de todo el mundo se dedicaron a desarrollarla, lo que dio como resultado que un gran número de estructuras comenzaran a publicarse en las distintas revistas científicas del momento. De este hecho surgieron dos necesidades, la búsqueda de un único formato para los datos de las estructuras y un repositorio centralizado de estas al alcance de cualquier investigador interesado. Fruto de estas inquietudes fue la creación en 1971 del primer banco de datos de proteínas (Protein Data Bank,

PDB), un esfuerzo conjunto entre el Brookhaven National Laboratory americano y el Cambridge Crystallographic Data Centre británico, aunque los primeros fueron quienes llevaron el mayor peso del esfuerzo. Este archivo fue creciendo, y otros fueron creándose en distintos países, hasta que en el año 2003 se estableció uno verdaderamente mundial: el Worldwide PDB (wwPDB), fruto del esfuerzo conjunto entre Europa, Estados Unidos y Japón, y que posee en la actualidad más de 160.000 estructuras. Las estructuras generadas por los grupos de investigación se envían a ese repositorio —la mayor parte de las revistas científicas así lo exigen— y esos archivos son analizados en busca de errores. Después de un tiempo se hacen accesibles a toda la comunidad internacional, lo que ha supuesto un enorme empuje a la biología estructural y al desarrollo de una investigación verdaderamente cooperadora.

La necesidad de una representación más precisa y dinámica que los modelos hechos de madera, bolas o plastilina que se preparaban entonces para las publicaciones, junto con la existencia de ordenadores cada vez más potentes, llevó a los primeros desarrollos de sistemas gráficos de visualización de estructuras, creados a mediados de los años sesenta por Cyrus Levinthal en la Universidad de Columbia. Este campo ha crecido exponencialmente en las siguientes décadas, y se han desarrollado multitud de programas que permiten de una manera muy simple visualizar y manejar las estructuras atómicas en los pequeños ordenadores de sobremesa que todo el mundo posee en la actualidad.

Con la determinación estructural de las primeras proteínas surgió la necesidad de comprobar que estas se ajustaban a las limitaciones físicas impuestas por los ángulos entre los distintos átomos del esqueleto peptídico. A ello se puso, en realidad incluso antes de que existiera esa preocupación por parte de los cristalógrafos, el físico indio Gopalasamudram Narayana Ramachandran, conocido como Ramachandran por todo el mundo, excepto por la gente que tiene mucho tiempo libre. Después de una estancia tras la II Guerra

Mundial en el Laboratorio Cavendish de Cambridge, el físico indio volvió a su país y allí, bien en la Universidad de Bangalore o en la de Madrás, hizo importantes contribuciones a la física —en la reconstrucción tomográfica mediante rayos X, técnica para la que desarrolló también unas lentes— o a la biología —fue el primero en demostrar la existencia de una triple hélice en el colágeno que forma un superenrollamiento—. Lo que le llevó a la fama, sin embargo, fue un estudio exhaustivo realizado en 1962, en el que utilizando fundamentalmente la estructura conocida de pequeños péptidos —para entonces solo se conocía la estructura atómica de la mioglobina—, hizo una representación para todos los tipos de estructuras secundarias conocidas, de los ángulos permitidos entre el átomo de carbono que une dos enlaces peptídicos contiguos. El gráfico de Ramachandran, como se le conoce comúnmente, se ha ido refinando a lo largo del tiempo gracias a la contribución de miles de estructuras conocidas, y es una herramienta esencial para los cristalógrafos (Figura 18).

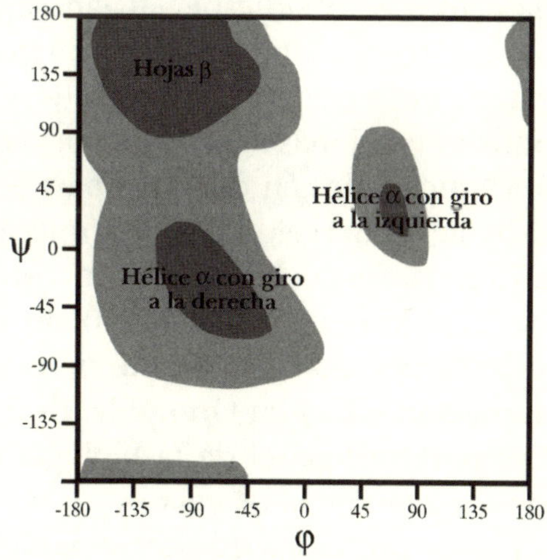

Figura 18. Gráfica de Ramachandran mostrando, en las áreas más oscuras, los ángulos permitidos entre los planos de dos enlaces contiguos al enlace peptídico (Ψ y Φ; véase también Figura 13).

Cuando se habla de ciencia internacional, es preciso mostrar el papel crucial que ha tenido en su crecimiento la biología estructural y biólogos estructurales como Max Perutz, James Watson y John Kendrew, quienes con otros impulsaron la creación de la European Molecular Biology Organization (EMBO), una organización paneuropea financiada por los gobiernos de los países miembros y encargada de promocionar la biología molecular. De la EMBO surgió la idea de establecer un laboratorio europeo para el desarrollo de la biología molecular, y como respuesta a la enorme competencia que se estaba haciendo desde los Estados Unidos, que atraía a las mentes más brillantes del Viejo Continente. El European Molecular Biology Laboratory (EMBL) se fundó en Heidelberg en 1974 y su primer director fue el propio Kendrew, quien más de una vez confesó que gustaba mucho más del trabajo de gestión en esta y en otras instituciones que del trabajo de investigación que le llevó a ganar el Premio Nobel. Kendrew fue un gran impulsor de la biología molecular —y en particular de la biología estructural— no solo a través de la dirección del EMBL, sino de la fundación en 1959, y la dirección durante muchos años, del *Journal of Molecular Biology* (JMB), la primera revista especializada en esta disciplina, que expuso a la comunidad científica un gran número de descubrimientos, pero que ahora languidece por culpa de su propia política y de la más agresiva de otras revistas. El EMBL tiene ahora sucursales en distintas partes de Europa —también en España, en Barcelona—, la primera de las cuales se creó en 1975 en las instalaciones del sincrotrón alemán DESY (Deutsches Elektronen SYnchrotron) de Hamburgo, y la segunda en 1976 asociada a la fuente de neutrones del Institute Laue-Langevin (ILL) en Grenoble. Esto demuestra sin ambages el importante papel de la biología estructural en la internacionalización de la ciencia.

La cristalografía de proteínas siguió creciendo a lo largo de los setenta, pero la gran explosión se produjo a finales de la década de los ochenta, propiciada por una serie de factores, entre otros el desarrollo de las múltiples técnicas de ingeniería genética —fuera del alcance de este libro—, que permitieron la purificación y posterior cristalización de dominios proteicos cuando la de la proteína entera se mostraba imposible, o el desarrollo de métodos de purificación de proteínas basados en las técnicas de afinidad molecular —la inserción en el gen de la proteína a purificar de un dominio de unión a otra proteína que se pega a la resina y que permite la purificación de la proteína en un solo paso—. Sin embargo, el avance más importante, que tuvo además un componente político, fue el desarrollo de fuentes de radiación de rayos X mucho más poderosas que los generadores construidos hasta ese momento para los laboratorios. Esta nueva fuente de radiación se llama sincrotrón, y es básicamente un anillo de grandes dimensiones donde se aceleran electrones, lo que permite entre otras cosas la producción de rayos X de alta energía (Figura 19).

Este tipo de instalación se creó inicialmente para estudios de naturaleza física como las altas energías —y en la actualidad ese sigue siendo su mayor función—, y su desarrollo puede que irónicamente haya que agradecérselo a la Guerra Fría. Comentaba el congresista estadounidense Melvin Price, que en los años cincuenta fue presidente del subcomité del Congreso americano sobre investigación y desarrollo, que durante una visita a unas instalaciones soviéticas le preguntaron cómo conseguía el dinero para la creación de un sincrotrón como el que estaban visitando. Price intentó explicarles cómo era el procedimiento legislativo para conseguir el dinero, pero uno de sus anfitriones le cortó: «¿pero ustedes no lo consiguen diciendo que los rusos tienen ya un sincrotrón de 10.000 millones de electronvoltios y que nosotros por lo tanto necesitamos uno de 20.000 millones?». Price tuvo que reconocer que sí utilizaban un argumento parecido, y además preguntó al científico ruso si ellos hacían lo mismo: «por supuesto que sí», le confesó su interlocutor. En Europa, el desarrollo tan complejo y su enorme precio forzó en ocasiones a la creación de organismos internacionales para diseñarlos y mantenerlos. Este es el caso de las infraestructuras

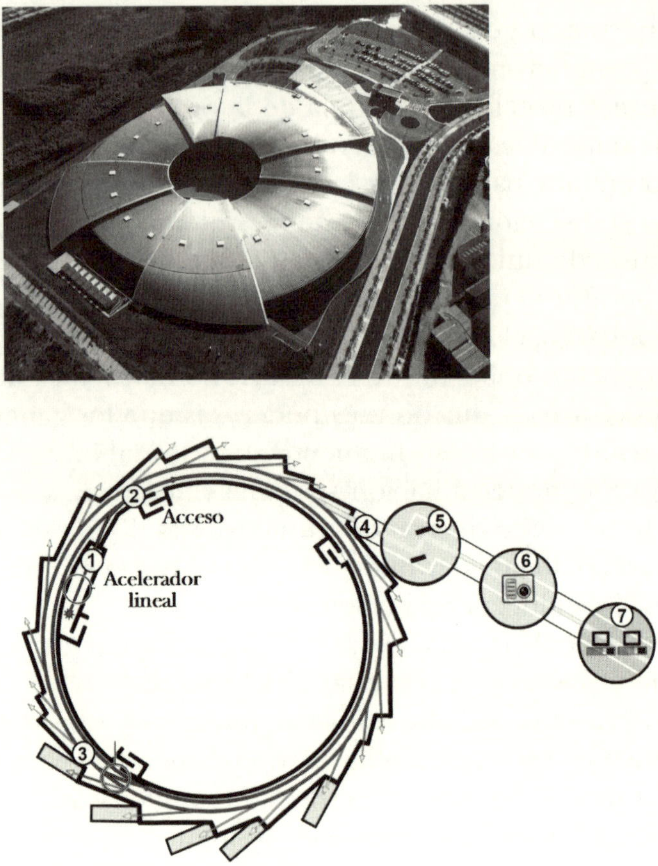

Figura 19. (Arriba) Vista aérea del sincrotrón español ALBA. (Abajo) Esquema general de un sincrotrón. En el anillo grande central se aceleran los electrones, y en los dispositivos laterales, que se llaman *beamlines* (líneas de haz) se recogen los rayos X para ser usados en distintas técnicas. (1) Los electrones se generan de la misma forma que en un tubo de televisión. Después son preacelerados con campos eléctricos en un acelerador lineal. (2) Los electrones se aceleran con la ayuda de potentes campos magnéticos (hasta 20.000 veces más potentes que el campo magnético terrestre), hasta que llegan a velocidades cercanas a la de la luz. (3) Los electrones se inyectan en el anillo de almacenamiento, donde mantienen una órbita circular canalizados por campos magnéticos muy fuertes. (4) La luz de sincrotrón se propaga hasta las distintas líneas experimentales, colocadas tangencialmente al acelerador. (5) La luz emitida pasa por una cabina óptica, donde se selecciona una determinada energía o longitud de onda con un monocromador. (6) En la cabina experimental, se coloca la muestra y un sistema de detección recoge la luz reflejada, difractada o transmitida. (7) En la cabina de control, los ordenadores controlan todo el proceso de medición, y recogen los datos de los detectores, que son procesados para su análisis [Imágenes cortesía del Sincrotrón ALBA].

mantenidas por la European Synchrotron Radiation Facility (ESRF), que han tenido una gran importancia para la ciencia del continente.

En lo que tiene que ver puramente con la ciencia, la idea de la utilización de radiación sincrotrón en biología provino de dos científicos británicos del LMB, Hugh Huxley y Kenneth Holmes, quienes deseaban obtener difractogramas para caracterizar a la mayor resolución posible los cambios que durante el ciclo de contracción y relajación del músculo se producen en las interacciones regulares de los filamentos de actina y miosina que forman parte del citado tejido. Desde entonces, el uso de los sincrotrones en biología —fundamentalmente para la cristalografía de moléculas biológicas—, ha crecido exponencialmente y con ello el número de sincrotrones, muchos de ellos de carácter nacional, como el sincrotrón español ALBA instalado cerca de Barcelona (Figura 19).

Otras técnicas se han ido desarrollando reforzando el poder de la cristalografía de rayos X. La más popular de todas ellas es la de reemplazamiento molecular, sugerida en 1962 por los científicos del LMB Michael Rossman y David Blow, y que se utiliza de manera general para determinar la estructura de una proteína utilizando la de otra cuyo parecido es razonable. Dado el enorme número de proteínas cuya estructura se conoce en la actualidad, esta técnica se ha convertido en la más poderosa de todas las técnicas cristalográficas, pues es difícil que para una proteína problema no haya en la base de datos una parecida —o al menos la estructura de alguno de los dominios estructurales de los que está compuesta—.

Otra de las técnicas más usadas en la cristalografía de proteínas es la de la dispersión anómala, una propiedad que poseen ciertos átomos —fundamentalmente átomos pesados— y que fue descubierta en la década de los años veinte del siglo pasado. Los primeros desarrollos teóricos correspondieron al químico americano Jerome Karle (Premio Nobel de Química de 1985) pero su aplicación a cristales de proteína lo llevó a cabo por primera vez el biofísico americano Wayne Hendrickson, quien utilizando esa técnica determinó en 1981 la estructura de una pequeña proteína, la crambina. De este principio general se han derivado distintas técnicas como la «dispersión anómala a una sola longitud de onda» (Single-wavelength Anomalous Dispersion, SAD) o la «dispersión anómala a múltiples longitudes de onda» (Multiwavelength Anomalous Dispersion, MAD). Como los átomos pesados que se utilizan para la técnica de reemplazamiento isomorfo suelen dispersar anómalamente también, las dos técnicas se pueden usar a la vez. El uso de la radiación sincrotrón y de las técnicas descritas ha sido fundamental para la resolución de estructuras cada vez más complejas, tal como veremos en las siguientes páginas.

EL FUTURO DE LA CRISTALOGRAFÍA DE PROTEÍNAS

Uno de los problemas del uso de rayos X es la alta energía que se aplica sobre las muestras biológicas, con el consiguiente daño que se produce sobre su estructura —rotura de enlaces, movimiento de las moléculas dentro de la red cristalina...—. Este problema se palía mediante el uso de cristales lo más grandes posibles, que permiten el promediado de un gran número de moléculas. El problema es que con muchas moléculas —sobre todo biológicas— no es fácil el crecimiento de cristales grandes. Una de las soluciones ideadas para resolver este problema es el uso de una fuente de rayos X de muy alta energía y con pulsos extremadamente cortos —del orden de femtosegundos; 1×10^{-15} segundos—. Estos rayos X se generan gracias a un haz láser de alta energía que acelera electrones a velocidades cercanas a la de la luz y los somete a campos magnéticos periódicos. La idea del láser de electrones libres (*free-electron laser*; FEL) proviene del físico americano John Madey, y los primeros aparatos se instalaron en la década de los setenta. Con los FEL se puede generar rayos X (XFEL), pero para que estos tengan una longitud de onda adecuada para resolver estructuras atómicas —del orden de 1 Å— se necesitan instalaciones XFEL de alta energía, como la californiana del Stanford Linear Accelerator Center (SLAC) —llamada por algún guasón Stanford Quasi-linear Accelerator Center, después de los problemas que un terremoto causó en las instalaciones— o el European XFEL en Hamburgo, las dos con aceleradores de más de tres km de longitud. El protocolo de adquisición de datos es parecido al de difracción de rayos X clásico: se hacen pasar los nanocristales por un pequeño tubo a velocidad constante, y sobre estos se disparan pulsos de rayos X como los descritos anteriormente. Utilizando detectores de alta velocidad se recogen miles de difractogramas en pocos segundos, antes de que los rayos X destruyan la muestra, y luego aquellos se combinan para obtener la información estructural. Utilizando esta tecnología, en 2011 se publicaron las primeras estructuras —a resolución media— de grandes moléculas en solución, como los virus, y recientemente se han publicado las primeras estructuras verdaderamente atómicas. Sin embargo, este tipo de instalación es extremadamente cara de construir y de mantener, y es difícil de justificar —al menos en el campo biológico— frente a otras tan poderosas y mucho más baratas como la criomicroscopía electrónica, de la que trataremos posteriormente.

LA CRISTALOGRAFÍA DE NEUTRONES

Los neutrones —como los rayos X o los electrones, como veremos después—, también pueden ser utilizados para hacerlos incidir sobre una muestra y extraer información de ella. Los primeros experimentos de difracción de neutrones se desarrollaron a finales de la última guerra mundial en el Oak Ridge National Laboratory (ORNL) y fueron liderados por Ernest Wollan y Clifford Shull, y el interés de su trabajo sirvió para que le fuera concedido el Premio Nobel de

Física de 1994 al segundo —Wollan murió antes—. Pronto la difracción de neutrones se aplicó a la física y la química, y posteriormente a la biología. La fuente de neutrones es más complicada que la de rayos X porque requiere de un reactor nuclear o de una fuente de espalación, esta última es una gran infraestructura en la que partículas de alta energía —provenientes por ejemplo de un sincrotrón— golpean sobre un elemento pesado —uranio, tántalo— y le hacen emitir neutrones. Por ello no hay muchas fuentes de neutrones en el mundo, y para aplicaciones biológicas las dos más importantes están en América —en el Oak Ridge National Laboratory— y en Europa —en el Institute Laue-Langevin, en Grenoble—.

En biología los neutrones se utilizan de manera muy parecida a los rayos X, sobre muestras cristalizadas. Los neutrones tienen alguna ventaja sobre los rayos X y es que interaccionan menos con la materia, y por lo tanto no la dañan tanto, pero por contra necesitan mayor cantidad de material. Por eso, es necesario obtener cristales más grandes que para la cristalografía de rayos X, lo que no siempre es posible. La mayor ventaja de los datos generados es que, si la resolución es suficientemente buena —menor que 1,5 Å— la utilización de neutrones permite la visualización de los átomos de hidrógeno y, por lo tanto, la caracterización con un detalle impensable en ninguna otra técnica de ciertos mecanismos biológicos —por ejemplo, reacciones enzimáticas— en los que siempre están involucrados átomos de hidrógeno a través de puentes de hidrógeno o protonando aminoácidos. Sin embargo, las limitaciones descritas anteriormente hacen que la cristalografía de neutrones sea muy minoritaria respecto a la de rayos X.

LA RESONANCIA MAGNÉTICA NUCLEAR

La técnica de la Resonancia Magnética Nuclear (RMN) se basa en la propiedad que tienen los núcleos de algunos elementos de poseer un movimiento rotatorio —espín— que se desdobla en distintos niveles de energía en presencia de un cierto campo magnético. Si cuando esto ocurre, a los átomos se les aplica una cierta cantidad de energía electromagnética —en forma de radiación de radiofrecuencia—, todos los núcleos suben al nivel de más energía. La diferencia entre los dos niveles es propia de cada elemento, pero está influida por los elementos cercanos, por lo que se puede obtener información de distancias interatómicas. El desarrollo de esta técnica se inició en 1939 cuando el físico americano Isidor Rabi observó por primera vez este fenómeno en átomos aislados de hidrógeno, mientras que de manera independiente el americano Edward Purcell y el suizo Felix Bloch lo detectaron en 1946 sobre un material. Los tres científicos consiguieron el Premio Nobel de Física, Rabi en 1944 y Purcell y Bloch en 1952. Merece la pena detenerse un momento en la figura de Rabi, uno de los científicos más influyentes en la América de la posguerra, pues durante la guerra participó en el desarrollo del radar americano, y posteriormente fue consejero de Oppenheimer, el padre de la bomba atómica americana, en su desarrollo, pero una vez conocido su potencial de destrucción se opuso con todas sus fuerzas —aunque con poco éxito— al desarrollo de su «hermana» mayor, la bomba de hidrógeno. Rabi fue amigo personal de Eisenhower, de cuando el general era rector de Columbia, universidad en la que trabajaba Rabi. El científico convenció al político para que los presidentes americanos tuvieran un asesor personal en asuntos científicos, y Rabi fue el primero de estos y como tal ejerció durante dos décadas. Además, fue una figura importante en las Naciones Unidas, ayudando como consultor técnico a establecer la política de ese organismo a favor del control de las armas nucleares. Rabi era todo un carácter, y circulan muchas anécdotas sobre su vida, alguna sobre la propia concesión del Premio Nobel. Un día de noviembre de 1944 recibió la llamada de un periodista sueco:

—Hola, señor Rabi. Me llamo Johnson y represento a un periódico sueco.

—Dígame, Sr. Johnson.

—Supongo que usted ya ha adivinado por qué le estoy llamando.

—Sí, señor Johnson.

—¿Ha oído usted algo?

—No, Sr. Johnson.

—Pues yo tampoco —y colgó.

Al día siguiente, recibió la llamada oficial con el anuncio de la concesión del premio, que fue la única vez que su ceremonia de entrega fue llevada a cabo fuera de Suecia —excepción hecha por los Premios Nobel de la Paz, que se entregan en Oslo—, por los problemas derivados de la II Guerra Mundial. La ceremonia tuvo lugar en Nueva York en 1945 y se aprovechó para entregar los Premios Nobel de 1943, cuya ceremonia no había tenido lugar por la situación bélica.

Los resultados de Rabi, Purcell y Bloch, una vez que se desarrolló la tecnología adecuada, abrieron las puertas a estudios de moléculas orgánicas y, posteriormente, biológicas. Los primeros análisis de péptidos y proteínas mediante técnicas de RMN lo fueron de la mano del científico de Harvard Oleg Jardetzky, y comenzaron en la segunda mitad de los años cincuenta. Sin embargo, el primer espectro de una proteína, la ribonucleasa, lo publicó el investigador de Yale Martin Saunders en 1957. Debido a la poca sensibilidad de los imanes de entonces —de 40 MHz—, la concentración de proteína utilizada era muy grande y la muestra estaba en forma de gel, lo que produjo un perfil de señales difícil de comprender, que al parecer paralizó durante un tiempo el avance de este campo. El desarrollo de más potentes y estables imanes permitió a lo largo de la década de los sesenta una lenta pero continua mejora en la señal de las proteínas, pero sobre todo de los aminoácidos aislados, lo que mostró las primeras referencias de las señales intrínsecas a los constituyentes de las proteínas. Para estos estudios y los que vendrían, resultó de gran ayuda el marcaje con distintos isótopos, algunos naturales pero otros provenientes de péptidos o proteínas extraídos de cultivos bacterianos crecidos en sistemas enriquecidos en esos isótopos. En esa época también comenzaron a llevarse a cabo los primeros ensayos de desnaturalización de proteínas, cuya comparación con los espectros de las mismas proteínas nativas permitió hacerse una idea de los cambios conformacionales que se producen y que tienen que ver con la pérdida de la estructura secundaria y terciaria. En 1967 se publicaron los primeros estudios de RMN con proteínas de una misma familia de proteasas, la del quimotripsinógeno, en busca de las posibles diferencias estructurales entre ellas. Sin tener la capacidad de una asignación completa de los aminoácidos de las proteínas, ciertos estudios sí que permitieron seguir alguno de ellos para, en el caso de la ribonucleasa, en el año 1969 de la mano del ya citado Jardetzky, elucidar su mecanismo enzimático.

Los estudios estructurales con RMN fueron mejorando no solo por el perfeccionamiento en la construcción de imanes de alto campo y gran estabilidad, sino por el desarrollo de técnicas sofisticadas, de aplicación de la radiación, de adquisición de los datos y su tratamiento (métodos de RMN bidimensional, el uso de la transformada de Fourier...). Utilizando estas y otras mejoras, pudo el suizo Kurt Wüthrich resolver en 1985 la estructura atómica de una proteína, el inhibidor de la tripsina bovina (*bovine pancreatic trypsin inhibitor*; BPTI), lo que le valió el Premio Nobel de Química en 2002. Los primeros resultados fueron acogidos con escepticismo por parte de la comunidad científica, así que el cristalógrafo Robert Huber sugirió que se determinase de manera independiente, tanto por cristalografía de rayos X en su propio laboratorio como por RMN en el de Wüthrich, la estructura atómica de una pequeña proteína, el tendamistat, de la que no se sabía su estructura (Figura 20). Los resultados obtenidos por las dos técnicas, publicados a principios de 1986, fueron virtualmente idénticos, lo que acabó con todas las dudas hacia la RMN, que desde entonces se ha desarrollado enormemente.

Sin embargo, aunque de manera rutinaria se pueden determinar estructuras de proteínas con tamaños de hasta unos 30 kDa, la resolución de proteínas o complejos más grandes se vuelve mucho más complicada, por lo que no es tan utilizada como la más clásica técnica de difracción de cristales o la recientemente desarrollada criomicroscopía electrónica. Sin embargo, la RMN tiene una ventaja muy importante sobre estas dos técnicas, y es que la determinación de la estructura de la muestra se hace en solución y se pueden seguir con extremada sensibilidad procesos dinámicos no abordables por la técnica de difracción de rayos X sobre cristales de proteína.

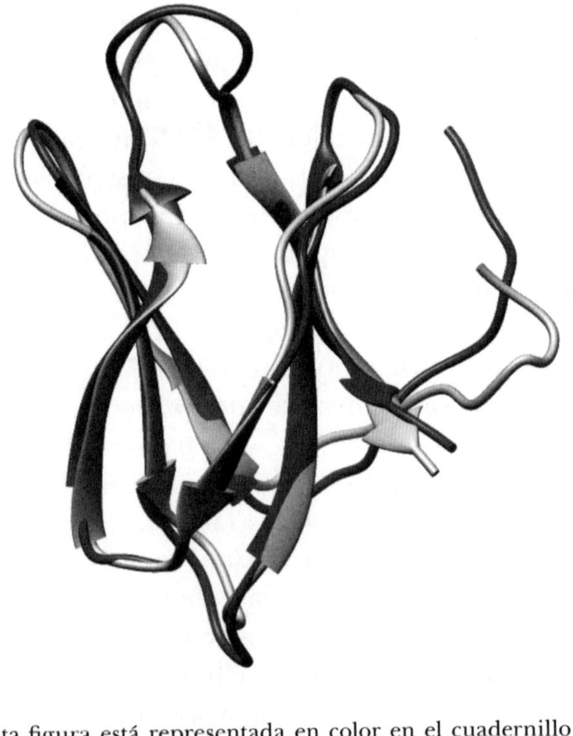

Figura 20 (esta figura está representada en color en el cuadernillo central). Estructura atómica de la proteína tendamistat, determinada a la vez por cristalografía de rayos X (gris oscuro) y por RMN (gris claro). Obsérvese que las dos estructuras son casi idénticas con respecto a la estructura secundaria (las láminas β) y solo varían ligeramente en las regiones no estructuradas que las unen.

LA CRIOMICROSCOPÍA ELECTRÓNICA

La microscopía electrónica es hija, como todas las técnicas descritas anteriormente, de la revolución que tuvo lugar en la física en los inicios del siglo XX. Para su desarrollo como herramienta de determinación estructural de proteínas, dos personas han sido fundamentales. El primero fue el físico francés Louis de Broglie, quien propuso en 1924 la doble naturaleza ondulatoria/corpuscular de los electrones. Los trabajos que condujeron al Premio Nobel de Física de 1929 están contenidos en su tesis doctoral —el único Premio Nobel que puede decir algo así— y se comenzaron a desarrollar a lo largo de su servicio militar, durante la I Guerra Mundial, en los ratos libres que de Broglie tenía como servidor telegrafista en la Torre Eiffel —durante mi servicio militar, no recuerdo haber hecho algo más notable que leer novelas policíacas—.

La doble naturaleza ondulatoria/corpuscular de los electrones fue demostrada en términos prácticos en 1927 por los físicos estadounidenses Clinton Davisson y Lester Germer, cuando al bombardear un cristal de níquel con un haz de electrones observaron que estos eran difractados, tal como ocurre con los rayos X. Esta confirmación generó claros efectos prácticos: los electrones pueden interaccionar mucho más con la materia que los rayos X —unas 10^4 veces más—, y por lo tanto extraer más información de aquella, y pueden ser manejados —por ejemplo enfocados— mediante dispositivos electromagnéticos, lo que no es tan fácil con los rayos X.

Durante los siguientes años, principalmente en Alemania y de la mano de Max Knoll y Ernst Ruska (Premio Nobel de Física de 1986), se desarrollaron las primeras lentes electromagnéticas —para conducir los electrones hacia la muestra y recogerlos y enfocarlos después de su paso por ella— y unos primitivos sistemas de vacío —los electrones interaccionan fuertemente con la materia y esta debe desaparecer de la columna del microscopio, para que aquellos puedan llegar a la muestra que se pretende estudiar—. Estos avances permitieron generar imágenes en un rudimentario microscopio electrónico de transmisión construido por el grupo en 1931 —en este texto toda la referencia a la microscopía electrónica se corresponde a la de transmisión, la única que realmente importa para la biología estructural—. Otros experimentos parecidos fueron realizados en Bruselas por Ladislaus Marton. No se tardó mucho tiempo en usar estos primitivos microscopios electrónicos para observar muestras biológicas —bacterias o virus— de la mano del propio Marton o de Helmut Ruska, hermano de Ernst.

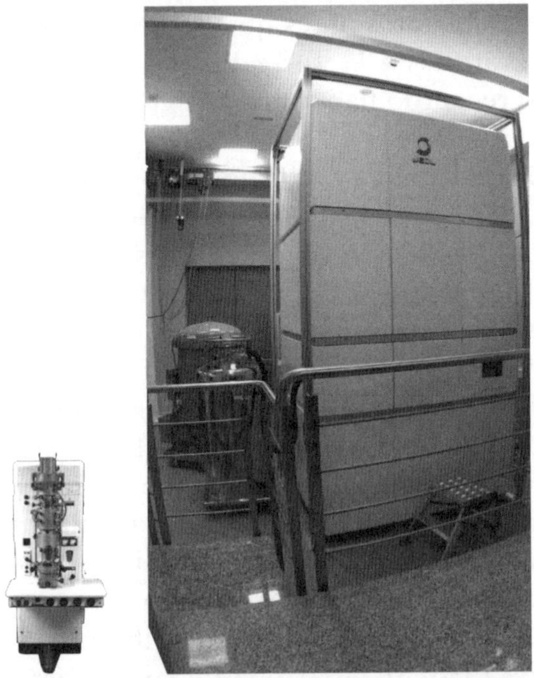

(Izquierda) Fotografía de uno de los primeros microscopios electrónicos comerciales, marca Siemens. (Cortesía del archivo de la University of Pennsilvania Library). (Derecha) Fotografía de un moderno criomicroscopio electrónico, perteneciente al servicio de criomicroscopía electrónica del Centro Nacional de Biotecnología (CNB-CSIC), que posee todo el conjunto de avances tecnológicos que se describen en el texto. Los dos microscoscopios están representados aproximadamente a escala proporcional.

La segunda persona fundamental en el desarrollo de la microscopía electrónica como una herramienta de la biología estructural fue el matemático austríaco Johann Radon, quien en 1917 desarrolló una herramienta matemática que lleva su nombre —la transformada de Radon—, que permite la reconstrucción tomográfica, imprescindible en la actualidad no solo en las técnicas de biología básica que se van a describir, sino en medicina en los aparatos de reconstrucción de imagen médica. La transformada de Radon viene a decir, en pocas palabras, que un volumen —el de una proteína por ejemplo—, que es una función de tres dimensiones, se puede definir unívocamente por las proyecciones de ese volumen en todas las orientaciones posibles. Teniendo en cuenta que la imagen de microscopía electrónica —por ejemplo, otra vez, de una proteína— es una proyección de ese volumen en un plano, esta técnica es ideal para reconstruir tridimensionalmente ese volumen (Figura 21). Si se añade además que la longitud de onda de la radiación que utiliza un microscopio electrónico estándar es del orden de 0,02 Å, no hay ningún impedimento teórico para resolver la estructura de las proteínas incluso a resolución subatómica. Esto sin embargo ha sido imposible hasta fechas cercanas debido a razones puramente prácticas, que tienen que ver fundamentalmente con la preparación de la muestra —la búsqueda de una técnica de preparación que permita mantener el agua que rodea a la muestra biológica y por ello su estructura— y con la radiación —la fuerte interacción de los electrones con la materia hace que si la radiación no es la mínima posible, se rompan enlaces y se produzca la transformación de la muestra que se pretende estudiar—.

Estos dos problemas se solventaron muy parcialmente en la década de los cincuenta utilizando la llamada técnica de «tinción negativa», en la que el agua que se encuentra en el interior de las moléculas biológicas y las rodea en solución es reemplazada por una sal de metal pesado, que ofrece una cierta protección a la radiación y aumenta el contraste de manera artificial. Esta y otras técnicas permitieron el desa-

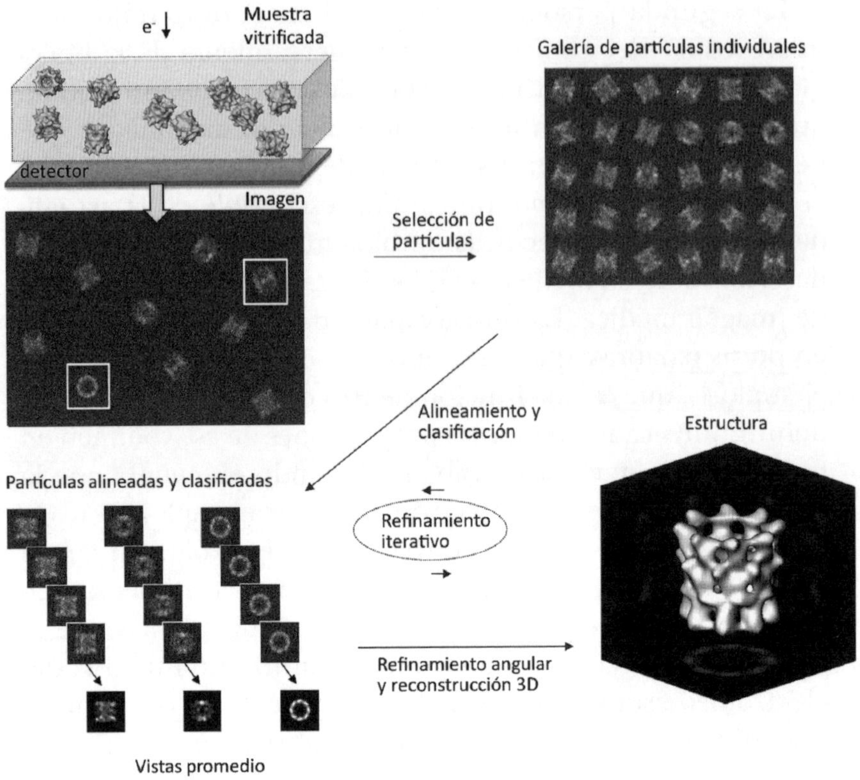

Figura 21. Esquema de la reconstrucción tridimensional de cualquier molécula —en nuestro caso, biológica—, utilizando el procedimiento matemático desarrollado por Johan Radon. Básicamente, un objeto tridimensional se puede reconstruir si se dispone de suficientes proyecciones bidimensionales en todos los ángulos posibles. Esas proyecciones se encuentran en principio en las imágenes tomadas en el microscopio electrónico. Las partículas de la muestra bajo estudio (en este caso una chaperona molecular llamada CCT, de la que se hablará posteriormente) se encuentran dispuestas y orientadas al azar en la muestra vitrificada, y así son registradas por el microscopio electrónico. Se seleccionan y extraen imágenes de partículas individuales. Posteriormente, se alinean y clasifican, y las imágenes de partículas de una misma clase se promedian para obtener imágenes de una mayor relación señal/ruido. En este esquema se muestran tres clases, pero en realidad se trabajan con cientos de ellas. La orientación relativa de las imágenes promedio se determina mediante técnicas de asignación angular, tras lo cual se realiza una reconstrucción tomográfica que genera la estructura 3D. La estructura obtenida se utiliza otra vez para generar una mejor asignación angular de las imágenes reales, en un proceso iterativo que solo finaliza cuando la estructura tridimensional no mejora.

rrollo de una microscopía electrónica descriptiva que entre otras cosas sirvió para una caracterización general de las estructuras biológicas —tejidos, estructuras celulares..., realizadas entre otros por Albert Claude, Christian de Duve y George Palade, trabajos por los que recibieron el Premio Nobel de Medicina o Fisiología de 1974—. Sin embargo, son técnicas muy agresivas que mantienen la estructura general pero destruyen los detalles de mayor resolución. En las décadas de los sesenta y setenta, fundamentalmente a través de científicos como Aaron Klug trabajando en el LMB de Cambridge, se pusieron los cimientos de la microscopía electrónica como herramienta para el análisis estructural, lo que en el caso de Klug fue recompensado con el Premio Nobel de Química de 1982. Él y otros comprobaron que la imagen generada por un microscopio es realmente la proyección del volumen del que se toma la imagen (Figura 21), y utilizaron los desarrollos de Radon para las primeras reconstrucciones tridimensionales de estructuras virales regulares como son los virus esféricos —icosaédricos— o helicoidales —el virus del mosaico del tabaco (TMV) o la cola del bacteriófago T4—. Fruto de este trabajo es la publicación en 1968 de la primera estructura tridimensional, todavía a baja resolución, de una estructura proteica, la de la cola del bacteriófago T4.

El problema de la preservación adecuada de la muestra persistía, y su solución llegó a principios de los ochenta de la mano del físico suizo Jacques Dubochet (Premio Nobel de Química de 2017), quien tuvo la brillante idea de no eliminar el agua de la muestra, sino congelarla a tal velocidad que no le da tiempo a cristalizar y forma una capa amorfa —vítrea—, que protege a la muestra de la radiación electrónica y del alto vacío existente en el microscopio electrónico. En este proceso, que se ha llamado vitrificación, la temperatura de congelación es del orden de -180 °C y la muestra se mantiene a partir de ese momento siempre a esa temperatura, incluso dentro del microscopio electrónico, y de ahí el nombre de criomicroscopía electrónica. En realidad está técnica había nacido

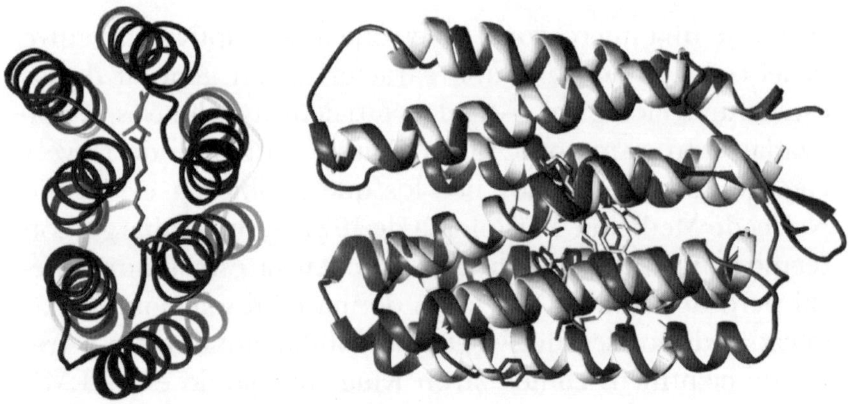

Figura 22 (esta figura está representada en color en el cuadernillo central). (Izquierda) Vista de la estructura de bacteriorodopsina, en la que se observa el canal formado por las siete hélices α, que es por donde se transporta el protón (H+) a resultas del cambio conformacional producido por la isomerización de la molécula de retinal (en el centro del canal). (Derecha) Comparación de la estructura atómica obtenida mediante criomicroscopía electrónica por Richard Henderson a primeros de los años noventa (estructura clara) con una estructura reciente obtenida por difracción de rayos X (estructura oscura). Obsérvese que en el primer caso no se pudo resolver la estructura desordenada que sobresale de la membrana (toda la estructura de la bacteriorodospsina está inserta dentro de la membrana).

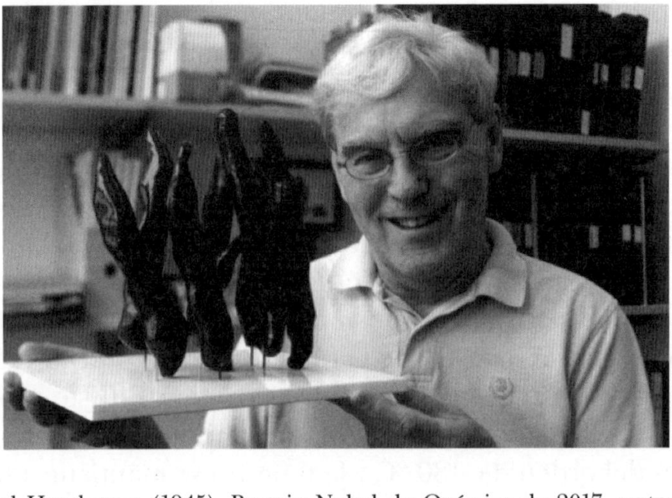

Richard Henderson (1945), Premio Nobel de Química de 2017, sosteniendo un antiguo modelo de la bacteriorodopsina (de la década de los setenta) en el que se muestran las siete hélices de la bacteriorodopsina [MRC Laboratory of Molecular Biology].

casi una década antes, pues con un proceso de congelación más primitivo, los investigadores del LMB Richard Henderson (Premio Nobel de Química de 2017) y Nigel Unwin determinaron en 1975 la estructura tridimensional de una proteína de membrana, la bacteriorodopsina, a una resolución tal que se pudieron visualizar las hélices α que esta proteína posee, mostrando de esta manera el potencial de la técnica para visualizar la estructura atómica de las proteínas. Esto ocurrió años después, en 1990, cuando Henderson y colaboradores determinaron la estructura de la bacteriorodopsina a resolución atómica (Figura 22).

En estos dos trabajos, Henderson utilizó cristales de bacteriorodopsina. Esta proteína cristaliza de manera natural solo en dos dimensiones, a lo largo de un plano, y lo mismo les ocurre a otras proteínas de membrana, y Henderson aplicó para la reconstrucción un protocolo casi idéntico a los que se utilizan en difracción de rayos X.

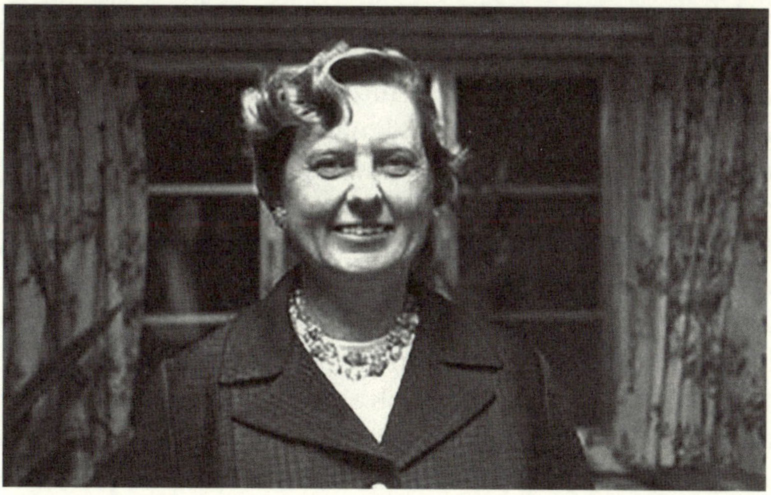

La americana Margaret Dayhoff fue pionera en los análisis computacionales de información biológica. En 1962 desarrolló el primer programa para el tratamiento de los datos que producía un secuenciador Edman de aminoácidos. [Ruth E. Dayhoff, 1980].

Estos cristales, llamados bidimensionales, son ideales para microscopía electrónica, pero sufren del mismo problema, si no peor, que los tridimensionales, y es que hay que generarlos, lo que no siempre es fácil o posible. El mayor mérito de un grupo de científicos encabezados por el germano-americano Joachim Frank (Premio Nobel de Química de 2017) es pensar que se podían reconstruir las moléculas biológicas, incluso a resolución atómica, sin necesidad de recurrir a cristales, utilizando sobre cada una de las moléculas los principios de reconstrucción tridimensional desarrollados por Radon y Klug.

A partir de los desarrollos matemáticos de Frank y otros, y utilizando la técnica de vitrificación de Dubochet, desde mediados de los noventa se determinaron las estructuras de proteínas no cristalizadas a resoluciones cercanas a la atómica, pero siempre de especímenes con mucha simetría interna o de muy gran tamaño —virus, ribosomas—. La criomicroscopía electrónica estaba lejos de ser una técnica estructural rutinaria, con un nivel de estandarización similar al de la cristalografía de proteínas o la RMN, y eso se debía a problemas de carácter técnico, el principal de los cuales era desarrollar una tecnología que permitiera registrar la información sobre la muestra sin introducir muchos electrones que la acabasen dañando. Este problema se ha resuelto recientemente mediante el desarrollo de los detectores directos de electrones, basados en la tecnología CMOS (Complementary Metal Oxide Semiconductor), en cuyo diseño ha estado involucrado el propio Henderson. Estos detectores no solo son muy sensibles sino también muy rápidos —pueden registrar en un segundo hasta centenares de «fotogramas»—, lo que resuelve otro problema muy importante que impedía la extracción de la información a alta resolución, el movimiento de la muestra mientras se registra la información, debido al calentamiento en esa área producido por la radiación. El alineamiento de los fotogramas y su promediado resuelven ese problema, y la información obtenida de las imágenes y su procesado utilizando sofisticados programas de clasificación y reconstrucción tridimensional han generado una «explosión» de estructuras atómicas de todo tipo de proteínas, de complejos macromoleculares de más de un millón de daltons (> 1MDa) como el ribosoma, a proteínas de 60 kDa como la hemoglobina.

A la ventaja de no necesitar la cristalización de la proteína, de poder usar cantidades muy pequeñas de muestra —del orden de microgramos para varios experimentos—, se une que no se requiere que la muestra sea pura para poder hacer la reconstrucción tridimensional de las diferentes poblaciones presentes en la solución —mediante los poderosos sistemas de clasificación que se han ido desarrollando durante los últimos años—, llegándose al caso de que se pueden reconstruir a la vez y de manera independiente dos proteínas distintas o la misma proteína en dos estados conformacionales diferentes. Todas estas ventajas están llevando a que, aunque la cristalografía de rayos X siga siendo la técnica más utilizada para proteínas pequeñas y estándar —aquellas para las que hay información estructural de proteínas homólogas y se puede aplicar métodos de reemplazamiento molecular—, la criomicroscopía electrónica se esté imponiendo como la técnica estructural más adecuada para lidiar con las muestras más complejas y difíciles de tratar, y muchos cristalógrafos están comenzando a incorporarla como su herramienta principal. Esto ha llevado a que en el año 2019 el 10 % de las nuevas estructuras atómicas generadas lo hayan sido utilizando la criomicroscopía electrónica.

Uno de los problemas de esta técnica, que también comparte con la difracción de rayos X y la RMN, es que la infraestructura es compleja y cara, y la tendencia actual es a crear grandes instalaciones nacionales o internacionales, siguiendo el ejemplo de la difracción de rayos X y los sincrotrones, en las que el acceso esté subvencionado por los distintos gobiernos o agencias de financiación. Este es un ejemplo más del dinamismo de la biología estructural y de su capacidad colaborativa a nivel nacional o internacional.

LA BIOLOGÍA COMPUTACIONAL

El perfeccionamiento de las técnicas estructurales descritas anteriormente solo pudo conseguirse gracias al desarrollo en paralelo de una de las herramientas que más ha influido en la ciencia moderna desde su aparición, el ordenador). Todas estas técnicas tienen un componente de cálculo muy alto y requieren de ordenadores cada vez más poderosos para llevarlos a cabo. Sin embargo, el ordenador también puede utilizarse, junto con los programas informáticos de los que se sirve, para el estudio de las proteínas tanto a nivel bidimensional —análisis y comparación de secuencias y predicción de estructura secundaria— como tridimensional —análisis y comparación de motivos estructurales y predicción de estructura tridimensional—. La biología computacional es por méritos propios un área científica independiente, y su desarrollo comenzó a finales de los años setenta cuando las técnicas de secuenciación de proteínas y, sobre todo, de ácidos nucleicos permitieron la determinación de un razonable número de secuencias con las que poder realizar estudios de comparación y evolución.

Existe un claro consenso en que la matemática americana Margaret Dayhoff fue la pionera en los análisis computacionales de información biológica. Ya en 1962, trabajando en la National Biomedical Research Foundation y en la Universidad de Georgetown, y en colaboración con Robert Ledley, Dayhoff desarrolló el primer programa para el tratamiento de los datos que producía un secuenciador Edman de aminoácidos. En 1966 creó el primer programa —para el que utilizó el lenguaje FORTRAN, que los viejos todavía recordamos—, para la comparación de secuencias y para analizarlas también desde el punto de vista filogenético, utilizando para ello las pocas secuencias que entonces se conocían. Una de las más importantes contribuciones de Dayhoff fue la creación en 1965, junto con Richard Eck, del Atlas of Protein Sequence and Structure, que en su primera versión contenía tan solo sesenta y cinco secuencias, y que se convirtió en la primera base de datos biológica, para la que Dayhoff creó además el código aminoacídico de una letra que todo el mundo utiliza en la actualidad.

Aunque en ese pequeño libro los dos autores ya sugerían que las secuencias reflejan la evolución de las especies, la primera contribución seria al estudio molecular de la evolución vino de la mano de Pauling —cómo no— y del científico franco-austríaco Emile Zuckerkandl, que trabajaba en Caltech en las secuencias de hemoglobinas de distintos animales. Pauling fue invitado en 1963 a escribir algo en un número especial para el que no había proceso de evaluación, lo que aprovechó para escribir con Zuckerkandl y según sus propias palabras, «algo escandaloso», pero en realidad algo en lo que llevaba pensando cierto tiempo. En el trabajo utilizaron el número de diferencias en las cadenas de hemoglobina de las subunidades α y β para inferir el tiempo transcurrido desde el último ancestro común para varias especies, que se conocía aproximadamente gracias a estudios paleontológicos con humanos y otras especies. Los dos autores concluyeron que «será posible, a través de la detallada determinación de la secuencia aminoacídica de distintas moléculas de hemoglobina y de otras proteínas, obtener información acerca del proceso de evolución y así iluminar el problema del origen de las especies». Como dijo Alex Rich, discípulo de Pauling y a la vez famoso científico, «de un solo plumazo, Pauling unió los campos de la Paleontología, la Biología Evolutiva y la Biología Molecular».

Zuckerkandl y Pauling acuñaron el término «paleogenética» para introducir esta novedosa rama de la evolución, pero en el trabajo las comparaciones hechas no tenían una clara justificación matemática, lo que fue resuelto en parte por el primer algoritmo de alineamiento de secuencias por pares, desarrollado en 1970 por Saul Needleman y Christian Wunsch. Para que los análisis pudieran manejar varias secuencias hubo que esperar hasta 1987, a los desarrollos de Russell F. Doolitle, también pionero en las escalas de hidrofobicidad que dieron lugar a las predicciones de secuencias transmembrana que tan importantes son en la localización de estos segmentos de las proteínas de membrana, como veremos más tarde. El trabajo de Doolitle en el análisis de secuencias múltiples fue enseguida sobrepasado por el desarrollo del programa CLUSTAL, debido al irlandés Desmond Higgins, uno de los programas más usados por los biólogos moleculares.

Dayhoff realizó en 1978 también otra importante contribución a la biología computacional al crear el primer modelo probabilístico de sustitución de aminoácidos, que se basó en las mutaciones puntuales conocidas hasta entonces. El resultado fue una matriz de veinte por veinte aminoácidos que contenía los valores de probabilidad de que cada aminoácido cambie a otro.

Durante las décadas de los ochenta y noventa tuvieron lugar tres sucesos que produjeron una revolución en el campo de la biología computacional. El primero fue la aparición, fundamentalmente a principios de los ochenta, de los ordenadores de mesa, mucho más baratos que los grandes y centralizados dispositivos existentes hasta entonces, para los que se tenía acceso muy limitado. Es muy difícil que aquellos que peinan canas no se acuerden de los Commodore o los más sofisticados Apple II, difíciles de ver en España, o el más evolucionado Apple Macintosh. Quien esto escribe adquirió su primer Macintosh en 1987, cuando trabajaba en Cambridge, y desde entonces no ha abandonado esa marca de ordenadores —esto se está escribiendo con otro Mac— y sí, también usa un iPhone.

El gran aumento de ordenadores personales llevó consigo el crecimiento de software para bioinformática. El primer paquete de programas mundialmente conocido lo desarrolló un grupo de la Universidad de Wisconsin. El programa se llamó GCG (Genetics Computer Group) y se utilizó para manipular las secuencias de ADN, ARN o proteínas. A este software siguió otro, DNASTAR, creado también por gente de la misma universidad, pero en este caso como esfuerzo privado, que ha llevado a la compañía a ser una de las más importantes del mundo en este campo, y su software, con los cambios lógicos tras cuarenta años de evolución, uno de los más utilizados.

La facilidad de adquisición de esos pequeños ordenadores llevó asociado un enorme incremento en su uso en cualquier laboratorio y también en el desarrollo de programas caseros, los más exitosos de los cuales se volvieron de uso común por su rápida transmisión entre la comunidad científica. Un hito importante en este movimiento es la proclama lanzada en 1983 por Richard Stallman, el famoso manifiesto GNU —GNU Not Unix, que se puede traducir por GNU no es Unix— en el que el informático abogaba por el desarrollo de software libre basado en el lenguaje Unix. Este movimiento evolucionó rápidamente en otro más amplio, el Free Software Movement, muy activo hasta la fecha. La filosofía promovida por Stallman fue el núcleo de varias iniciativas bioinformáticas como el European Molecular Biology Open Software Suite, cuyo desarrollo comenzó en 1996 como una alternativa libre y de código abierto al GCG. En honor a la verdad, hay que decir que ya hubo iniciativas muy anteriores a la que acabamos de describir y que son muy importantes para lo que aquí se narra. Este es el caso del llamado proyecto de colaboración informática número 4 (Collaborative Computational Project Number 4; CCP4) para el manejo de datos proveniente de cristalografía de rayos X, que se creó en Gran Bretaña en 1979 para desarrollar software y formatos comunes que pudieran fomentar la colaboración. El paquete de programas, que ha evolucionado y ganado en complejidad, es todavía el referente de la comunidad internacional.

El segundo aspecto fue el desarrollo de técnicas de secuenciación de ADN, debidas fundamentalmente al genio del químico de proteínas Frederick Sanger (Figura 6) mientras trabajaba en el LMB, mucho más sencillas y potentes que las existentes para la secuenciación directa de proteínas. Con ello se produjo un aumento exponencial de información sobre el ADN —y sobre las proteínas, tras la traducción del código de bases al de aminoácidos— que solo se pudo manejar tras el desarrollo del tercero de los eventos cruciales, la creación de bases de datos internacionales. Pero para que esas bases de datos fueran verdaderamente útiles tenían que ser fácilmente accesibles a la comunidad, y para eso fue necesario primero el desarrollo de una red de conexión entre los laboratorios de los usuarios y las bases de datos. Esto es la World Wide Web (WWW) cuyo perfeccionamiento ha servido para mucho más que eso. La idea de esta red de conexión entre ordenadores le vino a finales de los ochenta al informático británico Tim Berners-Lee, que trabajaba entonces en la Organización Europea para la Investigación Nuclear (Conseil Européen pour la Recherche Nucléaire; CERN). El desarrollo de la WWW supuso el éxito inmediato de otras iniciativas internacionales como la primera base de datos de secuencias de nucleótidos, la EMBL Nucleotide Sequence Data Library, creada en 1993 por la organización paneuropea, y que incluye en la actualidad otras bases como Swissprot y Rebase, mientras que al otro lado del Atlántico un año antes se creaba la base de datos GenBank, auspiciada primero por Los Álamos National Laboratory y posteriormente por el National Center for Biotechnology Information, aunque al principio no funcionó a través de la web. A estas bases de datos han seguido otras muchas como PubMed, creada en 1997, y Human Genome, en 1999.

En lo que estrictamente tiene que ver con la estructura de proteínas, el aumento de estructuras cristalográficas estimuló a algunos investigadores a la creación de una base de datos de estructuras, para lo que hubo que buscar un formato que sirviese para almacenar la información y que esta pudiera ser visualizada por quien accediera a ella. Dos científicos americanos, Walter Hamilton y Edgar Meyer, comenzaron a trabajar en 1969 en el software para almacenar las coordenadas atómicas, y en 1971 el Protein Data Bank fue anunciado al mundo con una base de datos de nueve estructuras. Esta base de datos, tal como se ha comentado anteriormente, posee actualmente más de 160.000 entradas, pero es interesante comentar que de todas, casi 13.000, provienen de estudios de RMN y más de 4.500 de criomicroscopía electrónica, en este último caso con un crecimiento explosivo.

OTRAS TÉCNICAS ESPECTROSCÓPICAS EN BIOLOGÍA ESTRUCTURAL: LA ESPECTROSCOPÍA VIBRACIONAL Y LA BASADA EN LAS PROPIEDADES ÓPTICAS

La espectroscopía es una disciplina antigua que estudia la interacción de la radiación con la materia, y como tal ha dado lugar a importantes desarrollos en innumerables campos de la ciencia que están fuera del objetivo de este libro. Sí que nos interesa la espectroscopía que suministra información estructural sobre las proteínas, y ya hemos hablado dentro de este capítulo de una técnica muy poderosa en este campo, la RMN, que permite incluso la determinación a resolución atómica de la molécula bajo estudio. Hay otras dos técnicas espectroscópicas que sin tener la capacidad de resolución de la RMN pueden proporcionar información sobre la estructura secundaria de las proteínas. Estas técnicas, como otras de las que hemos hablado anteriormente, han llegado a la biología solo recientemente —en las últimas cuatro o cinco décadas—, después de nacer en el campo de la física para pasar al de la química. Su uso en la biología ha sido inicialmente obra de físicos y químicos con intereses en problemas biológicos, y se ha producido después de ser resueltos problemas técnicos asociados con el uso de soluciones acuosas y gracias al desarrollo de herramientas teóricas para relacionar los resultados con información de carácter estructural.

La primera en ser utilizada sobre muestras biológicas es la que hace uso de las propiedades ópticas que tienen las proteínas, a través de técnicas denominadas Dispersión Óptica Rotatoria —ORD, por sus siglas en inglés— o Dicroísmo Circular —CD— (Figura 23), esta mucho más usada que la primera. Como hemos comentado al principio, las proteínas tienen actividad óptica debido a que están compuestas por aminoácidos que tienen esa propiedad, al ser todos levorrotatorios —L-aminoácidos—. Esta propiedad óptica se ve reforzada cuando las proteínas se disponen en una estructura regular, bien sea formando parte de una hélice α o de

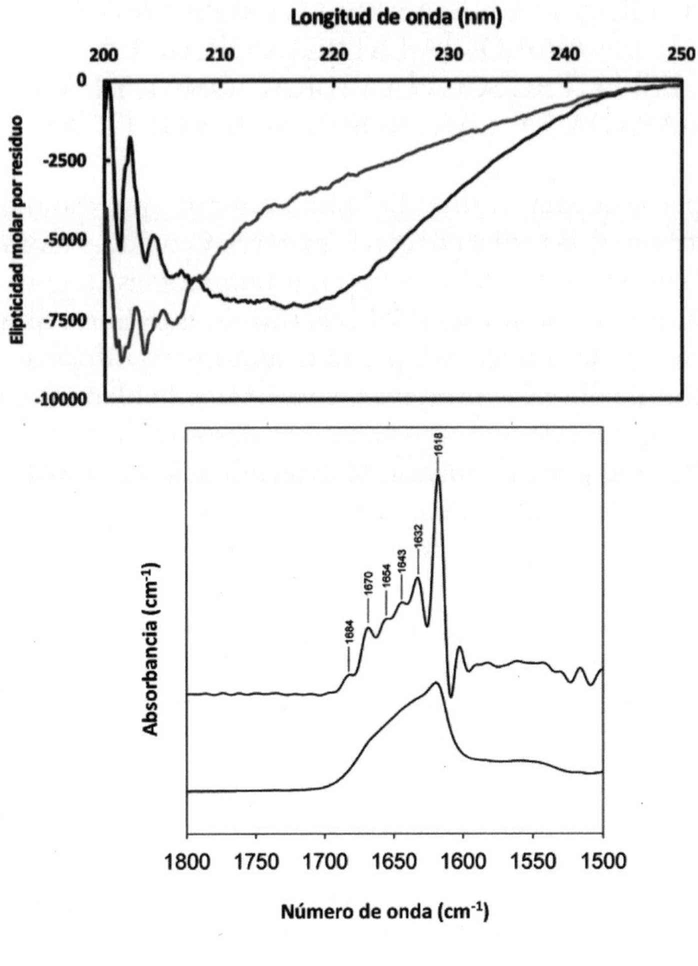

Figura 23. (Arriba) Espectro de Dicroismo Circular (Circular Dichroism, CD) de la proteína α-sarcina en estado nativo (línea más oscura) y en estado desnaturalizado, en el que ha perdido toda su estructura secundaria (línea más clara). (Abajo) Espectro de Infrarrojo por Transformada de Fourier (FT-IR) de un fragmento de la proteína Tau. De los dos espectros que se muestran, el de abajo corresponde a la señal de la llamada Amida I, que está asociada a la vibración por «estiramiento» del enlace C=O del enlace peptídico, que es sensible al tipo de estructura secundaria de la que forma parte. El pico es en realidad la suma de todos los picos correspondientes a cada una de esas estructuras, y eso puede observarse si se utilizan herramientas de descomposición de la señal (deconvolución, espectro de arriba).

una lámina β. Cuando a la proteína en solución se la somete a luz polarizada, la muestra proteica absorbe más o menos dependiendo de su composición y de la longitud de onda de la radiación que recibe, lo que da lugar a un espectro que puede ser interpretado en términos de su composición de estructura secundaria. Los primeros experimentos de CD se llevaron a cabo en los años sesenta en el grupo del investigador americano Paul Doty, unos pocos años después de conocerse la existencia de la estructura secundaria en las proteínas, y se realizaron con polipéptidos que se pensaba se organizaban en estructura de hélice α, como por ejemplo poli-Glu. Durante los primeros años, los trabajos de Doty o los estudios teóricos del químico británico William Moffit, entre otros, sirvieron para la asignación de las bandas a las distintas estructuras secundarias. Desde entonces, el campo se ha desarrollado mucho, no solo en la tecnología de los espectrofotómetros que sirven para irradiar la muestra —fundamentalmente en el rango de la radiación ultravioleta— y recoger la señal, sino en el tratamiento de esta última para conocer no solo el componente de estructura secundaria sino incluso de estructura terciaria o los cambios conformacionales que se producen en distintas circunstancias, además de recoger información interesante sobre la estabilidad de la proteína en procesos de desnaturalización química o térmica.

La segunda de las técnicas es la espectroscopía vibracional, que utiliza radiación de naturaleza infrarroja (radiación de una longitud de onda entre 700 y 106 nm), y que induce la vibración en varias formas de los distintos enlaces, entre ellos el enlace peptídico, típico de las proteínas (Figura 23). La zona principal de estudio de esta técnica se encuentra en una región del espectro en la que vibran los distintos componentes del enlace peptídico y la disposición de este dentro de una hélice α o en una lámina β o en una región desordenada producirá variaciones en la energía de esos enlaces que permitirá en principio no sólo diferenciarlos, sino además cuantificar el porcentaje de esas estructuras dentro de la proteína bajo estudio, o cómo se transforma cuando se produce un cambio conformacional.

Los primeros desarrollos de la espectroscopía vibracional se deben fundamentalmente al físico alemán, pero establecido en Canadá, Gerhard Herzberg, quien recibió el premio Nobel de Química en 1971 por contribuciones en ese campo. La historia de este investigador alemán es curiosa, pues como otros colegas suyos tuvo que huir de Alemania debido a las leyes anti-judías promulgadas por Hitler y sus secuaces. El asunto es que él no era judío pero sí lo era su mujer, y su cátedra en la universidad estaba condicionada a que se divorciara de ella, a lo que se negó.

Los desarrollos de Herzberg permitieron los primeros escarceos con moléculas biológicas a finales de la década de los setenta, fundamentalmente en el National Research Council de Ottawa a través de la figura de Henry Mantsch, uno de los iniciadores en el estudio de moléculas biológicas, primero con lípidos y luego con proteínas. Para que esto fuera posible se requirió el desarrollo de mejores fuentes de iluminación y mejores detectores, pero sobre todo la implantación de la tecnología que se ha denominado FT-IR (Fourier Transform Infrarred), que en pocas palabras incluye técnicas interferométricas que permiten la aplicación sobre la muestra de un amplio rango de longitudes de onda, y el posterior tratamiento de la señal modificada por la muestra mediante técnicas de Fourier, para separar la información correspondiente a cada longitud de onda de una manera muy rápida y precisa —en realidad, en este campo no se utiliza como parámetro de medida la longitud de onda sino la inversamente proporcional frecuencia, pero esto es un detalle sin importancia—. La FT-IR ha permitido la caracterización vibracional, de una manera sencilla y rápida, de los componentes de estructura secundaria de las proteínas bajo estudio o de los cambios que se producen al interaccionar con otras moléculas.

LA ESTRUCTURA CUATERNARIA DE LAS PROTEÍNAS. LOS COMPLEJOS MACROMOLECULARES

LOS MOTIVOS ESTRUCTURALES Y LOS DOMINIOS PROTEICOS

Este apartado parece descolocado respecto a la distribución dispuesta para el libro —estructura secundaria, terciaria y ahora cuaternaria (Figura 12)—, pero es que lo que ahora se discute y le da título, aunque perteneciente a la estructura terciaria —como veremos pronto, mejor estructura supersecundaria—, solo pudo desarrollarse a través de una comparación sistemática de la estructura de las proteínas, algo que vino más tarde del descubrimiento de la estructura cuaternaria. Y es que la comparación estructural de proteínas solo fue posible cuando las técnicas descritas en el anterior capítulo permitieron la resolución atómica de un número razonable de estructuras proteicas, y estas pasaron al dominio público a través de bases de datos. Esa comparación dio lugar al descubrimiento de numerosos elementos comunes que parecen formar el núcleo de la gran diversidad estructural que ahora conocemos, los motivos estructurales y los dominios proteicos.

El concepto de motivo estructural describe la conectividad entre elementos de estructura secundaria, y ese conjunto de elementos es considerado como estructura supersecundaria —una agrupación de unos pocos elementos de estructura secundaria dispuestos en el espacio aproximadamente de la misma manera—. La comparación de estructuras es un acto eminentemente visual, y aunque ahora existen programas que pueden hacer esa comparación de manera más objetiva y precisa, las primeras se hicieron mediante el manejo meramente visual de las estructuras, para lo que también se recurrió a los ordenadores y a los programas de observación de estructuras que se han ido creando durante los últimos cincuenta años, desde los primeros diseñados en 1966 en el Massachusetts Institute of Technology (MIT) por Cyrus Levinthal y colaboradores.

Sin embargo, incluso antes de disponer de bases de datos con las que hacer generalizaciones, ya se había descubierto el primer motivo estructural, el llamado globina, cuando Perutz y Kendrew (Figura 16) se apercibieron de la similitud estructural entre la mioglobina y las subunidades de la hemoglobina, las dos primeras proteínas cuya estructura se conoció. Esta comparación resultó evidente porque los dos investigadores trabajaban en el mismo laboratorio y conocían perfectamente los resultados del otro, y además eran conscientes de que las dos proteínas tienen una función parecida, la de transportar O_2.

El siguiente motivo estructural que se conoció vino de la mano de Michael Rossman. Este científico norteamericano —en realidad un judío alemán que escapó de niño de su país cuando sus padres se apercibieron de lo que se avecinaba— fue, trabajando de estudiante postdoctoral con Max Perutz en el LMB, uno de los primeros investigadores en escribir programas para la determinación estrucutural de moléculas biológicas utilizando datos de cristalografía de rayos X, fundamentalmente programas de reemplazamiento molecular a los que se ha aludido anteriormente. Rossmann, ya en los Estados Unidos, advirtió en 1973 la semejanza estructural de una proteína de la que acababa de determinar su estructura, la lactato deshidrogenasa (LDH), con la de flavodoxina, otra proteína resuelta entonces. Rossmann observó que las dos proteínas poseen una topología similar, un núcleo central de tres láminas β dispuestas paralelamente y acompañadas por dos hélices α. Este motivo, que terminó llamándose motivo Rossman, se repite normalmente formando un núcleo de seis láminas β rodeado por cuatro hélices α, y al poco tiempo se encontró que la naturaleza lo ha diseñado como motivo de unión a nucleótidos, en particular a cofactores como FAD y NAD. Se han encontrado multitud de variaciones del motivo Rossmann, pero todas se cree que provienen de un ancestro común que se ha diversificado para atender distintas funciones. Un aspecto interesante de la comparación entre flavodoxina y LDH es que la primera solo posee este motivo mientras que la segunda tiene otro que promueve la tetramerización del enzima, lo que añade una complejidad extra a su función, tal y como veremos posteriormente.

El siguiente motivo estructural fue descubierto por el matrimonio formado por David y Jane Richardson, de la Universidad de Duke, cuando tras determinar la estructura atómica de la superóxido dismutasa (SOD) y asistiendo en 1975 a un congreso, se apercibieron de que otra estructura presentada allí, la de un dominio inmunoglobulina, se parecía enormemente a la suya. La estructura central es la de una serie de láminas β dispuestas de manera antiparalela formando un barril —estructura en barril β—, que se ha convertido en un motivo bastante común. El matrimonio Richardson, en particular Jane, ha sido pionero en la representación de estructuras proteicas —la lámina β en forma de cinta es idea de ella— y en distintos programas de cristalografía de rayos X y de validación de los datos que se obtienen de esta técnica.

Con la expansión de las bases de datos, otros muchos dominios fueron apareciendo, como la llave griega, horquilla β, el dedo de zinc... (Figura 24) —una descripción exhaustiva está fuera del objetivo de este libro—, lo que llevó a varios científicos, entre otros a los del LMB Arthur Lesk y Michael Levitt —el primero, otro pionero en el desarrollo de métodos de representación y clasificación de pro-

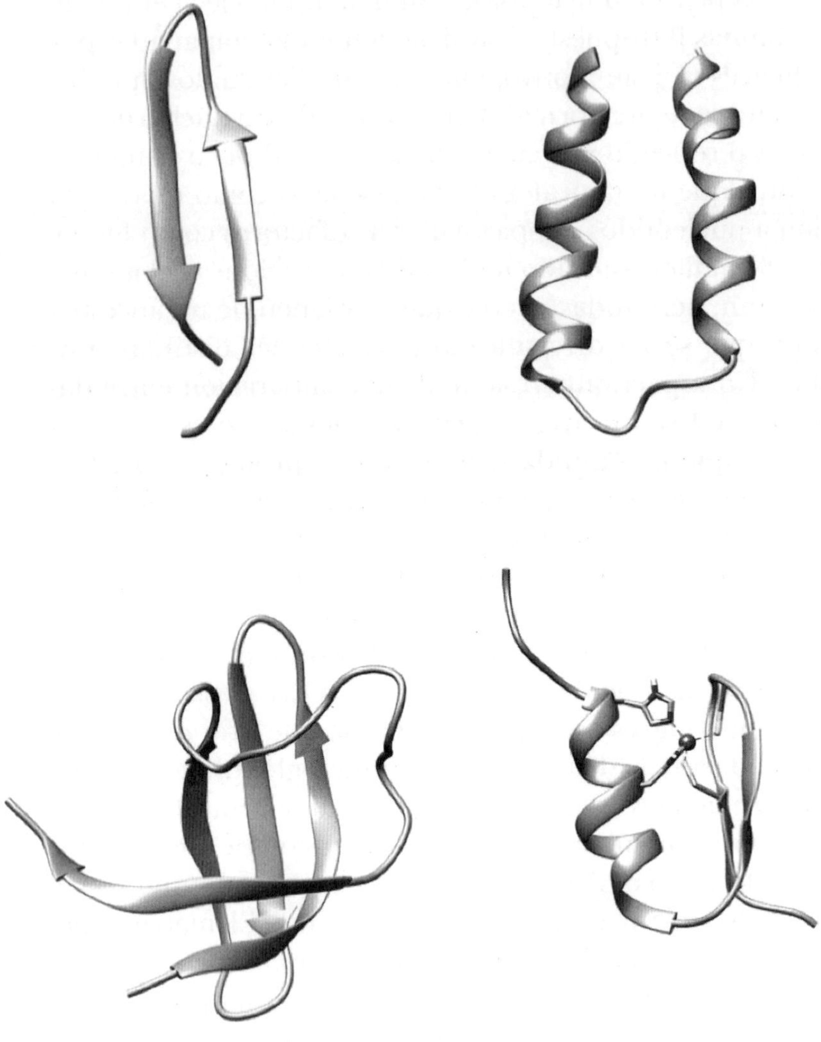

Figura 24. Imágenes tipo de motivos estructurales. (De izquierda a derecha y de arriba a abajo) Horquilla β; hélice-lazo-hélice; llave griega; y dedo de zinc (*zinc finger*). Cuatro de los muchos motivos definidos hasta la fecha. Con la utilización de pequeños motivos como estos se generan los distintos dominios funcionales.

teínas; el segundo, Premio Nobel de Química de 2013 por el desarrollo de métodos computacionales para el análisis de reacciones químicas— a desarrollar una clasificación de los motivos estructurales en tres grandes familias: las de los motivos formados por hélices α (dominios α); aquellos formado por láminas β (dominios β); y los formados por una mezcla de hélices α y láminas β (dominios α/β). Las decenas de miles de proteínas hasta ahora descubiertas —y otras muchas de las que se postula que existen mediante el análisis de los genomas secuenciados— se constituyen por la combinación, duplicación y transformación de cientos de esos motivos estructurales.

La enorme cantidad de estructuras obtenidas ha permitido desarrollar, como digo, clasificaciones por homología, y derivar de ellas procesos evolutivos. Una de las primeras bases de datos y la más exitosa de todas ellas, SCOP (Structural Classification of Proteins), se creó en 1994 en Cambridge mediante la colaboración de dos centros, el archiconocido LMB y otro que entonces acababa de ser fundado (1990), el centro para la ingeniería de proteínas (Centre for Protein Engineering; CPE), que durante sus años de existencia —se cerró tras la jubilación de su fundador, Alan Fehrst; en muchos países los centros de investigación se crean alrededor de una figura y se cierran con su desaparición— ha sido pionero en el campo de la ingeniería de proteínas, es decir en el conocimiento profundo de su estructura y actividad, para eventualmente modificar de acuerdo a nuestras necesidades la segunda a través de cambios en la primera.

El segundo concepto que se discute en este apartado es el de dominio proteico, sugerido en 1973 por el bioquímico americano Donald Wetlaufer para denominar a la unidad estable de proteína que se pliega autónomamente. Esta unidad normalmente se considera estrictamente asociada a la estructura terciaria y suele corresponder con una función única. Estas unidades estructurales y funcionales son el núcleo de las proteínas, y la evolución, utilizando a nivel molecular toda una serie de trucos —fundamentalmente a nivel genético gracias a fenómenos como la duplicación, el salto o el barajado (*shuffling*)—, ha generado proteínas con nuevas funciones —o con distinto control sobre las funciones ya existentes— gracias a la adquisición de dominios funcionales (Figura 25). El campo de la evolución molecular, que termina actuando sobre las proteínas, es un campo muy interesante que no puede ser atendido en estas páginas.

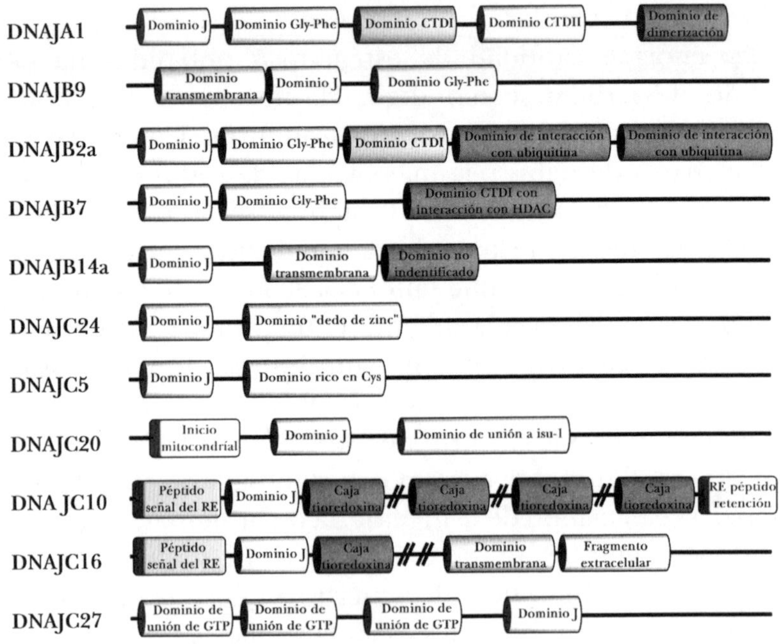

Figura 25. Ejemplo de la variabilidad estructural de una familia de proteínas, gracias a la adquisición de distintos dominios funcionales. El ejemplo es el de las proteínas llamadas Hsp40 o de dominio J, aunque esto último las defina mejor. Este grupo de proteínas (más de cuarenta en humanos) tiene en común un dominio llamado J, que les permite interaccionar con las chaperonas Hsp70, a las que ayudan en su función, que será discutida más tarde (ver Figura 45). Durante la evolución han ido adquiriendo otros dominios y por lo tanto otras funciones, de tal manera que son estas chaperonas las que dictan los cientos de funciones distintas que realizan las chaperonas Hsp70.

LA ESTRUCTURA CUATERNARIA Y LA OLIGOMERIZACIÓN

Tal y como se ha comentado anteriormente, al final del primer cuarto del siglo pasado quedó claro que muchas proteínas tienden a unirse formando entidades más complejas, configurando lo que el bioquímico danés Linderstrom-Lang denominó en 1950 la estructura cuaternaria de las proteínas (Figura 12). El proceso en el que distintas entidades —monómeros— se unen se denomina oligomerización, en el campo de la química, y esta definición ha saltado a la biología para explicar la unión, normalmente a través de enlaces débiles, de unidades de moléculas biológicas —normalmente proteínas, pero también otros tipos—. El concepto de oligomerización se ha hecho más complejo en biología pues acepta la unión de monómeros idénticos, para generar homo-oligómeros, pero también de monómeros distintos —en realidad, distintas proteínas—, para generar hetero-oligómeros.

Las ventajas asociadas a la oligomerización son varias, y no han tardado en descubrirse. La más obvia se explica, para el caso de las proteínas fibrosas, en su capacidad de producir y mantener una forma a nivel macroscópico, o en la de generar movimiento cuando el cambio conformacional que puede producirse en los monómeros se transmite y se multiplica. Los oligómeros tienen otras ventajas más difíciles de descubrir como, por ejemplo, la de generar un control más sutil sobre la función que la que el monómero puede llevar a cabo, y esto será descrito cuando hablemos de alosterismo y la cooperatividad. Decimos que la existencia de la oligomerización en las proteínas fibrosas, que se pensaba que tenían propiedades distintas a las globulares, era conocida desde los estudios químico-físicos de los años treinta y, desde luego, desde los trabajos de difracción de William Astbury (Figura 11).

Para las proteínas globulares, las primeras evidencias de una interacción física entre varias moléculas se establecieron para la hemoglobina —es sorprendente el papel que ha desempeñado la hemoglobina como sujeto de prueba de técnicas y conceptos en la historia de la biología molecular; algún ejemplo de ello ha asomado en estas páginas y alguno más aparecerá—, cuando a principios del siglo XX, como veremos más adelante, se descubrió el efecto cooperativo de la unión del O_2 a la hemoglobina, que solo se podía entender como una comunicación entre las moléculas del oligómero. Sin embargo, bajo la influencia de la teoría coloidal, esta interacción se pensó que podía no ser estable y se producía a través de asociaciones y disociaciones. Hubo que esperar veinte años para que el bioquímico británico Gilbert Adair, utilizando la técnica de variación de la presión osmótica, pudiera mostrar que esta proteína tiene una masa molecular que solo se podía explicar si está formando un tetrámero, y a la misma conclusión llegó poco después el biofísico sueco Svedberg usando la ultracentrifugadora. Aunque en un principio se pensó que eran cuatro unidades idénticas, posteriormente otras técnicas mostraron que en realidad está formada por dos copias de dos subunidades ligeramente distintas, α y β. Durante esa época, Svedberg también midió la masa de otra proteína transportadora de oxígeno, la hemocianina, y encontró que era de varios millones de daltons, lo que apuntaba a un gran oligómero —hoy sabemos que la hemocianina puede generar estructuras de hasta cuarenta y ocho monómeros—. La existencia del tetrámero de hemoglobina fue finalmente confirmada gracias a la estructura obtenida por el grupo de Perutz, primero a media resolución, descrita anteriormente (Figura 16), y posteriormente, en 1984, a resolución verdaderamente atómica (1,75 Å).

A lo largo de los siguientes años, otras proteínas fueron revelándose como componentes de oligómeros, una gran parte de ellos homo-oligómeros, y para 1975 se habían registrado más de quinientos complejos proteicos. Durante este tiempo se confirmó también la capacidad de muchas proteínas de interaccionar entre sí para auto-oligomerizar, una capacidad que se ha demostrado posteriormente se ha adquirido a lo largo de la evolución —hay muchos ejemplos

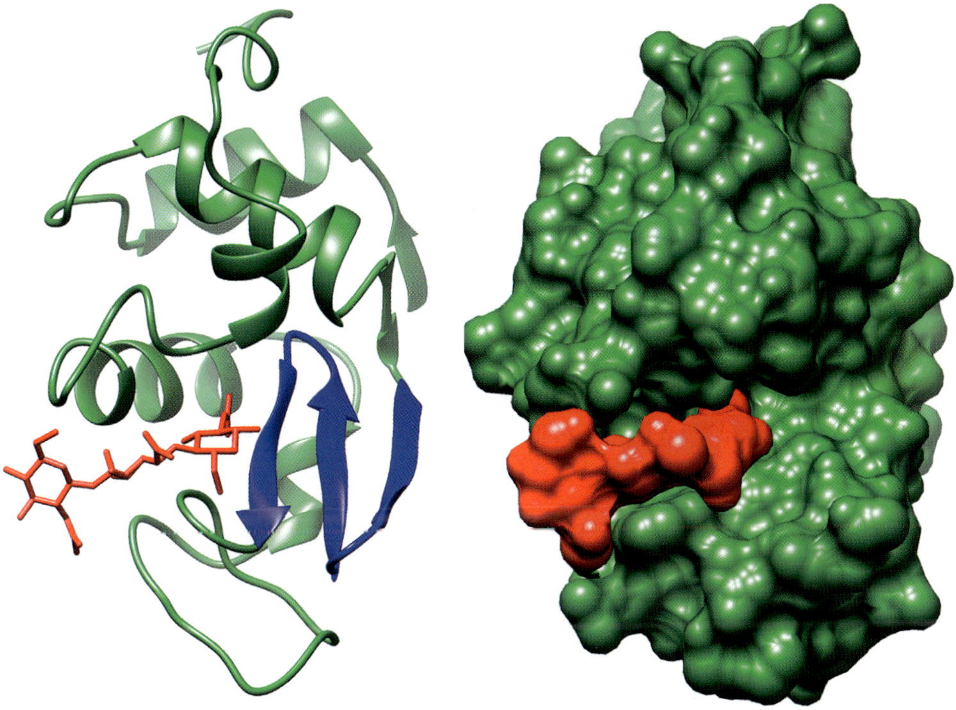

Figura 17. Dos tipos de representación de la estructura atómica de la lisozima en presencia del inhibidor tri-N-acetilquitotriosa. (Izquierda) Muestra la estructura secundaria con tres láminas β en forma de hoja β antiparalela (en azul); la primera vez que se visualizó este tipo de estructura. (Derecha) Una representación de superficie que muestra la complementariedad entre la superficie del centro activo de la enzima y el inhibidor (en rojo).

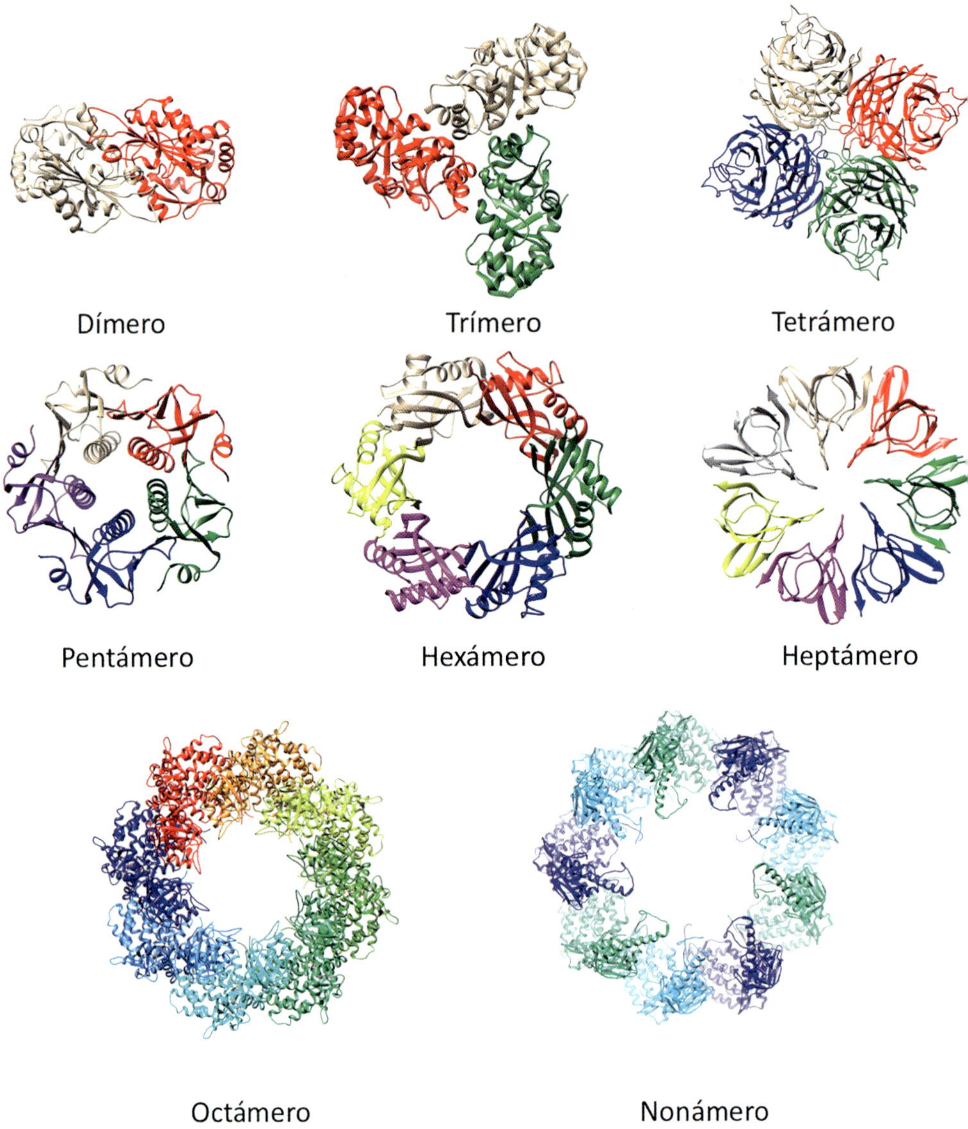

Figura 26. Ejemplos de complejos proteicos formados por auto-oligomerización. Dímero: aminotransferasa de aminoácidos D; Trímero: 2-dehidro-3-deoxi-fosfogluconato aldolasa; Tetrámero: neuraminidasa; Pentámero: tóxina del cólera; Hexámero: antígeno B de *Listeria monocytogenes*; Heptámero: chaperonina cpn10 de *Thermus thermophilus*; Octámero: chaperonina de la arquea *Methanococcus maripaludis*; y Nonámero: chaperonina de la arquea TF55.

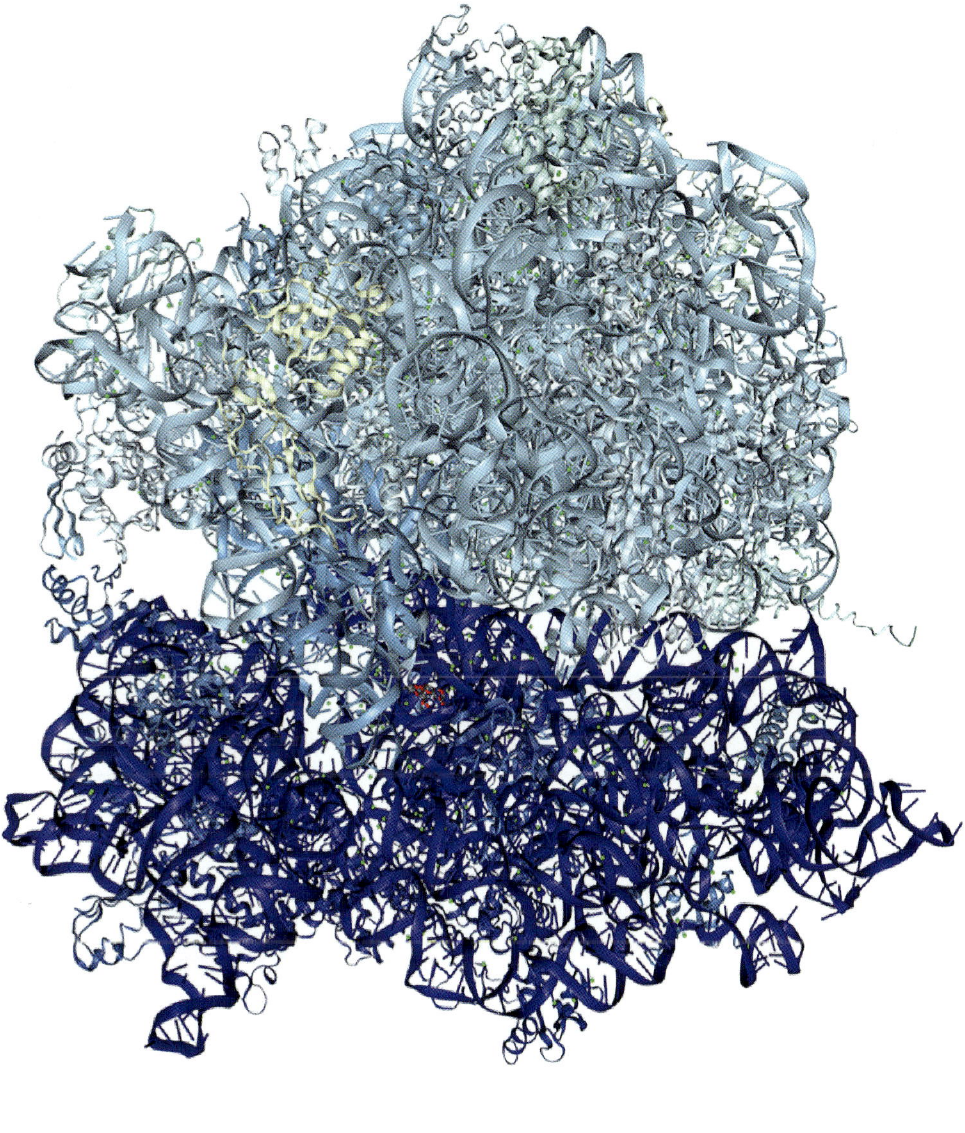

Figura 29. Representación de la estructura atómica del ribosoma de la bacteria *Thermus thermophilus*, obtenida por difracción de rayos X. En la estructura se observa la subunidad grande (50S) en azul claro y la subunidad pequeña (30S) en azul oscuro.

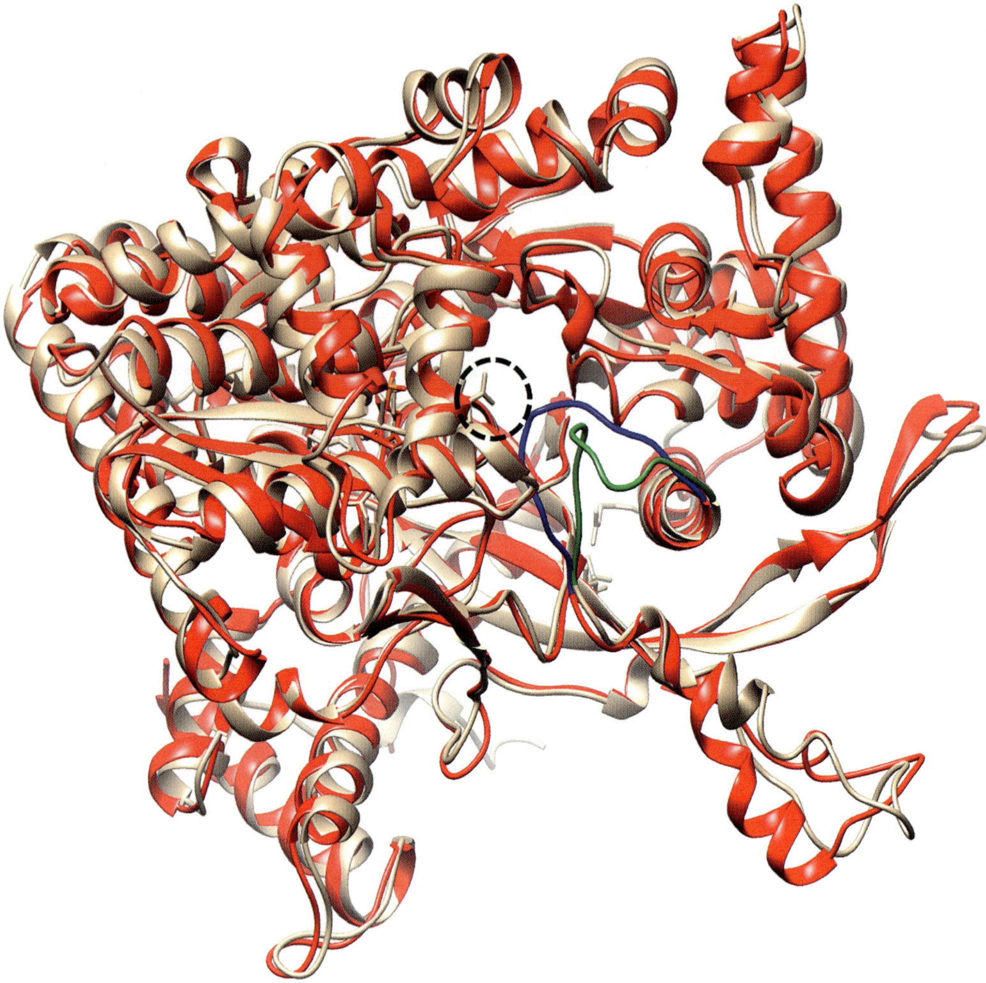

Figura 39. Cambios conformacionales inducidos por la fosforilación. La enzima glucógeno fosforilasa se encarga de hidrolizar glucógeno para generar monómeros de glucosa-6-fosfato. La enzima funciona como un dímero, pero para una mejor descripción del cambio conformacional se muestra solo un monómero. La enzima tiene dos conformaciones, una ligeramente activa (en rojo) y otra más activa (en marrón claro), que se produce por la fosforilación de un aminoácido, la serina 14. Esta fosforilación genera distintos cambios conformacionales, entre otros el movimiento de una zona desordena hacia el exterior, movimiento que se produce entre el segmento de color azul y el segmento de color verde, lo que permite una mayor accesibilidad al centro activo de la enzima (círculo negro punteado).

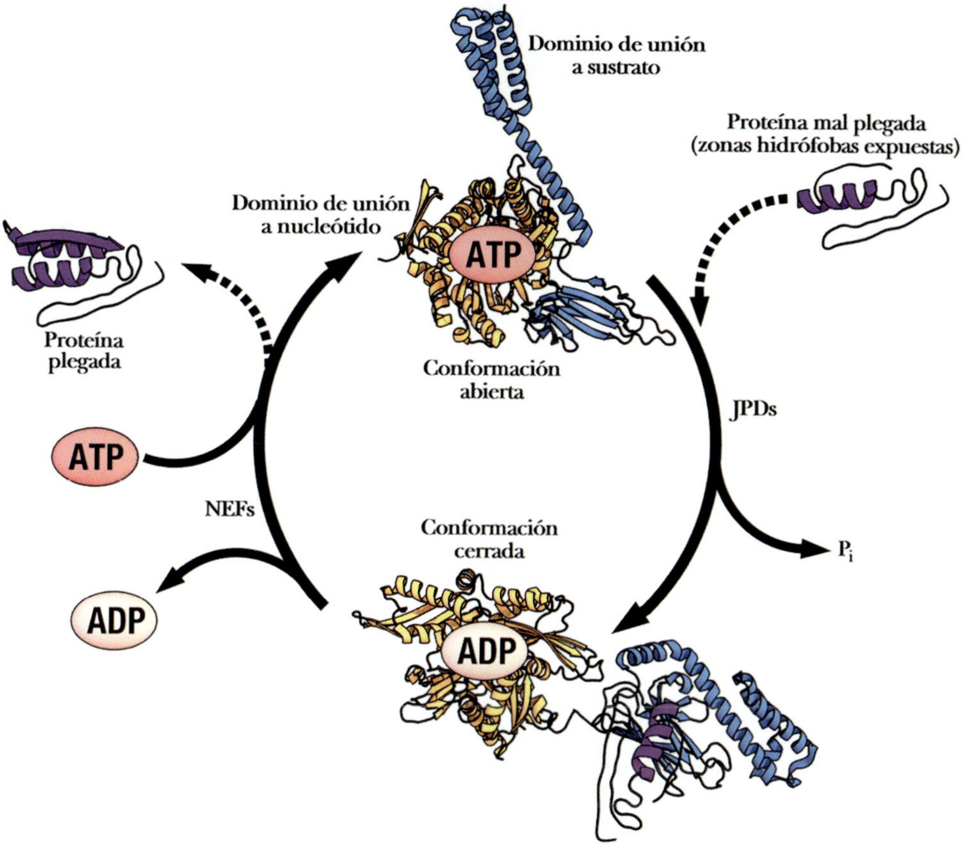

Figura 45. Estructura y esquema del ciclo funcional de la chaperona Hsp70. Esta chaperona está compuesta de dos dominios, el dominio de unión a nucleótido y el de unión a sustrato, separados por una pequeña secuencia sin estructura secundaria que funciona como enlace. El dominio de unión a sustrato funciona como una pinza que está abierta (arriba) o cerrada (abajo), dependiendo de que el dominio de unión a nucleótido tenga unido ATP o ADP, respectivamente, y esta última conformación es la que atrapa al sustrato que reconoce como tal. El paso de conformación abierta a cerrada se acelera en presencia de las proteínas con dominio J (JPDs; ver Figura 25), mientras que el cambio de conformación cerrada a abierta se hace más rápida en presencia de las proteínas intercambiadoras de nucleótido (NEFs). La interacción de Hsp70 con las proteínas favorece su correcto plegamiento, que no tiene que producirse en una sola interacción.

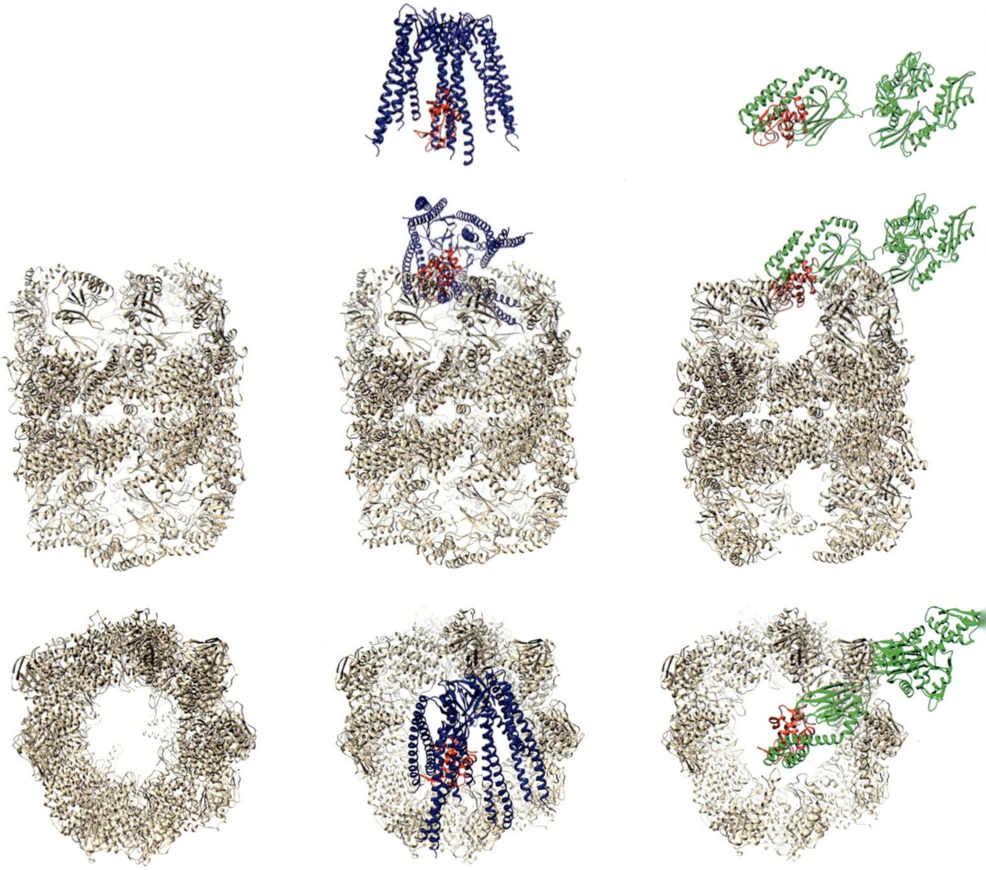

Figura 48. (Izquierda) Dos vistas ortogonales de la chaperonina CCT, que a diferencia de GroEL (Figura 46), sus dos anillos están formados por ocho subunidades ligeramente distintas. Como en las otras chaperoninas, el plegamiento de proteínas se realiza en la cavidad de cada anillo. La diferencia fundamental es que esta chaperonina es mucho más selectiva que GroEL, y su mecanismo de plegamiento, aunque todavía no bien conocido, es más complejo que el de GroEL. Otra de las diferencias es que existe una interacción entre CCT y otras chaperonas, que transfieren a CCT proteínas para plegar. (Centro) Este es el caso de prefoldina (PFD; arriba, en color azul) que transfiere ciertos sustratos (en rojo) a CCT (debajo; dos vistas ortogonales en las que se muestra cómo PFD deja el sustrato en la boca de la cavidad de CCT. (Derecha) Otro caso parecido es el de la chaperona Hsp70 (en verde, ver Figura 45), que también transfiere ciertos sustratos (también en rojo) a CCT.

de proteínas que son monoméricas en su variante procariótica y oligómericas en la eucariótica—.

Esta capacidad de auto-oligomerización se puede dar de varias maneras, pero siempre a través de la generación de elementos de simetría entre las distintas subunidades del homo-oligómero, de tal manera que todas ellas están en un ambiente idéntico —o casi idéntico, en algunos casos—. En términos generales, el proceso de auto-oligomerización, que se da normalmente gracias a la generación de un gran número de enlaces de carácter débil, como puentes de hidrógeno, puede ser de dos tipos, el abierto y el cerrado. En el primero, la oligomerización se puede producir *ad infinitum*, y este es el caso de las proteínas involucradas en la formación del esqueleto celular como la actina —descubierta en 1887 por el fisiólogo británico William Halliburton, pero cuya verdadera caracterización en 1942 se debe al grupo del húngaro Albert Szent-Györgyi (Premio Nobel de Fisiología o Medicina de 1937)— o la tubulina —aislada por primera en 1967 por el científico americano Gary Borisy—.

La auto-oligomerización del tipo cerrado siempre da lugar a oligómeros con un número limitado de elementos, y su caracterización ha sido fruto del trabajo de un gran número de investigadores del campo de la cristalografía de proteínas, que han determinado durante los últimos cincuenta años miles de complejos en los que se han encontrado las simetrías que ahora se describen.

La más simple es la que da lugar a dímeros, a través de un eje de simetría binario, que es con diferencia el tipo de homo-oligómero más representado en las bases de datos de estructuras. Si la simetría es superior —con simetrías del tipo ternario, cuaternario, quinario...— se suelen denominar oligómeros «cíclicos» —realmente el dimérico también lo es—, y en algunos casos dan lugar a estructuras con cavidades que tienen un claro uso, tal como veremos posteriormente (Figura 26). Otros complejos más elaborados son los «dihedrales», que se generan a través de elementos de simetría en dos direcciones ortogonales entre sí. Aumentando la complejidad se

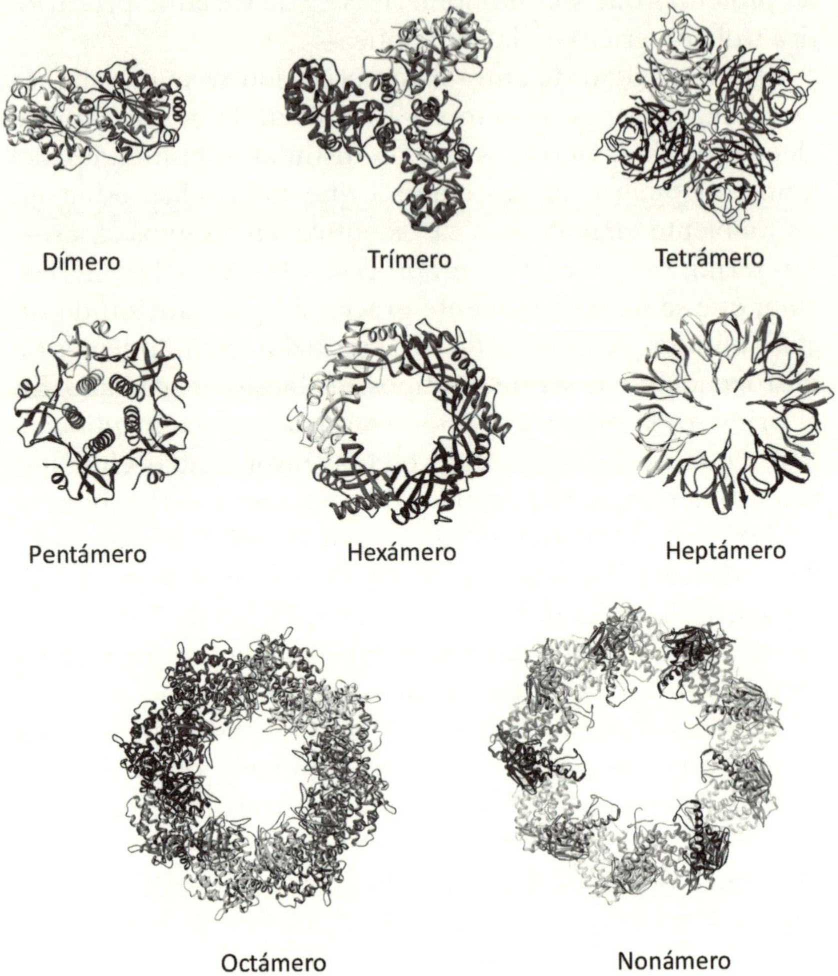

Figura 26 (esta figura está representada en color en el cuadernillo central). Ejemplos de complejos proteicos formados por auto-oligomerización. Dímero: aminotransferasa de aminoácidos D; Trímero: 2-dehidro-3-deoxi-fosfogluconato aldolasa; Tetrámero: neuraminidasa; Pentámero: tóxina del cólera; Hexámero: antígeno B de *Listeria monocytogenes*; Heptámero: chaperonina cpn10 de *Thermus thermophilus*; Octámero: chaperonina de la arquea *Methanococcus maripaludis*; y Nonámero: chaperonina de la arquea TF55.

pueden generar los complejos «cúbicos», que poseen distintos tipos de simetría en diferentes direcciones del espacio. Este tipo de complejos da lugar a estructuras tetrahedrales (con doce subunidades y ejes de simetría binario, y otro ternario, o a estructuras octahedrales con veinticuatro subunidades y ejes de simetría binario, ternario y cuaternario) y estructuras icosaédricas (con sesenta subunidades y ejes de simetría binario, ternario y quinario). Este último ejemplo de compleja simetría se da entre muchos tipos de virus, y es una magnífica solución para generar «contenedores» donde almacenar la información genética, utilizando solo un tipo de proteína. Finalmente se puede hablar de la estructura helicoidal, que se forma mediante una acción combinada de traslación y rotación. Como la auto-oligomerización abierta y lineal descrita antes, la simetría helicoidal puede crecer indefinidamente.

No hay ninguna duda de que la homo-oligomerización apareció ya al principio de la evolución —hay un gran número de ejemplos en bacterias y en arqueas—, y que su aparición se debió a los beneficios ya discutidos —mayor estabilidad, regulación más sutil de la función y uso en compartimentalización—. La homo-oligomerización es un proceso que está al alcance de casi cualquier proteína —en el laboratorio, y bajo ciertas condiciones, casi cualquier proteína puede oligomerizar—, y que se puede producir de manera espontánea, gracias a la posibilidad de generar múltiples enlaces débiles que hacen que esos oligómeros sean termodinámicamente más estables que los propios monómeros.

Un proceso más elaborado en la oligomerización es el llamado de «intercambio de dominios» (*domain swapping*), un proceso por el cual dos subunidades de una misma proteína intercambian una parte de su estructura para formar bien un dímero entrelazado o un oligómero de orden superior (Figura 27). El fenómeno se describió por primera vez en 1962 para explicar el comportamiento del dímero de la ARNasa A y posteriormente de otras enzimas, pero se visualizó por primera vez en 1994 con la estructura de la toxina de la difteria, por el grupo del científico americano David

Eisenberg, una figura clave en el estudio de la interacción de proteínas, quien también acuñó el concepto. El intercambio de dominios se produce a nivel de estructura secundaria —por ejemplo una sola hélice α o lamina β, aunque a veces son estructuras más complejas—. Este tipo de proceso ayuda a una mayor estabilidad del oligómero y también a una más sutil regulación de su función.

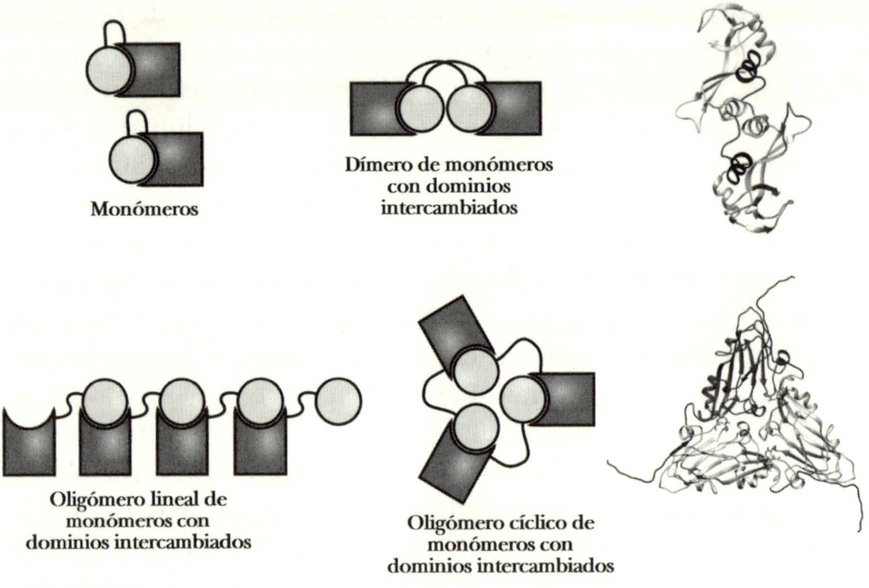

Figura 27 (esta figura está representada en color en el cuadernillo central). Ejemplos de intercambio de dominios (*swapping*) entre proteínas. (Arriba izquierda) Una proteína puede poseer dos dominios separados por un enlace flexible. (Arriba centro) En algunos casos la evolución ha favorecido el intercambio de dominios, generando un dímero que puede tener la misma actividad pero un control distinto sobre esta (véase Figura 30 con la comparación entre mioglobina y hemoglobina). (Arriba derecha) Ejemplo de este tipo de intercambio de dominios es la estructura atómica del dímero de la ribonucleasa bovina de semen. (Abajo izquierda) Otro tipo de intercambio de dominios es el que da lugar a estructuras lineales, sin aparente fin. (Abajo centro) Otro tipo de intercambio, el circular. (Abajo derecha) Ejemplo de este último tipo de intercambio es la estructura atómica del trímero que da a lugar a la cápsida del virus del moteado amarillo del arroz.

Como acabamos de comentar, existen un gran número de complejos proteicos que se forman por interacciones muy débiles entre distintas subunidades. Su caracterización comenzó a llevarse a cabo entre los años sesenta y ochenta, gracias el desarrollo de protocolos de purificación cada vez más suaves que evitaban la ruptura de esos enlaces débiles. La célula posee cientos de estos complejos y hoy sabemos que incluso pueden variar su composición dependiendo de la función que realizan —muchos de estos complejos poseen un núcleo de subunidades básicas y otro grupo de subunidades secundarias, cuya unión a ese núcleo puede inducir cambios sutiles en la función del complejo—. Está fuera del objetivo de este libro hacer un recuento completo de ellos, aunque algunos aparecerán por estas páginas, pero sí que quiero describir un par que históricamente han abierto camino en los estudios estructurales, y que pueden servir de ejemplo a los dos tipos generales de complejos proteicos: aquellos que se forman por polimerización de una sola subunidad —complejos homo-oligoméricos— y los que se forman por interacción de distintas subunidades —complejos hetero-oligoméricos—.

LOS COMPLEJOS HOMO-OLIGOMÉRICOS: EL VIRUS DEL MOSAICO DEL TABACO (TMV)

En el caso de los complejos homo-oligoméricos, hay un espécimen que ocupa un papel único ya que su estudio propició el desarrollo de numerosas técnicas, entre ellas algunas estructurales. Este es el virus del mosaico del tabaco (*tobacco mosaic virus*; TMV), un virus que infecta a plantas y que tiene una forma típica de muchos de estos virus, un cilindro formado por la polimerización helicoidal de una proteína, que esconde en su interior un «carril» donde se inserta una hebra de ARN.

El virus se descubrió en 1886 —aunque en aquella época no se sabía lo que era un virus— por un investigador alemán, Adolf Meyer, quien desde su puesto en un centro de investigación sobre plantas en los Países Bajos describió el retraso en el crecimiento, la disminución del rendimiento y la fragilidad de las hojas de tabaco, que las hacía inservibles para la fabricación de cigarros. Meyer denominó a este síndrome «mosaico del tabaco», debido al patrón de áreas verdes claras y oscuras en el follaje. Meyer fue más allá y encontró que el extracto de esas hojas, cuando se inyectaba en la savia de plantas sanas, hacía que estas desarrollaran la enfermedad. Esta infección no se producía si el extracto era calentado a 80 °C durante un tiempo. Meyer asumió que era un patógeno, pero no encontró ninguno —en aquel tiempo se conocían las bacterias, pero no los virus—. Sí que se apercibió de la posibilidad de un tipo de patógeno más pequeño el investigador holandés Martinus Beijerinck, quien trabajando en la universidad de Delft confirmó en 1888 los experimentos de infección, pero dio un paso más al advertir que el agente infeccioso se multiplicaba en las plantas pero no fuera de los sistemas vivos. Beijerinck denominó al agente *contagium vivum fluidum*, y asumió que debía de ser diminuto. Este y otros virus que se fueron encontrando durante esa época terminaron denominándose veneno —virus en latín— filtrable, ya que pasaban los filtros que impedían el paso a las bacterias. Al final y por comodidad, permaneció la palabra virus.

Pronto se descubrió que la única manera de hacer crecer a estos organismos era mediante la infección de sistemas naturales, y por ello los virus vegetales, como el TMV, fueron en principio los más usados debido a la facilidad con la que infectan las plantas y es posible seguir su desarrollo a través del daño que producen sobre las hojas. Además se puede obtener una cantidad grande de ellos a partir del procesamiento de una gran cantidad de hojas. TMV fue el virus que utilizó Wendell Stanley, como ya hemos comentado anteriormente, en uno de los episodios más importantes en el desarrollo de la naciente biología molecular. Stanley era un químico orgánico especializado en la síntesis de compuestos orgánicos que se encontraban en los sistemas biológicos, cuando fue contratado por el Instituto Rockefeller para caracterizar compuestos biológicos. El instituto estaba entonces liderando el uso de técnicas químico-físicas, varias ya descritas al hablar de las técnicas, para la caracterización de sistemas biológicos, y meses antes de que Stanley se incorporara al laboratorio otro investigador del instituto, John Northrop, había conseguido cristalizar la pepsina.

Stanley se fijó como objetivo uno más ambicioso: la cristalización de un sistema capaz de autorreplicarse. En la época en que estos experimentos se estaban realizando, todavía se especulaba sobre la naturaleza química de los virus. Utilizando todo el arsenal de técnicas químicas —variación de pH, temperatura y sales— e incluso biológicas —tratamiento con proteasas—, Stanley consiguió en 1935 la purificación del TMV. Además, no solo pudo determinar que el material era proteico y que las sucesivas recristalizaciones del virus no afectaban a su poder infectivo, sino que los cristales tenían un poder infectivo mucho mayor que el material no purificado. La cristalización del virus ha sido considerada como uno de los grandes hitos de la biología molecular, entre otras cosas porque fue el golpe definitivo a las teorías vitalistas —una estructura «viva» que podía ser purificada, desensamblada y reensamblada, y mantenía sus propiedades de autorreplicación—. Los resultados de Stanley tuvieron sin embargo un aspecto negativo, y es que reforzaron el papel de la proteína en la polémica que entonces comenzaba a aparecer sobre la naturaleza del compuesto biológico almacenador de la información hereditaria, si este era proteína o ADN. El trabajo de Stanley mostraba que el virus, que parecía estar formado exclusivamente por proteína, podía replicarse y ampliar su cantidad, criterios propios del material hereditario. Los resultados de Stanley fueron inmediatamente contestados por los virólogos británicos Frederick Bawden y Norman W. Pirie, quienes mostraron que los preparados de partículas de TMV contenían 5 % de ARN y 95 % de proteínas. Hubo que esperar hasta 1956, cuando ya no había ninguna duda de que la herencia descansaba en los ácidos nucleicos, para que el grupo de Heinz Fraenkel-

Conrat, en la Universidad de Berkeley, demostrara que el ARN del TMV es el portador de los genes del virus. Para ello Fraenkel-Conrat y su grupo consiguieron separar la proteína y el ARN de varias cepas del virus que producían diferentes síntomas en las plantas. Posteriormente, uniendo ARNs y proteínas de distintas cepas consiguieron no solo generar virus maduros capaces de infectar plantas, sino que pudieron observar que los efectos que se producían en cada planta eran los típicos de la cepa representada por el ARN y no por la proteína, lo que vino a demostrar que el agente infeccioso era el ARN almacenado en la estructura vírica.

Bawden y Pirie fueron también los precursores en la utilización de distintas técnicas para determinar la estructura del TMV. Primeramente, utilizaron anisotropía de flujo —técnica que mide el comportamiento de partículas en distintas direcciones respecto al flujo al que son sometidas—, para concluir en 1937 que las partículas tenían una forma de vara. Esa forma fue confirmada mediante técnicas de difracción de rayos X realizadas por Bawden y Pirie, y en Londres por el ya citado John Bernal y su discípulo el americano Isidor Fankuchen. Sobre Bernal y la mujer de Fankuchen circula una anécdota que muestra una parte de la personalidad de Bernal. Parece ser que Bernal, a pesar de no ser guapo, resultaba muy atractivo para las mujeres, a las que perseguía con bastante éxito. Tal era su fama de mujeriego, que la mujer de Fankuchen y la propia secretaria de Bernal crearon en broma un club, que llamaron el «club de las mujeres que no se han acostado con Bernal», del que era presidenta la mujer de Fankuchen y tesorera la otra miembro del club. A las pocas semanas, la mujer de Fankuchen recibió una carta de la tesorera comunicándole que dejaba en sus manos los cargos de presidenta y tesorera. Fankuchen también tenía sus propias anécdotas, entre ellas se encuentra la del «encontronazo» que tuvo con Perutz el día que se conocieron, cuando Fankuchen, trabajando con Bernal, todavía estaba en Cambridge. El austríaco había sido avisado por su padre de que no era educado para un inglés hacer preguntas personales. Frente a eso, Perutz se encontró con un Fankuchen que cuando fue a saludarle le espetó «¿Cuál es tu religión?». Cuando Perutz, sorprendido, le contestó «soy católico», la rápida respuesta del americano —claramente, Fankuchen no era inglés— fue «¿No sabes que el Papa es un asesino?». Fankuchen, un ardiente comunista, se refería al apoyo del Papa Pío XI a Franco durante la guerra civil española. Fankuchen no tuvo mucho éxito en la «conversión» de Perutz al comunismo, pero sí que le enseñó los rudimentos de la cristalografía que Perutz necesitó en sus comienzos.

Como decíamos, Bernal y Fankuchen aplicaron rayos X a una preparación de TMV y pudieron observar, por las líneas de los difractogramas, que la anchura del virus era de 152 Å, mientras que se producía una repetición estructural de 68 Å a lo largo del eje longitudinal, que previsiblemente tenía que ser la anchura de la proteína a lo largo de ese eje (Figura 28). Ese mismo año, el TMV era una de las primeras muestras en ser visualizadas mediante el recientemente desarrollado microscopio electrónico. Lo hizo Helmut Ruska, hermano de uno de los inventores del microscopio electrónico, y lo que vio fueron unos cilindros que se ajustaban a las dimensiones obtenidas por difracción de rayos X, y que además tenían una longitud media de unos 3000 Å. Durante bastantes años, a causa de la II Guerra Mundial, los experimentos sobre TMV se paralizaron —en realidad, se paró casi toda la ciencia no dedicada al esfuerzo bélico—, pero a su finalización, el mundo pareció entrar en un periodo extraordinario de desarrollo de ideas, y muchas se produjeron en el campo de la naciente biología estructural en varios grupos de Cambridge y Londres, tal como hemos ido viendo en las páginas anteriores. En Cambridge, James Watson, en uno de los pocos experimentos que hizo con sus propias manos, utilizó el microscopio electrónico con el TMV para confirmar las medidas obtenidas por el grupo de Bernal, pero además observó que en realidad la estructura cilíndrica del virus se correspondía con una hélice en la que se colocaban cuarenta y nueve subunidades de la proteína cada tres pasos de vuelta, es decir 16,33 cada vuelta.

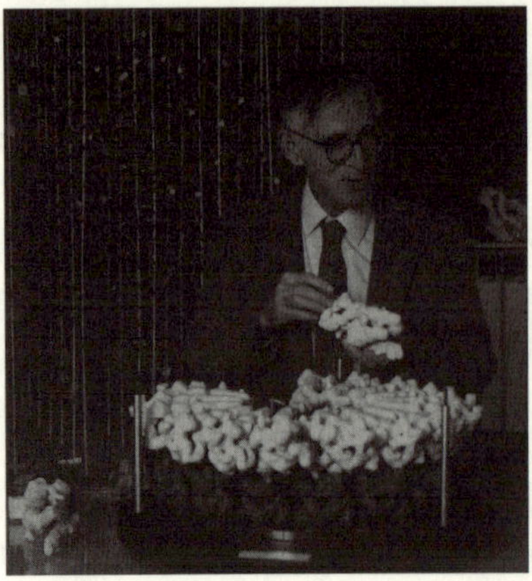 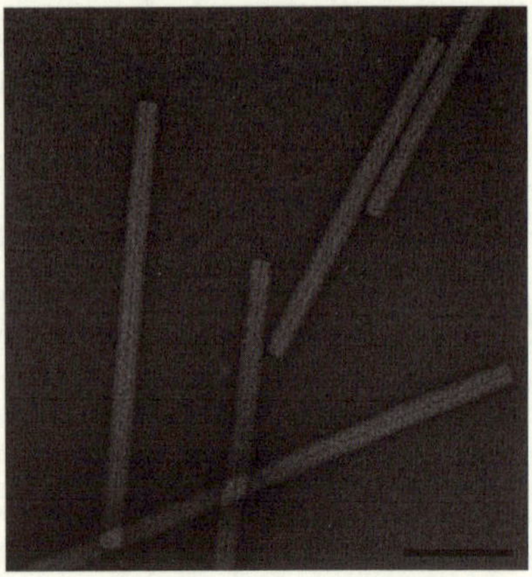

Aaron Klug (1926-2018), Premio Nobel de Química de 1982, mostrando un viejo modelo de la estructura del virus TMV [MRC Laboratory of Molecular Biology] e imagen de microscopía electrónica del virus TMV.

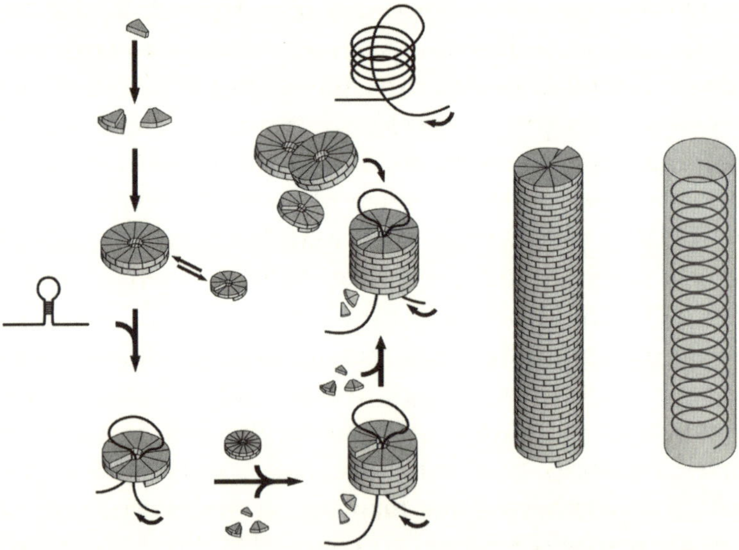

Figura 28. Mecanismo de formación del virus TMV. Las proteínas de la cubierta del TMV forman un núcleo, un doble anillo plano. A él se une por el interior una secuencia específica del ARN del virus. Esta unión produce una transformación del doble anillo plano en otro helicoidal, a la que se van uniendo proteínas de la cubierta formando una hélice que protege al ARN en su interior.

Al análisis de la estructura del TMV se incorporó la cristalógrafa Rosalind Franklin. Disgustada con su situación en el King's College y su relación con sus jefes y colegas John Randall y Maurice Wilkins, a resultas de la forma en que se había manejado su trabajo en la gestación del modelo atómico de la doble hebra de ADN —aunque Franklin había conseguido que se publicase su trabajo junto a los de Watson y Crick y el de Wilkins en el famoso número de *Nature* de 1953 que dio a origen a la biología molecular—, Franklin se había mudado al Birbeck College, donde Bernal le había dado la oportunidad de dirigir sus propias líneas de investigación. Entre estas estaba la determinación de la estructura del TMV y, antes de su prematura muerte, Franklin pudo demostrar en 1956 que el ARN del virus seguía el perfil helicoidal del cilindro, protegido por las subunidades de proteína. El trabajo sobre el TMV lo continuó su más brillante alumno, Aaron Klug, primero en el Birbeck College y luego en el LMB de Cambridge, en el nuevo edificio que fue inaugurado por la reina Isabel II en 1962, donde quien esto escribe le cupo en suerte trabajar.

Klug nació en una familia de judíos lituanos que se mudaron a Sudáfrica cuando él tenía dos años. Allí creció y estudió física para luego realizar su tesis doctoral en Cambridge. Sus primeras investigaciones lo fueron en ámbitos que nada tenían que ver con la biología, pero en 1953 consiguió una beca para trabajar en el grupo de Bernal con la enzima ribonucleasa, y allí conoció a Franklin y, sobre todo, el problema biológico con el que ella trabajaba, el TMV, y desde ese momento y, según palabras del propio Klug, «su suerte estuvo echada». Yo llegué al LMB en 1986, en el año en que Klug había sido nombrado su director, y trabajé a su lado —en el laboratorio de al lado— durante mis años de estancia en aquel maravilloso lugar. Klug era suave en sus modales, con una sonrisa contagiosa, y aunque parecía vivir en otro mundo, en realidad no se le escapaba nada. Cuando unos cuantos años después de volverme a España, Klug apareció por Madrid para dar una charla, fui a saludarlo y hablar con él un rato. Me presenté

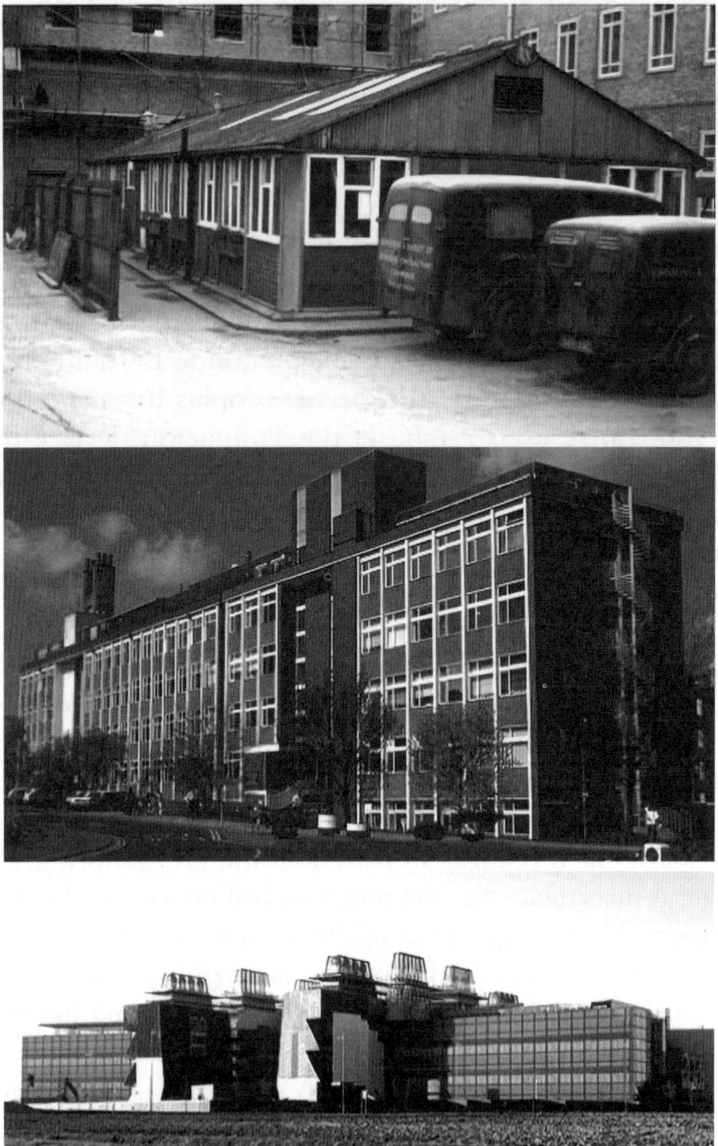

De arriba a abajo: Fotografía de la Cabaña, hecha a finales de la década de los sesenta [Foto cortesía del MRC Laboratory of Molecular Biology]; el siguiente edificio del LMB se inauguró en 1962. Estos dos edificios fueron testigos de muchos de los descubrimientos que se describen en este libro; y el nuevo edificio del LMB, inaugurado el año 2013, y financiado con las regalías de las patentes generadas por investigadores que trabajaron en el anterior edificio. Una historia de éxito.

y quise recordarle quién era yo —en Cambridge yo era una persona muy tímida que no participaba mucho en las discusiones científicas que se producían en cualquier parte, especialmente en la cantina—, cuando me cortó. «Por supuesto que sé quien eres, José —en realidad dijo Ousé—; trabajabas con Richard (Henderson) en...» y pasó a contarme detalles de mi trabajo que ni yo mismo recordaba. Durante mi vida he tenido la suerte de conocer a personas muy inteligentes —aunque debo decir que esto no me ha afectado mucho—, pero Klug y el ya citado Richard Henderson son sin duda alguna las personas más brillantes que he conocido —y en el caso de Henderson, con el que he tenido más contacto, a su brillantez se une una bonhomía difícil de encontrar—. Sin embargo, muchas veces la brillantez va unida a la excentricidad, y así es Henderson, con quien tenía que estar preparado para, durante nuestras conversaciones y sin ningún motivo aparente, comenzar a correr —literalmente— por la calle, escaleras arriba, escaleras abajo... Algo para lo que, por otra parte, yo estaba y estoy muy preparado.

La historia de Klug, la determinación de la estructura del TMV y de su proceso de formación son la historia de un ataque combinado al problema, y dio lugar al desarrollo de algunas de las ideas que han moldeado la biología estructural, para las que impulsó varios métodos, algunos de los cuales posteriormente se han utilizado en la criomicroscopía electrónica. Antes de que Franklin muriera, ya se tenía una idea bastante clara de la estructura del TMV —su forma general y que el ARN circula por el interior de un carril formado por las subunidades de proteína, a razón de tres bases de nucleótido por subunidad—. Faltaba obtener la estructura a nivel atómico y, sobre todo, y esto era lo que Klug consideraba más importante, saber cómo se autoensamblaban las subunidades de la proteína en presencia del ARN específico del virus de la manera correcta, habida cuenta de que las proteínas por sí solas también tienen esa propiedad, aunque no lo hacen de la misma manera, y que otros ARNs son capaces de promover la formación de los cilindros, aunque con mucha menos eficiencia. La historia de los descubrimientos de Klug con el TMV ocupa dos décadas, pero se pueden resumir diciendo que Klug y sus colaboradores descubrieron que las proteínas en ausencia de ARN oligomerizan formando dos discos superpuestos con diecisiete subunidades cada uno (Figura 28). Estos dobles discos forman la unidad de construcción del anillo, son completamente planos y carecen por lo tanto de la naturaleza helicoidal, que posteriormente adquieren cuando forman parte del cilindro del virus. El proceso de formación fue estudiado por Klug con precisión, analizando los parámetros químico-físicos que controlaban esa autooligomerización de forma precisa, de tal manera que se produjesen exclusivamente dobles discos y no oligómeros más pequeños o más grandes.

El inicio de la formación del virus TMV —lo que se llama nucleación— comienza cuando uno de esos dobles discos interacciona con una hebra del ARN del virus (Figura 28). El virus por sí solo tiene una cierta conformación —el ARN, que normalmente no forma estructuras de doble hebra, tiende también a plegarse de una manera que está condicionada por su secuencia, como ocurre con las proteínas—. En el caso del ARN del TMV, la conformación que adquiere da lugar a que una región específica de ese ARN, que no está en los extremos y que posee una gran afinidad por la región de interacción de las proteínas virales, reconozca el doble disco, se introduzca entre los dos discos e induzca un cambio conformacional que produce la formación de una hélice con dos pasos de vuelta. El proceso de nucleación es el más complicado, pero una vez que se produce, el «encarrilamiento» del ARN en los siguientes discos es muy rápido. Este proceso de autoensamblaje entre subunidades idénticas, pero dirigido por una molécula biológica distinta, es un proceso fascinante que ha servido de modelo a otros procesos de ensamblaje más complejos.

LOS COMPLEJOS HETERO-OLIGOMÉRICOS: EL RIBOSOMA

Como ejemplo de complejo hetero-oligomérico, ninguno mejor que uno de los más complejos y esenciales en los sistemas biológicos, el ribosoma. Su estudio sirve de magnífica muestra de cómo distintas técnicas —entre ellas varias estructurales— han servido para describir la estructura y función de la maquina molecular que sintetiza proteínas a partir de un molde de ARN.

Los comienzos de los estudios sobre el ribosoma se sitúan en los años treinta del pasado siglo, cuando el belga Albert Claude desarrolló en el Instituto Rockefeller la técnica de fraccionamiento celular que permite la rotura celular y el mantenimiento de los componentes celulares en las mejores condiciones posibles. Utilizando la centrifugadora de Svedberg —cuyo desarrollo, como hemos dicho, había sido financiado por la Fundación Rockefeller, y uno de cuyos primeros aparatos fue alojado en las instalaciones del instituto neoyorquino—, Claude y su equipo pudieron aislar varias de las estructuras celulares, pero como dijo el propio Claude: «En esa época los biólogos estaban en la misma situación que los astrónomos y astrofísicos: se les permitía ver los objetos de su interés, pero no tocarlos; la célula estaba tan lejos de nosotros como las estrellas y las galaxias lo estaban de ellos», y es que el microscopio óptico no tenía suficiente resolución para observar adecuadamente los componentes celulares separados por las técnicas de fraccionamiento.

Mediante estas técnicas, Claude había podido aislar las mitocondrias, de las que se conocía su existencia desde el siglo XIX, y que habían sido visualizadas al microscopio óptico por el científico alemán Carl Benda gracias a una tinción específica de estos orgánulos —el violeta de metilo—, que aparecieron ante sus ojos como cuerpos formando hileras, y las llamó así, «gránulos de hilo». Claude y otros, utilizando distintas técnicas, concluyeron que los orgánulos poseían ácidos nucleicos y proteínas, pero además unas pequeñas partículas que llamó «microsomas», al mismo tiempo que se descubría que estos orgánulos estaban compuestos de proteínas y ácidos ribonucleicos (ARN). En 1955, dos discípulos de Claude, George Palade y Philip Siekevitz, dieron un paso muy importante al utilizar el microscopio electrónico, desarrollado comercialmente poco tiempo antes, para visualizar que esas partículas formaban en realidad parte de fragmentos del retículo endoplasmático adosados a las mitocondrias. Mientras que Palade y Siekevitz llevaban a cabo un estudio morfológico de los microsomas, el grupo del americano Paul Zamecnik pudo demostrar que estos eran responsables de la síntesis de proteínas, y consiguió elaborar los primeros extractos libres de células que sirvieron, entre otras muchas cosas, para que otros investigadores los utilizaran para descifrar el código genético.

En la década de los cincuenta los científicos americanos Richard B. Roberts, Kenneth Mcquillen y Roy Britten demostraron que las partículas proporcionaban el entorno adecuado para que los aminoácidos se unieran para formar las proteínas, aunque se desconocía completamente cómo era el mecanismo para que eso ocurriera, y fue el primero de esos científicos el responsable de acuñar el neologismo «ribosoma» para la partícula —*soma* en griego— que contiene ácido ribonucleico —*ribo*—.

Durante la década de los cincuenta también comenzaron a llevarse a cabo análisis más completos de estos complejos. Con métodos de centrifugación más elaborados, Howard Schachman y Fu-Chuan Chao fueron capaces en 1956 de aislar ribosomas de un organismo eucariota, la levadura. Estos ribosomas poseían un coeficiente de sedimentación de 80S —las unidades S o Svedberg miden la velocidad de sedimentación de una partícula dada, sometida a una fuerza centrífuga; esa velocidad está influida no solo por la masa de la proteína sino también por su forma—. Los dos científicos observaron que las partículas podían separarse en dos subcomplejos estables con coeficientes 60S y 40S —las unidades

S no son aditivas y, si la forma de los subcomplejos resultantes es tal que fricciona más o menos con el soporte líquido, puede aparentar una mayor o menor masa—. Dos años después, en 1958, Alfred Tissieres y James Watson aislaron ribosomas de la bacteria intestinal *Escherichia coli* —el modelo por antonomasia de los organismos procariotas—, los ribosomas completos (70S) y los dos subcomplejos (50S y 30S). Con el tiempo se supo que los dos subcomplejos —la subunidad grande y la pequeña, como terminaron llamándose— tienen funciones específicas y se unen para llevar a cabo el proceso de la síntesis proteica.

Durante los siguientes años se produjo una frenética caracterización de los componentes del ribosoma. Primero fueron los ARN —los ARN 23S y 16S, y posteriormente el 5S—. Estos ARN eran específicos del ribosoma y, por lo tanto, se denominaron ARN ribosomales (ARNr). La caracterización de las proteínas ribosomales resultó más difícil, lo cual no es sorprendente si se tiene en cuenta que para el ribosoma de rata se han descrito ochenta y dos proteínas diferentes, cuarenta y nueve en la subunidad grande y treinta y tres en la pequeña. El número de subunidades varía de organismo en organismo, lo que hace el análisis de la función de cada una de esas proteínas extraordinariamente complicado.

El estudio de la estructura del ribosoma, que es lo que nos trae aquí, comenzó a desarrollarse en la década de los setenta, utilizando microscopía electrónica de ribosomas aislados y contrastados con técnicas de tinción negativa, a la que antes nos hemos referido. Fueron ribosomas y esta técnica de tinción lo que utilizó el ya mencionado Joachim Frank para aplicar sus incipientes programas de reconstrucción tridimensional, que mostraron por primera vez la estructura general del ribosoma, aunque fuera a baja resolución.

Estamos en la década de los ochenta, y la microscopía electrónica solo ha apuntado su potencial para determinar estructuras a alta resolución, pero mantiene muchas limitaciones prácticas para que esto ocurra en condiciones normales. Los primeros intentos serios de determinar la estructura del ribosoma a resolución atómica vinieron de la técnica estructural clásica, la difracción de rayos X aplicada a cristales. El desafío era sin embargo descomunal, pues no solo había que preparar grandes cantidades de ribosomas puros y estables —tarea casi imposible, visto el gran número de subunidades que posee y la facilidad de perder alguna durante el proceso de aislamiento—, sino que además había que enfrentarse a la cristalización de un espécimen tan grande y sin ningún tipo de simetría propia —simetría que proviene de la autooligomerización de las proteínas del complejo, como ocurre con el TMV—. La primera persona que se enfrentó con éxito a este desafío técnico fue la científica israelí Ada Yonath, una fuerza de la naturaleza para la que no existen los obstáculos. En 1981 ya había conseguido los primeros cristales y diez años después estos producían datos por debajo de los 3 Å, aunque no eran todavía suficientemente buenos para la determinación estructural. Sin embargo, el trabajo de Yonath había mostrado que su enfoque, para algunos una locura, era viable, y otros grupos se unieron a la carrera por determinar la estructura de esta compleja máquina. Entre estos cabe mencionar al indio-americano Venkatraman Ramakrishnan y al americano Thomas A. Steitz.

La historia del trabajo de estos tres científicos, así como de toda la comunidad de investigadores que durante más de cincuenta años han trabajado con el ribosoma, excede el objetivo de este libro, pero nos contentaremos con decir que los tres investigadores, que acabaron obteniendo el premio Nobel de Química en 2009 por sus descubrimientos sobre la estructura y función del ribosoma, tuvieron con otros la feliz idea de utilizar ribosomas de organismos extremófilos —que soportan condiciones extremas, normalmente de salinidad o temperatura y suelen, por lo tanto, ser más estables; esta es una estrategia que ha sido muy utilizada en cristalografía de proteínas— y además atacar la cristalización por partes, la subunidad grande o la pequeña. Al comienzo del siglo XXI se habían ya publicado las primeras estructuras atómicas —por ejemplo de la subunidad grande de *Haloarcula marismortui* o la pequeña de *Thermus thermophilus*—, y de esta última, juntando las estructuras por separado, se determinó en 2001 la primera estructura completa del ribosoma de un procariota (Figura 29), y diez años después la primera completa de un eucariota, la de la levadura.

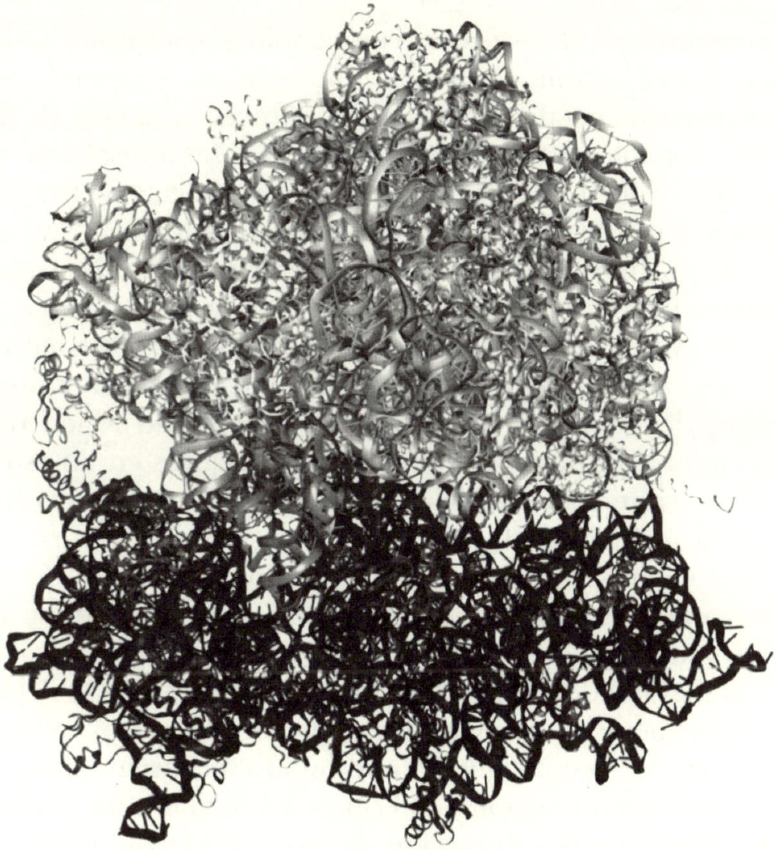

Figura 29 (esta figura está representada en color en el cuadernillo central). Representación de la estructura atómica del ribosoma de la bacteria *Thermus thermophilus*, obtenida por difracción de rayos X. En la estructura se observa la subunidad grande (50S) en gris claro y la subunidad pequeña (30S) en negro.

Un gran número de estructuras cristalográficas se han publicado hasta ahora. El problema es que el ribosoma es una gran máquina que efectúa decenas de operaciones que tienen que ver con el proceso de iniciación, elongación y terminación de la lectura del ARN mensajero, y todas ellas dan lugar a pequeños cambios en la estructura que deben ser estudiados estructuralmente, para poder entender a fondo el proceso de síntesis de proteínas. Muchos de esos estados son inestables o muy transitorios, pierden el factor que lo induce enseguida, o el factor genera un cambio de conformación que desaparece pronto—, lo que representa un problema insalvable para cristalizarlos, pues este proceso requiere de días sino semanas. Este problema pudo empezar a resolverse con el desarrollo de la criomicroscopía electrónica, que comenzó a mostrar su potencial a mediados de los noventa.

La técnica de vitrificación desarrollada por Jacques Dubochet, descrita anteriormente, era ya ampliamente utilizada y la criomicroscopía electrónica comenzaba a mostrar su verdadero potencial. El grupo de Joachim Frank utilizó estos desarrollos y sus programas de reconstrucción tridimensional para conseguir continuas mejoras en las estructuras tridimensionales del ribosoma, que cuajaron en una publicación de 2005 en la que, a pesar de tener una baja resolución, se observa al ribosoma con una hebra de proteína atravesando el túnel por donde esta se sintetiza. Los resultados del grupo de Frank y de otros competidores fueron mejorando y terminaron por «explotar» con la llegada de las nuevas tecnologías de registro de electrones comentadas anteriormente, que han permitido reconstrucciones del ribosoma a resoluciones inferiores a 3 Å, al mismo nivel que las obtenidas por difracción de rayos X. El éxito de la criomicroscopía electrónica ha sido tal que muchos cristalógrafos que trabajan en el campo de los ribosomas han decidido pasarse «con armas y bagajes» al campo de aquella.

Mucho se conoce del ribosoma en la actualidad, pero mucho más resta por conocer. Sería injusto no reconocer algo que atenta contra el objetivo de este libro: en el ribosoma el papel fundamental del proceso catalítico no lo llevan a cabo proteínas sino los ARNs. Cada día parece más claro que el ribosoma es un resto del llamado «mundo del ARN», en el que esta molécula ejercía un papel fundamental en los procesos biológicos, y que acabó perdiendo cuando la evolución encontró maneras no solo de que otras moléculas, las proteínas, hicieran esas mismas funciones y otras muchas más, sino que la información sobre cómo sintetizar las proteínas pudiese ser almacenada en otro ácido nucleico, el ADN, más adecuado para tal fin. El ribosoma es a la vez el remanente de ese mundo primigenio pero también quizás el que provocó su defunción.

LA TRANSMISIÓN DE SEÑALES EN LAS PROTEÍNAS: ALOSTERISMO Y COOPERATIVIDAD.

Ahora que conocemos que las proteínas poseen la capacidad de oligomerizar, podemos preguntarnos cuál es el sentido de este proceso y si las unidades de esos complejos saben de la existencia de sus compañeras. La respuesta es que casi siempre es así, y es que en multitud de procesos se producen señales inducidas en una parte de la proteína, que son transmitidas a otra parte de ella o a las proteínas vecinas. Cuando por ejemplo una enzima se inhibe por exceso de producto o por la presencia de un inhibidor específico, parece evidente que en esos procesos la proteína está recibiendo algún tipo de señal que en muchas ocasiones se refleja en un cambio en la conformación —en la forma— de esa proteína. Los estudios sobre señalización proteica se iniciaron mucho antes de que se conociesen la mayor parte de las propiedades de las proteínas o las nociones básicas sobre su estructura, y se llevaron a cabo, cómo no, con la hemoglobina. Fue en 1904 cuando el científico danés Bohr —no Niels Bohr, el famoso físico, ni su hijo Aage Bohr, también Premio Nobel de Física en 1975, sino el padre del primero, Christian— cuando estudiando la unión del O_2 a la hemoglobina observó junto con sus colaboradores que esta unión era un poco extraña. Para entender esto es preciso recordar la función de transportador de O_2 que tienen tanto la hemoglobina como su proteína homóloga, la mioglobina, la primera en la sangre y la segunda en el músculo.

El asunto es que si se representa la unión de O_2 a mioglobina frente a concentraciones crecientes de gas, el tipo de curva que se obtiene es la de una hipérbola, con una unión de O_2 linealmente proporcional a su concentración, excepto a concentraciones altas en las que se produce una saturación (Figura 30). Este es un comportamiento típico de unión entre una proteína y un sustrato. Sin embargo, en el caso de la hemoglobina, el grupo de Bohr observó que el O_2 se unía a la hemoglobina de manera proporcional y constante

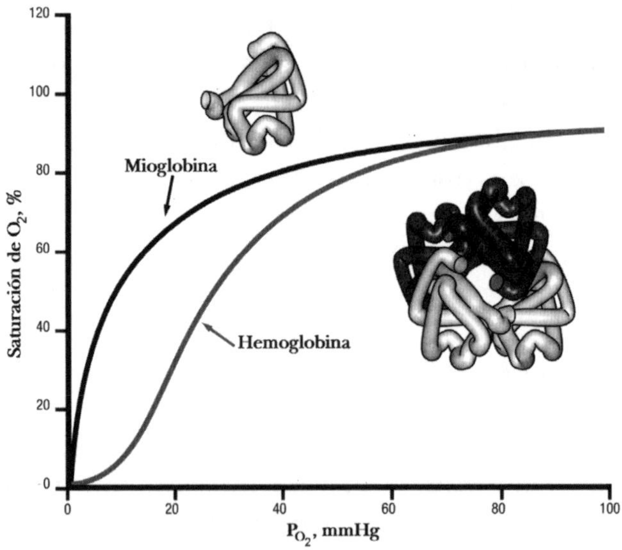

Figura 30. Gráfica del porcentaje de saturación de la mioglobina y hemoglobina en función de la presión de O_2. Mientras que la primera muestra un comportamiento hiperbólico, la segunda lo tiene sigmoideo. La razón del comportamiento más complejo de la segunda es que la hemoglobina está formada por cuatro subunidades (dos subunidades α y dos β), que se comunican entre ellas.

excepto a bajas y altas concentraciones —una curva de perfil sigmoideo—. Estos resultados daban a entender que al principio a la hemoglobina le cuesta unir O_2, pero la unión se produce rápidamente para luego volver a estabilizarse. Los resultados sugerían que la unión de O_2 a una molécula de hemoglobina hacía aumentar la afinidad de otra molécula de O_2 a otra molécula de hemoglobina. Para que esto sea así se requiere de una comunicación entre esas dos moléculas de proteína. Este comportamiento indicaba a las claras una transmisión de señales entre distintas moléculas de hemoglobina, y fue la primera evidencia de que esta proteína es un oligómero. Esta forma de interacción se ha denominado cooperativa, y su relevancia fisiológica en el caso de la hemoglobina es incuestionable pues permite la toma de O_2 en los pulmones y su liberación en los tejidos de una manera eficiente, que no podría hacer la mioglobina.

Esta señalización se estudió a través de dos enfoques generales muy distintos, uno bioquímico y posteriormente estructural, y otro de naturaleza fundamentalmente teórica, y para el primero se utilizó también la hemoglobina. Como ya he comentado anteriormente, varias técnicas mostraron que a diferencia de la mioglobina, que es una proteína monomérica del tipo globina a la que se une un grupo prostético llamado hemo que posee un átomo de Fe al que une la molécula de O_2, la hemoglobina es un tetrámero que posteriormente se determinó que se establece por la unión de dos dímeros formados por una subunidad llamada α y otra β, con una secuencia muy parecida entre sí y a la mioglobina.

Ya me he referido antes a que Max Perutz había decidido trabajar en la hemoglobina, no solo por sus interesantes propiedades y su facilidad para ser purificada y cristalizar, sino por los cambios que se pueden observar incluso a nivel macroscópico cuando une o libera O_2, que sin duda son un reflejo de las transformaciones de su propia estructura. También he descrito que esos cambios se los había señalado Felix Haurowitz, quien de manera serendípica había encontrado que cuando dejaba en la nevera y durante semanas cristales de hemoglobina en presencia de O_2 —oxihemoglobina o hemoglobina oxidada—, la acción de bacterias aerobias hacía que las moléculas de hemoglobina perdiesen su oxígeno, cambiasen su color de rojo a púrpura —efecto en los cambios que se producen en el grupo hemo— y también su estructura cristalina. Este proceso se revertía, incluso a ojos del observador, cuando los cristales de la hemoglobina sin O_2 —desoxihemoglobina o hemoglobina reducida— se sacaban de la nevera y se dejaban al aire libre. El cambio era pues reversible e implicaba claramente cambios estructurales, cuya naturaleza se desconocía, por lo que se requería conocer en detalle la estructura de las dos conformaciones —sin y con O_2—. Como ya he comentado, fue en la década de los sesenta cuando Perutz y su equipo determinaron y fueron posteriormente mejorando la estructura de la hemoglobina sin O_2, y en 1970 la que lo poseía —en realidad, no tenía O_2 sino un complejo más estable que lo imitaba y que cristalizaba mejor—. Perutz y su gente fueron mejorando a lo largo de los años las estructuras de las dos conformaciones, y lo que observaron es que la estructura de las subunidades apenas cambia, pero si la disposición entre ellas de tal manera que hay una rotación de 15º de un dímero αβ respecto al otro. Este cambio tan grande se origina por el desplazamiento de la molécula de Fe al unirse a O_2, y se transmite a través de pequeños cambios que se producen en enlaces débiles, fundamentalmente de naturaleza electrostática. Otra vez los enlaces débiles se muestran en el corazón de la estructura de las proteínas y en su funcionamiento.

La explicación teórica de esta señalización la llevó a cabo sobre todo uno de los científicos más influyentes de la biología molecular, el francés Jacques Monod. A Monod alguien lo definió como una persona «escandalosamente dotada», y no solo destacó en la ciencia sino que era un excelente músico, escritor y navegante. Como científico, y después de probar en varios campos, se decidió por la genética, decisión que le salvó la vida —literalmente; por ir a trabajar al laboratorio del famoso genetista Thomas Morgan, Monod decidió no ir a una expedición a Groenlandia en la que el barco que la transportaba se hundió y desapareció—. En 1965 había conseguido el Premio Nobel de Fisiología o Medicina junto con sus compatriotas François Jacob y André Lwoff por sus trabajos sobre el control genético de la síntesis proteica. Dentro de ese tipo de estudios, se había fijado en los trabajos de otros investigadores que observaban que en distintas reacciones enzimáticas la presencia del producto paralizaba la reacción. Este proceso de inhibición en muchos casos se producía porque el inhibidor se une a un lugar distinto al del sustrato, lo que sugería una comunicación entre los dos centros de unión. Monod se mostró muy interesado por este fenómeno y junto con su estudiante de doctorado Jean Pierre Changeux y el biólogo americano Jeffries Wyman, por aquel entonces trabajando en La Sapienza en Roma, propusieron en 1963 el concepto de alosterismo —del griego *allos,* otro, y *stereos,* forma—. El alosterismo se basa en la idea de que las proteínas, fundamentalmente homo-oligómeros, tienen dos conformaciones, que llamaron R (relajada) y T (tensa), con afinidad distinta por el ligando y con distinta estructura. La unión del ligando favorece la formación de T, pero lo hace conjuntamente debido a esa señalización que se produce entre las subunidades, el efecto cooperativo. La existencia de ese cambio conformacional fue confirmado gracias a los experimentos de Max Perutz con la hemoglobina antes descritos. En todos los casos, el homo-oligómero posee una simetría que se mantiene durante los cambios conformacionales que sufre. Este mantenimiento de la simetría estaba apoyado por Monod, en parte por criterios puramente estéticos, según sus detractores por la manía «de todo buen racionalista francés de mantener la geometría», y no fueron bien recibidos en un principio, lo que provocó la reacción airada de Monod, al que algunos malvados tacharon de «alohistérico». Monod no obstante tuvo que reconocer que «si bien un modelo bello no tiene necesariamente que ser correcto, un modelo feo tiene forzosamente que ser incorrecto».

El modelo de Monod, Wyman y Changeux —el modelo MWC— (Figura 31) es un modelo relativamente simple que se basa en un ajuste perfecto entre la enzima y su sustrato, siguiendo el modelo llave-cerradura de Pauling, y fuerza a que los cambios sean idénticos en todas las moléculas del oligómero, de tal manera que se mantenga siempre la simetría en su estructura. Este modelo no explicaba todos los resultados obtenidos hasta la fecha, y al modelo MWC siguió otro más elaborado, propuesto en 1966 por Daniel Koshland, George Nemethy y David Filmer —el modelo KNF— (Figura 31), que se basa entre otras cosas en un ajuste mucho más laxo, en un principio, entre el sustrato y el centro de unión de la enzima, pero que promueve un cambio conformacional en la última para hacer más complementaria la interacción. Este ajuste inducido permite un cambio conformacional gradual entre las subunidades del oligómero y, por lo tanto, una asimetría —aunque sea transitoria— en su estructura.

Estos y otros modelos han tratado de explicar los principios de comunicación entre proteínas, pero sean más o menos ciertos, sí que muestran las ventajas de la auto-oligomerización, pues lleva a un control más sutil de las funciones que la subunidad realizaría como monómero, que en el caso de la hemoglobina, respecto a la mioglobina, genera nuevas propiedades que permiten el funcionamiento de organismos más complejos.

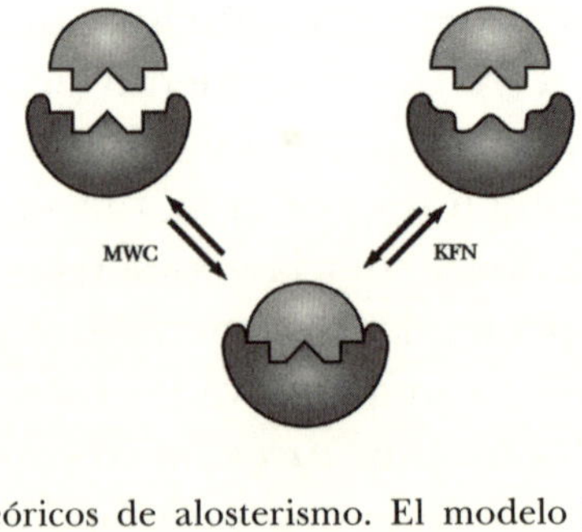

Figura 31. Modelos teóricos de alosterismo. El modelo MWC se basa en un ajuste perfecto entre la proteína y el ligando (modelo llave-cerradura), mientras que el modelo KNF permite una interacción más laxa que induce un cambio conformacional posterior.

LA ESTRUCTURA QUINARIA Y LAS PROTEÍNAS COMO MÁQUINAS MOLECULARES

LA ESTRUCTURA QUINARIA Y LA FACTORÍA CELULAR

En 1998 el entonces presidente de la Academia Nacional de Ciencias de los Estados Unidos, Bruce Alberts —editor y autor de un libro de texto clásico que todos los biólogos hemos utilizado en algún momento— escribió en la revista *Cell* un artículo con ideas que muchos llevaban en su cabeza, pero que no que habían sido expresadas hasta entonces con tanta agudeza:

> *Las proteínas forman la mayor parte de la masa de la célula. Pero en vez de una célula dominada por moléculas colisionando al azar, sabemos ahora que cada proceso importante de la célula se lleva a cabo por complejos de diez o más proteínas. Y, según realiza su función biológica, cada uno de esos complejos interacciona con otros complejos. De hecho, la célula puede ser descrita como una factoría que contiene un intrincado conjunto de líneas de ensamblaje compuesto de un conjunto de máquinas.*

De acuerdo con Albert y otros, los procesos celulares se producen por la acción coordinada de las proteínas —enzimas en su mayor parte— involucradas en esos procesos, coordinación que en una gran parte de los casos se produce por la interacción física entre esas proteínas, y que da lugar a complejos proteicos más o menos transitorios. Cada proceso puede considerarse como una línea de montaje en una fábrica en la que cada operario —o cada robot, idea que desarrollaremos posteriormente— realiza una acción sobre el objeto en el que está trabajando —el sustrato— y pasa este al siguiente operario. Las líneas de montaje se desarrollaron para hacer más eficiente la fabricación y, sin quererlo, el ser humano ha imitado a la naturaleza. La evolución ha favorecido la interacción entre las proteínas que forman parte de esa línea de montaje, de tal manera que en los organismos eucariotas existe un mayor número de complejos, y estos suelen estar compuestos por un mayor número de proteínas. Estos complejos, en muchos casos transitorios para una parte de sus componentes, interaccionan a veces con otros complejos que controlan otros procesos celulares en la búsqueda de una coordinación total sobre lo que ocurre en la célula. A las formaciones transitorias de supercomplejos, las denominó el cristalógrafo ruso Boris Vaïnshtein como estructura quinaria, definición que sin duda hubiera agradado a Linderstrom-Lang, el creador de los conceptos más básicos de complejidad proteica que hemos ido describiendo en los capítulos anteriores (Figura 12). En los siguientes apartados describiremos algunas de las técnicas que, bien utilizadas por sí solas o de manera combinada con otras, han ayudado a comenzar a comprender este siguiente nivel de complejidad, que por fuerza no puede ser reduccionista como lo han sido los anteriores instrumentos tecnológicos.

TÉCNICAS PARA EL ESTUDIO DE LA ESTRUCTURA QUINARIA

El análisis de las interacciones que se producen en el tiempo entre agregados macromoleculares es una de las nuevas fronteras en la biología estructural y, para ello, se han ido desarrollando nuevas técnicas, que en todos los casos son evoluciones de otras ya utilizadas para otros menesteres.

La espectrometría de masas es una de las técnicas más antiguas de las que han sido descritas en el libro y es tan poderosa que es utilizada no solo en un amplio rango de disciplinas científicas, sino también en numerosos aspectos de nuestra vida diaria como técnicas de análisis de alimentos, de contaminación... Como es lógico, aquí solo trataremos aquellas facetas de la espectrometría de masas que afectan a las proteínas y, en particular, a su aplicación en el estudio de interacciones entre ellas, campo en el que sin duda alguna se ha mostrado como la técnica más poderosa hasta la fecha y que ha permitido desarrollar como ninguna otra el concepto de proteoma, no solo como la suma total de las proteínas sino también la relación entre ellas.

La espectrometría de masas mide básicamente la relación entre la masa y la carga de las moléculas y, por lo tanto, con ese parámetro se puede en principio determinar el primero de ellos, la masa. Para eso la muestra debe vaporizarse e ionizarse, lo que ha supuesto un verdadero desafío para las moléculas biológicas, por su tamaño y sus propiedades. Posteriormente, y utilizando lo que se denomina un analizador de masas, los iones son separados en función de esa relación masa/carga utilizando campos magnéticos y eléctricos, y al final un detector se encarga de registrar las señales relativas a todas las muestras que han sido separadas previamente. Los tres pasos descritos han sufrido una revolución tecnológica desde que en 1886 el físico alemán Eugene Goldstein observara que los rayos que se originaban en el cátodo de un tubo con un gas a baja presión, se conducían en línea recta después de atravesar los agujeros de un disco metálico perforado, y que unos años después el también alemán Wilheim Wien mostrará que esos rayos eran desviados por campos magnéticos y eléctricos, el fenómeno fundamental que hace de la espectrometría de masas lo que es. Wien recibió el premio Nobel de Física en 1911, y fue el primero de los varios que estuvieron relacionados con la espectrometría de masas.

Los primeros trabajos prácticos se los debemos al británico Joseph J Thomson, el también premio Nobel en 1906 por su descubrimiento del electrón, quien también trabajó con esos rayos —en realidad, electrones— y desarrolló con sus colaboradores el primer espectrómetro —espectrógrafo se llamaba entonces— de masas. Dos de esos colaboradores, el británico Francis Anston y el canadiense-americano Arthur Dempster mejoraron el diseño inicial, lo que les sirvió para demostrar la existencia de varios isótopos no radioactivos, los primeros ^{20}Ne y ^{22}Ne, y fue crucial para que el primero de ellos consiguiera el premio Nobel de Química en 1922. Se decía de Thomson, el jefe de Anston, que era muy competitivo, y su subordinado se quejó un día al famoso Rutherford de que Thomson no creía en la existencia de los isótopos que Anston y Dempster acababan de encontrar. «Es verdad que no lo cree», le contestó Rutherford, «y debes estarle agradecido porque si lo creyera ya te habría quitado el descubrimiento».

Otros muchos isótopos, algunos radioactivos, fueron caracterizados mediante la espectrometría de masas, y durante la II Guerra Mundial aparatos con esta tecnología comenzaron a ser utilizados en labores de control, por ejemplo para detectar escapes de gases de uranio de las centrifugadoras que servían para purificar el ^{235}U. Fue después de esa guerra cuando los científicos comenzaron a utilizar la espectrometría de masas para caracterizar moléculas, primero de pequeño tamaño —orgánicas o biológicas—, gracias al esfuerzo del químico austro-americano Klaus Biemann, en particular con los primeros intentos de secuenciar péptidos. Como se ha comentado, las moléculas biológicas son normalmente polares y cargadas, lo que plantea un problema a la hora de volatilizarlas. Biemann encontró maneras de resolver ese problema, y pudo conseguir espectros de pequeños péptidos. Durante la década de los sesenta y setenta, Biemann y otros desarrollaron distintas tecnologías de volatilización y separación que llegaron a automatizar y cuyos resultados podían ser procesados por ordenador, pero el mayor avance se produjo cuando el químico americano Donald Hunt ideó la técnica de secuenciación peptídica en tándem, mediante el uso secuencial de tres analizadores de masas —llamados de cuadrupolo por los cuatro dispositivos que rodean al eje de la carrera de los iones y generan un campo eléctrico— desarrollados por el australiano James Morrison. Los siguientes pasos para la creación de los poderosos espectrómetros de masas que existen en la actualidad se apoyaron en el perfeccionamiento de técnicas que permiten una mejor ionización de las muestras biológicas, como la de desorción/ionización láser asistida por matriz (Matrix-Assisted Laser Desorption/Ionization; MALDI), desarrollada por los científicos alemanes Michael Karas y Franz Hillenkamp, y por el japonés Koichi Tanaka, o la de ionización por electrospray (Electrospray ionization; ESI), debida a la inventiva del químico americano John Fenn. Estos desarrollos les valieron a Tanaka y a Fenn el premio Nobel de Química de 2002, pero en el caso del americano también una denuncia previa de la universidad de Yale, donde entonces era ya catedrático emérito, por supuestamente esconder a la universidad, su empleador, la patente que generó mientras trabajaba para ella. Las dos partes fueron a juicio y este se resolvió casi veinte años después, en 2005 —donde se ve que en todas partes la justicia es lenta—. Fenn perdió y tuvo que abonar casi un millón de dólares. De todas maneras, el Premio Nobel no le sentó muy bien a Fenn, pues murió a los ocho días de recibirlo, lo que quizás debiera avisar a todos los investigadores que lo ansían de los peligros que se ciernen sobre los premiados, aunque debo reconocer que ese peligro se cierne también sobre los no premiados.

La técnica ESI se basa en la aplicación de un alto voltaje sobre el capilar donde se mueve el líquido con la muestra, y las gotas que salen son calentadas de tal manera que el agua desaparece y la muestra biológica, ionizada, pasa al analizador de masas. Este desarrollo permitió el análisis de moléculas grandes —de proteínas— de manera estándar, y este y otros desarrollos coincidieron con los grandes proyectos de secuenciación de genomas que se llevaron a cabo en los primeros años del siglo XXI, encabezados por el humano. El conocimiento de la secuencia genómica de un organismo, y por lo tanto de su secuencia aminoacídica, permitió la asignación rápida de los fragmentos determinados por la espectrometría de masas. La continua mejora del aparataje junto con la combinación con otros métodos, como la electroforesis bidimensional, el marcaje de proteínas o la unión de proteínas a resinas para «pescar» todas aquellas con las que interaccionan, está permitiendo a la espectrometría de masas la caracterización de complejos proteicos —composición y estequiometría— y de su interacción con otros, por ejemplo en distintos momentos del ciclo celular. La espectrometría de masas está en condiciones de producir información muy interesante sobre la estructura quinaria de las distintas proteínas y de los complejos proteicos de los que forman parte, de manera estable o transitoria.

Otra de las técnicas que nos puede dar información preciosa sobre las interacciones temporales que se producen entre los distintos agregados macromoleculares es la RMN. Su desarrollo en los años setenta, tanto en los aparatos como en los programas de tratamiento de los datos, impulsó a los investigadores a utilizar esta técnica en especímenes biológicos, tanto en sistemas sencillos como moléculas puras, lo que ha sido ya descrito, como en sistemas más complejos como células, organismos o incluso animales. Uno de los padres de la RMN, Felix Bloch, una vez dijo que ya había hecho su primer experimento biológico en 1946 cuando colocó un dedo suyo dentro del aparato y obtuvo una señal del agua. Los primeros experimentos de RMN se hicieron en 1973 con eritrocitos utilizando como sonda ^{31}P, y los autores observaron señales separadas correspondientes a distintas moléculas biológicas, fundamentalmente ácidos nucleicos. Posteriormente se ha trabajado con un gran número de sistemas celulares distintos, pero para que estos experimentos funcionen correctamente es necesario que el sistema exprese en grandes cantidades la proteína a seguir y que esté marcada con un elemento que produzca la señal para RMN —en proteínas normalmente ^{15}N y ^{13}C—, y finalmente que esta proteína se mantenga soluble. Con el advenimiento de mejores sistemas de sobreexpresión e incorporación de esos isótopos a las proteínas, una serie de estudios han suministrado una gran cantidad de información sobre las interacciones asociadas a la estructura quinaria y cómo son moduladas por parámetros físicos generales como son la fuerza iónica y el pH. Distintos trabajos han mostrado cómo esas interacciones son importantes para el plegamiento y estabilidad de las proteínas. Estudios de RMN con células han servido, por ejemplo, para mostrar cómo la viscosidad de la célula, debida entre otros factores a la alta concentración de proteínas —al apelotonamiento macromolecular; *macromolecular crowding*— afecta poco al movimiento del esqueleto de las proteínas no globulares, pero mucho más a las interacciones —de carga o hidrofóbicas— entre proteínas, que además varían en distintas regiones de la proteína.

Otra de las técnicas más prometedoras para el estudio de la factoría celular es la llamada criotomografía electrónica, una rama de la criomicroscopía electrónica ya comentada anteriormente. Los principios de la tomografía electrónica descansan en los desarrollos teóricos publicados en 1917 por el previamente citado matemático Johann Radon (Figura 32), tal como hemos comentado anteriormente. Sin embargo, durante casi cincuenta años esos estudios pasaron desapercibidos hasta que fueron utilizados en 1967 por el físico sudafricano-estadounidense Allan McLeod Cormack y el ingeniero británico Godfrey Newbold Hounsfield, para los primeros desarrollos de imagen médica con la Tomografía

Axial Computerizada (TAC). Los dos científicos recibieron por ello el premio Nobel de Fisiología o Medicina de 1979. Hounsfield trabajaba durante el desarrollo del TAC para la compañía británica EMI, entonces un conglomerado de empresas dedicadas fundamentalmente a la producción y distribución de discos de música, en la era dorada del pop, y se dice que la compañía utilizó los grandes beneficios obtenidos de los discos de The Beatles para emplearlos en el desarrollo de los aparatos médicos.

Las técnicas tomográficas se aplicaron a la microscopía electrónica tanto por el citado Aaron Klug como por el austro-alemán Walter Hoppe, aunque en este último caso su trabajo se vio en parte ignorado por el hecho de que publicó sus trabajos en revistas en lengua alemana, en una época en la que el inglés era ya la lengua franca. Sus trabajos seminales, publicados en 1968, supusieron la apertura de una

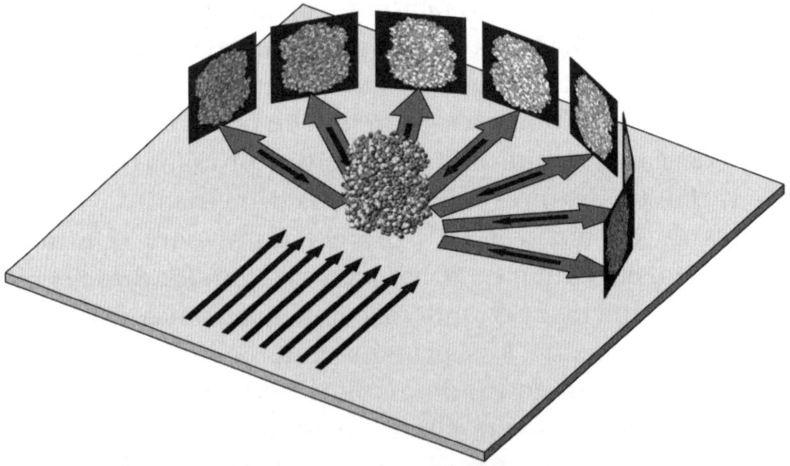

Figura 32. Esquema simple de una reconstrucción tomográfica. Se toman imágenes del objeto problema (en el centro) a muchos ángulos distintos (aquí se muestran solo siete; flechas grandes grises). Estas imágenes son proyecciones bidimensionales del objeto, que es tridimensional. Las imágenes se utilizan, mediante técnicas de retroproyección (flechas negras pequeñas), para obtener la estructura de la muestra problema.

vía para la determinación de estructuras biológicas de todo tipo, no solo la de moléculas biológicas descritas anteriormente, sino también de estructuras celulares, que hasta entonces se habían interpretado a través de imágenes simples, bidimensionales.

Los principios de la tomografía son simples (Figura 32). El espécimen del que se quiere conocer su estructura es un objeto tridimensional, y de él se toman imágenes —cuya naturaleza es bidimensional— a distintos ángulos, y a esas imágenes se les aplican los algoritmos de reconstrucción tridimensional para conocer la estructura del objeto. En el caso de la microscopía electrónica, las imágenes a distintos ángulos se obtienen inclinando la muestra dentro del microscopio electrónico mediante el uso de un dispositivo llamado goniómetro. Las imágenes se toman a un paso angular pequeño —se inclina la muestra por ejemplo en pasos de 1°— y esas imágenes se almacenan para ser tratadas mediante los algoritmos de reconstrucción tomográfica citados anteriormente.

El concepto de reconstrucción tomográfica es pues sencillo —aunque no lo es tanto su implementación en términos prácticos—, y en el caso de la tomografía electrónica, aplicada hasta hace poco exclusivamente al estudio de las estructuras celulares, el desarrollo de la técnica durante los últimos cincuenta años se ha basado en la mejora de los tres pasos del proceso: preparación de la muestra, toma de los datos y reconstrucción tridimensional. Estos desarrollos han sido llevados a cabo por numerosos grupos en todo el mundo, pero la revolución que ha tenido lugar en la tomografía electrónica se puede personalizar en el trabajo desarrollado desde finales de los años ochenta por el biofísico alemán Wolfgang Baumeister en el Instituto Max Planck de Bioquímica de Munich, quien ha promovido muchos de los avances que ahora pasamos a describir.

En lo que tiene que ver con la preparación de la muestra, los desarrollos han tenido que ver con que esta tenga el espesor adecuado —a efectos prácticos y debido a la alta interacción de los electrones con la materia, la muestra no

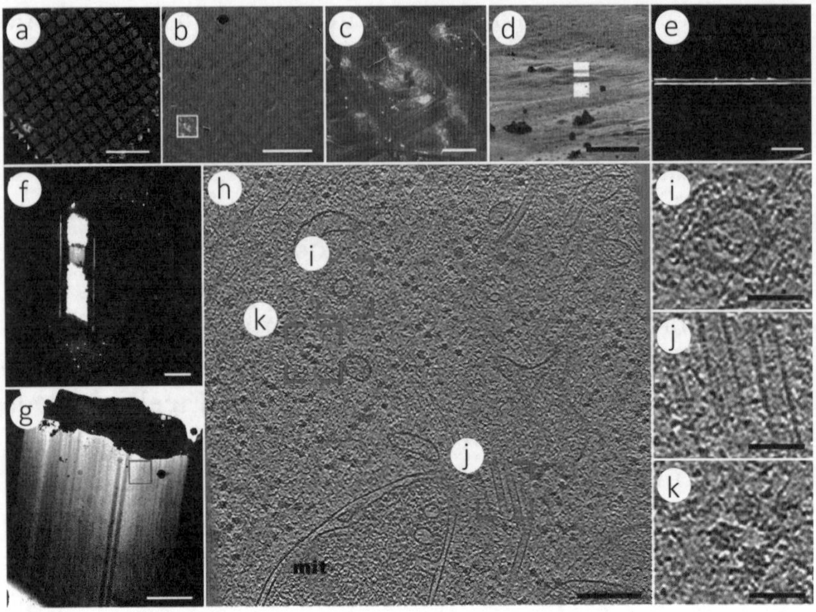

Figura 33. Esquema de criomicroscopía correlativa en la que se combinan tres tipos de microscopía: óptica, electrónica de barrido y electrónica de transmisión, todo ello realizado a temperatura de nitrógeno líquido (~ -175 °C). En la superficie de la rejilla de microscopía electrónica se han crecido células humanas (células Jurkat) que poseen una proteína fluorescente. (a) Microscopía óptica de esa rejilla. La zona blanca a la izquierda y debajo corresponde a una zona de alta fluorescencia motivada por la presencia de la proteína fluorescente. (b) La misma rejilla observada por microscopía electrónica de barrido. El cuadrado blanco apunta a la misma área descrita anteriormente. (c) Ampliación de esa área, en la que ya se observa la forma de la célula. Se pretende reconstruir mediante técnicas tomográficas parte de esta célula. El problema es que su espesor es demasiado grande para que los electrones puedan atravesarla, y hay que hacer la muestra más delgada. (d) Guiados por imágenes del microscopio electrónico de barrido, se «adelgaza» la muestra utilizando iones de galio que eliminan la parte no deseada (las dos áreas blancas). (e) Se muestra el espesor de la parte de la célula no destruida. (F) Se muestra la misma área vista ortogonalmente. (g) Se muestra una ampliación de esa zona, donde ya se adivinan estructuras celulares. En esta se muestra la que se utiliza para la reconstrucción tomográfica (la zona dentro del cuadrado negro), tal como se describe en la Figura 32. (h) Se muestra una sección de la reconstrucción tridimensional, el área delimitada en el cuadrado de «g». Las letras «i», «j» y «k» muestran vesículas, microtúbulos y ribosomas, respectivamente. Para hacerse una idea del cambio en la escala de la observación, la barra de «a» representa 500 micrómetros mientras que la de «k» 50 nanómetros. El segmento de célula que se muestra en «h» posee un buen número de máquinas moleculares, constituidas fundamentalmente por proteínas. (Imagen cortesía del doctor Javier Conesa, Centro Nacional de Biotecnología).

puede tener un espesor muy superior a los 0,3 micrómetros— y mantenga su estructura lo más nativa posible. El espesor adecuado se consigue con aparatos como el ultramicrotomo, con cuchillas muy finas, o en los últimos años gracias a sofisticados cañones de iones que se enfocan sobre una parte de la muestra y la van fresando hasta conseguir el espesor deseado. El proceso de tratamiento de la muestra para conservarla en el estado más cercano al nativo se ha intentado conseguir en el pasado utilizando tratamientos químicos de fijación o de eliminación del agua de la muestra y sustitución por un polímero. Estas técnicas, muy exitosas si no se requiere alta resolución, han sido sustituidas por el mismo proceso de vitrificación descrito al hablar de la criomicroscopía electrónica. La muestra se congela a alta velocidad a temperaturas por debajo de -180 °C y se mantiene a esa temperatura a partir de ese momento. Este es el inicio de la técnica denominada criotomografía electrónica (Figura 32), que como veremos está revolucionando el estudio de los complejos macromoleculares *in vivo* en lo que tiene que ver con su disposición en la célula y en su interacción con otros que se encuentra alrededor.

La criotomografía electrónica (Figura 33) también se ha beneficiado de los grandes desarrollos en los nuevos criomicroscopios electrónicos, entre otros los detectores directos de electrones descritos anteriormente o los filtros de energía que permiten la eliminación de gran parte de los electrones, que solo introducen ruido sobre la muestra, para generar información de esta a mayor resolución sin que sea maltratada en demasía por la radiación electrónica. Finalmente, los programas de reconstrucción tomográfica y de visualización e interpretación de los resultados se han desarrollado extraordinariamente, incluidos aquellos que se denominan de promediado de subtomogramas, que permiten la extracción *in silico* de complejos macromoleculares como por ejemplo ribosomas, proteasomas o chaperoninas, y su promediado para obtener estructuras tridimensionales de muy alta resolución —cercana a la atómica—, pero con la ventaja de que esos complejos proteicos no han sido aislados ni purificados sino que su estructura ha sido determinada dentro de la célula, en un entorno no alterado.

El desarrollo es tan enorme que se está llevando a cabo una conexión entre distintas técnicas microscópicas que va a permitir el estudio de un fenómeno aislado en una determinada célula. El uso coordinado de ese conjunto de técnicas se ha denominado criomicroscopía correlativa (Figura 33) y lleva consigo el uso de criomicroscopía óptica —confocal— en la que se puede escoger en un campo de células vitrificadas que han crecido sobre una rejilla de microscopía electrónica, aquella que sea más interesante porque un determinado proceso es evidente —gracias por ejemplo al uso de una proteína marcada con una sonda fluorescente—. Una vez localizada la célula de interés, se lleva la rejilla a un aparato que es una combinación de criomicroscopio electrónico de barrido con un cañón de iones. Este aparato es capaz de localizar la célula de interés —entre miles de ellas— mediante un sistema de coordenadas y con el cañón de iones se va fresando la célula, hasta que quede del espesor adecuado —una célula de un organismo eucarionte puede tener 10-15 micrómetros de espesor—. La célula, ya adelgazada, se lleva al criomicroscopio electrónico para realizar la criotomografía electrónica.

La criotomografía electrónica está permitiendo no solo conocer la disposición en la célula de complejos proteicos, sino su estado funcional —en muchas ocasiones, de la reconstrucción tridimensional se puede determinar si su conformación es activa— y su relación con otros complejos que pueden estar más o menos involucrados en un proceso determinado. Los resultados que se están obteniendo dejan claro que la disposición de las estructuras celulares y de los agregados macromoleculares no tienen nada de casual sino que existe una razón para su localización en un determinado lugar y momento, que está condicionada por la actividad celular, y que debe ser desentrañada para entender mejor la estructura quinaria de las proteínas y su papel en la factoría celular.

LAS MÁQUINAS MOLECULARES

Como se ha comentado al comienzo de este capítulo, el gran crecimiento de la biología estructural y la biofísica ha dado lugar al desarrollo del concepto de la célula como una factoría donde decenas de millones de distintas máquinas realizan su trabajo en distintas líneas de ensamblaje —por ejemplo, los procesos de replicación, transcripción, síntesis, degradación— de manera coordinada y eficiente. Estas máquinas son siempre proteínas, a veces unidas a ácidos nucleicos, y actúan bien en forma individual o en forma de complejos macromoleculares. Como las máquinas que han desarrollado los humanos —estos mucho más tarde y de manera mucho menos eficiente—, una máquina molecular es un «dispositivo» que va a realizar un trabajo mecánico usando para ello energía química, normalmente almacenada en forma de ATP. Esta máquina molecular, esta nanomáquina como también se la denomina, sufre un cambio conformacional que va a producir fuerza, par de giro o desplazamiento. Estos parámetros no pueden medirse adecuadamente con métodos clásicos en los que se promedia lo que ocurre a un trillón de moléculas —ese es el número aproximado que puede haber en un pequeño volumen de muestra con la que se trabaja en un tubo de ensayo—, pues esas moléculas no están funcionando «en fase» —no están trabajando en el mismo momento de su ciclo funcional—, y además puede que no lo hagan con la misma «intensidad», que es lo que se ha descubierto precisamente gracias al manejo de las técnicas de molécula única (*single molecule techniques*), que describiremos a continuación, y se requiere el análisis de una sola molécula, aunque después se promedie su comportamiento con el de otras muchas moléculas analizadas de la misma manera.

Gracias al uso de técnicas de molécula única se está comenzando a entender cómo funcionan las máquinas moleculares. Uno de los más conocidos es el de la ATPasa de protones (Figura 36), que sintetiza el ATP a partir del gradiente de protones que entre las dos caras de la membrana interna mitocondrial generan los grandes complejos proteicos que forman parte de la cadena respiratoria —los complejos I, II, III y IV, que además se pueden unir formando supercomplejos, otra prueba más de esa estructura quinaria—. La ATPasa funciona en realidad como un molino que da vueltas —literalmente— empujado no por el viento o el agua, sino por el gradiente de protones, que fuerza la formación de ATP y, por lo tanto, de esos enlaces fosfato ricos en energía química que van a utilizarse como «combustible» en miles de otras máquinas. El ATP va a ser la «gasolina» de complejos como la quinesina o la dineína para que caminen —literalmente— sobre las «carreteras» que son los microtúbulos —tubos formados por la polimerización de heterodímeros de α y β-tubulina—, llevando cargamento de una parte a otra de la célula de manera eficiente. Todos estos descubrimientos y otros muchos han sido posibles gracias al desarrollo de una serie de técnicas de molécula individual, algunas de las cuales pasamos a describir.

TÉCNICAS DE MOLÉCULA INDIVIDUAL

Las primeras observaciones de moléculas biológicas en una disposición individual —en nuestro caso, de proteínas— se realizaron a lo largo de los años cincuenta y en los dos lados del Atlántico, utilizando la naciente microscopía electrónica, usando distintas técnicas de preparación de muestras. No obstante, la microscopía electrónica solo produce una información estática de la proteína bajo observación y, por ello, el primer experimento en el que se observó la acción de moléculas únicas sobre el sustrato se lo debemos al argentino-americano Boris Rotman quien, trabajando en Stanford en 1961, logró sintetizar un sustrato que producía fluorescencia al ser transformado por moléculas de la enzima β-D-galactosidasa. Rotman introdujo la enzima y el sustrato en gotas, y observó por microscopía óptica cómo aparecían puntos allí donde la sonda fluorescente se liberaba del azúcar, aprovechando la alta sensibilidad que proporciona la fluorescencia. Cada uno de esos puntos correspondía a la acción de una sola molécula de enzima.

Los siguientes estudios provienen del desarrollo de los fundamentos de lo que más tarde se convertiría en una técnica muy poderosa en el campo de las técnicas de molécula única, las pinzas ópticas, y se los debemos al esfuerzo de Arthur Ashkin, quien trabajando en los laboratorios Bell a finales de los sesenta observó que ciertos materiales pueden ser atrapados por luz láser. Ashkin desarrolló la técnica durante la siguiente década, y por sus contribuciones teóricas le fue concedido el Premio Nobel de Física en 2018 —con 97 años; no debemos por lo tanto perder la esperanza—, y sus trabajos dieron lugar a desarrollos más prácticos en el campo de la física y la biología, que valieron al físico americano Steven Chu el Premio Nobel de Física en 1997, por sus contribuciones al desarrollo de las pinzas ópticas y a las pinzas magnéticas, que luego discutiremos. En honor a la verdad, los primeros experimentos de naturaleza biológica los llevó a cabo el grupo de Ashkin cuando demostró a principios de los ochenta el atrapamiento de partículas individuales de bacterias o virus.

Las pinzas ópticas (Figura 34) se basan en la utilización de un rayo láser que, cuando es altamente focalizado, utilizando por ejemplo una lente, atrae a su centro de foco a partículas con un índice de refracción mayor que el que las rodea. Esas partículas pueden ser bolas de cristal del tamaño de micrómetros y a ellas, utilizando métodos químicos o biológicos, se pueden incorporar moléculas biológicas. Las pinzas ópticas son capaces de medir fuerzas en el rango de piconewtons —un pN son 10^{-12} Newtons, y un Newton es la cantidad de fuerza necesaria para acelerar 1 m/s^2 un objeto con un peso de 1 kg de masa—, que son las que generan la mayor parte de las máquinas moleculares. Los primeros resultados de interés se publicaron en 1990 en el laboratorio de Steven Block en la Universidad de Stanford, cuando él y sus colaboradores fueron capaces de seguir los movimientos de moléculas únicas de quinesina a lo largo de microtúbulos. Desde entonces, el campo de las pinzas ópticas ha contribuido enormemente a la mejor comprensión de procesos muy importantes como los movimientos de motores moleculares o las fuerzas involucradas en las acciones de las proteínas implicadas en la interacción de ácidos nucleicos. La tecnología de las pinzas ópticas, en principio artesanal, se ha

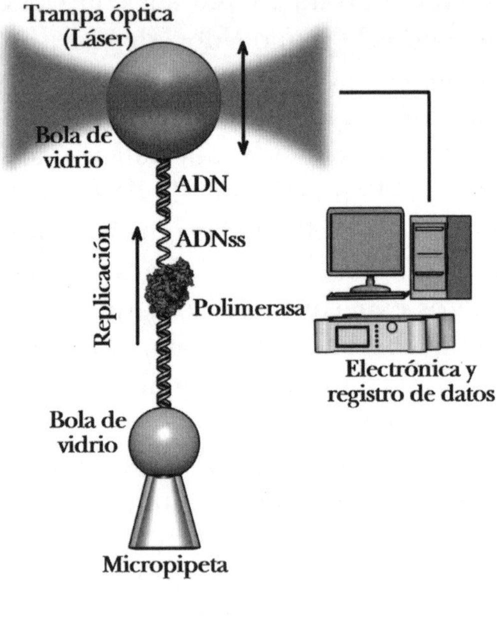

Figura 34. (Izquierda) Esquema simplificado de unas pinzas ópticas. Para medir la fuerza que ejerce una molécula de una enzima, en este caso la ADN polimerasa, se sujeta una sola molécula de ADN a dos bolas de vidrio, una inmovilizada por una micropipeta que la mantiene unida por succión, y la otra a una bola de vidrio, atrapada a su vez por un haz de láser enfocado. La unión de la molécula de ADN a las bolas de vidrio se puede hacer por métodos químicos o biológicos. Cuando la ADN polimerasa se une a la zona de la hebra simple e inicia la replicación, se produce una fuerza sobre el ADN que se manifiesta en un acercamiento de las dos bolas, que es «sentida» por la bola atrapada, en forma de movimiento fuera del centro del atrapamiento. Esa señal es registrada por la electrónica del aparato. Las pinzas ópticas pueden por lo tanto medir las fuerzas de una sola

desarrollado a través del empuje empresarial, y se ha complementado con otras técnicas de molécula individual como puede ser la fluorescencia, lo que ha dado todavía más sensibilidad a las pinzas ópticas, no solo en la medición de las fuerzas involucradas, con precisiones por debajo del pN, sino también en la medida de las distancias asociadas a los cambios conformacionales, ahora en el rango de los Å.

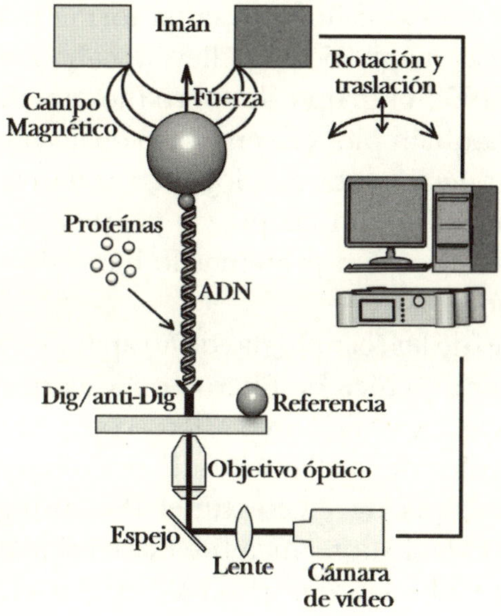

molécula biológica, en el rango de piconewtons. (Derecha) Esquema simplificado de unas pinzas magnéticas. Aquí se atrapa también una molécula de ADN, esta vez entre un portamuestras y una bola magnética, aprisionada en un campo magnético. La adición de una proteína que ejerce un cambio sobre la estructura del ADN (extensión, contracción, deformación...), se detecta por los movimientos de la bola y su altura respecto al portamuestras, que se detecta mediante videomicroscopía. Los esquemas de las pinzas ópticas y pinzas magnéticas, que no están dibujados a escala, han sido generosamente cedidos por los doctores Borja Ibarra (IMDEA Nanociencia) y Fernando Moreno (Centro Nacional de Biotecnología), respectivamente.

Otra técnica de atrapamiento, más sensible que la de pinzas ópticas —puede medir fuerzas del orden de décimas de pN— aunque quizás no tan versátil, es la llamada de pinzas magnéticas (Figura 34). Desde el establecimiento del magnetismo a principios del siglo XX, hubo ideas sobre cómo utilizarlo en problemas biológicos, pero los primeros experimentos de los que se tienen noticia los realizó en Cambridge y en 1950 el genial Francis Crick junto con el citólogo Arthur Hughes, cuando los dos fueron capaces de introducir y hacer mover partículas magnéticas dentro de una célula. Otros experimentos con fuerzas magnéticas fueron desarrollados en la década de los noventa por el alemán Erich Sackmann, pero los primeros experimentos en la forma más actual del uso de las pinzas magnéticas los llevó a cabo con moléculas de ADN y en 1992 el grupo del peruano-americano Carlos Bustamante, también pionero en el uso de las pinzas ópticas. Debido a su especial configuración, las proteínas no son fáciles de ser analizadas con las pinzas magnéticas, y la mayor parte de los estudios con proteínas lo han sido con aquellas que actúan sobre ADN.

El desarrollo de las tecnologías de atrapamiento ha corrido parejo al de otra técnica de microscopía, la microscopía de fuerzas atómicas (Atomic Force Microscopy; AFM), hija a su vez de otra técnica de las llamadas de microscopía de superficie, la microscopía de efecto túnel (Scanning Tunneling Microscopy; STM). Esta técnica fue desarrollada a primeros de los ochenta en los laboratorios IBM en Zurich por el suizo Heinrich Rohrer y el alemán Gerd Binning, y por ello obtuvieron el Premio Nobel de Física en 1986. Cuentan las malas lenguas que la poderosa empresa americana —entonces más poderosa que ahora— hizo una fuerte campaña para que la Fundación Nobel recompensara a sus dos científicos, pero en la discusión alguien se dio cuenta de que no podían premiar el desarrollo de esta técnica de microscopía sin hacerlo también a quienes habían desarrollado la mucho más influyente microscopía electrónica de transmisión. En 1986 solo vivía uno de sus creadores, Ernst Ruska, quien había sido descartado tiempo atrás por sus coqueteos con el nazismo, así que los tres investigadores fueron en el mismo paquete, Ruska con la mitad del premio y Rohrer y Binning con la otra mitad. Ruska recibió el Premio Nobel más de cincuenta años después del primer desarrollo del microscopio electrónico, cuando la técnica estaba firmemente establecida en multitud de disciplinas, y aprovechó el discurso de aceptación para comentar con sorna que a diferencia del resto de los Premios Nobel, a él le daba un poco de vergüenza describir su logro cuando su explicación estaba en cualquier libro básico de física o biología.

La STM es una técnica que permite generar imágenes de superficie gracias a la corriente eléctrica que se establece entre la punta metálica de la sonda del aparato y la superficie del material que se está analizando. Es una técnica de alta resolución, pero su uso en materiales biológicos no es práctico por su falta de conductividad, y su utilización ha visto limitada a las disciplinas físicas. Sí que ha resultado muy útil la AFM, desarrollada por el grupo de Gerd Binning también a principios de los ochenta, y que en este caso mide las fuerzas que se establecen entre la punta del detector y la superficie de la muestra, y permite obtener una gran resolución —a nivel atómico— de su superficie. La posibilidad de hacerlo con la muestra en solución ha abierto por completo su uso a muestras biológicas, y con ellas la AFM ha permitido el análisis de los cambios conformacionales que sufren las proteínas durante su ciclo funcional o la resistencia a la presión de oligómeros proteicos, como las cabezas de los virus o las fuerzas involucradas en el desplegamiento de las proteínas (Figura 35).

La microscopía de fluorescencia se ha convertido en una herramienta biofísica inestimable para seguir procesos en moléculas individuales. La fluorescencia es una técnica espectroscópica de gran sensibilidad para marcar, de manera poco invasiva, moléculas biológicas. Unos de los experimentos más brillantes en mi opinión es el realizado por el japonés Kazuhiko Kinosita en 1997, en el que demostró la rota-

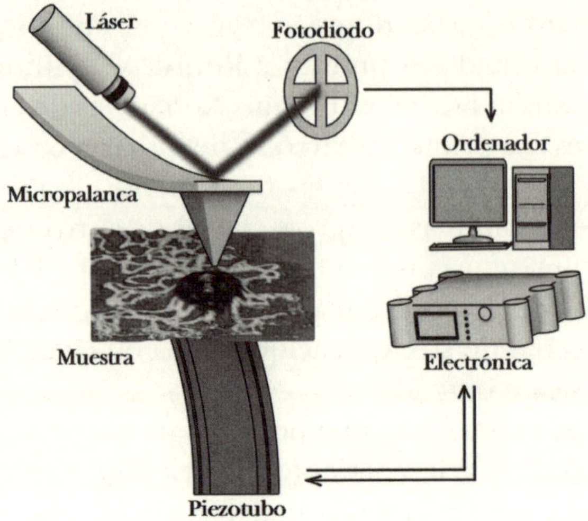

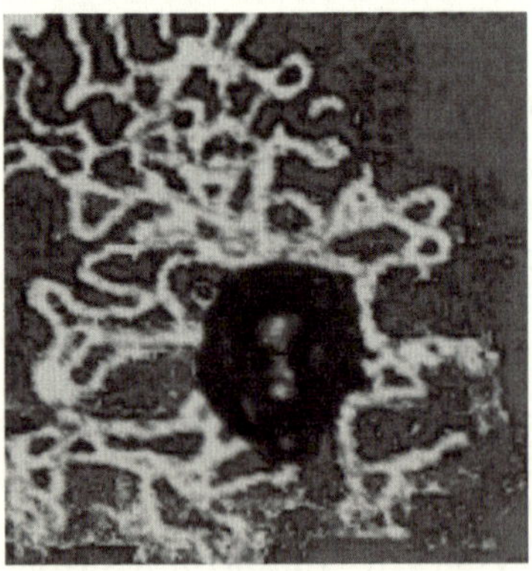

Figura 35. (Arriba) Esquema simplificado de un aparato de microscopía de fuerzas atómicas. El aparato posee una diminuta palanca (cantilever) con una punta muy fina, que establece una interacción con la superficie de la muestra biológica que se estudia. La punta barre la muestra y detecta el perfil de su superficie por el distinto movimiento de la micropalanca, que es detectado por la desviación de un láser respecto a su posición de base. (Abajo) Imagen que se produce, en niveles de grises. La altura del espécimen es mayor cuanto más oscura es el área, y lo que aquí se observa es la cabeza de un virus (la estructura oscura en el centro de la imagen) del que se ha escapado el ADN almacenado en el interior (los filamentos más claros). El esquema, que no está dibujado a escala, ha sido generosamente cedido por el doctor Pedro de Pablo (Universidad Autónoma de Madrid).

ción de la ATPasa durante su funcionamiento (Figura 36). Añadiendo una molécula fluorescente a la punta de un filamento de actina y pegando este al centro del sistema de rotación de moléculas de ATPasa que estaban unidas a un portamuestra, logró ver cómo los filamentos marcados fluorescentemente daban vueltas al añadir ATP. En realidad en ese experimento midió la actividad de hidrólisis de ATP de la ATPasa, y no su actividad en condiciones normales, que es la de síntesis de ATP; años después pudo medir la actividad ATP sintasa ¡y observó que la enzima rotaba en la dirección contraria! Siempre he soñado poder diseñar un experimento tan hermoso como este.

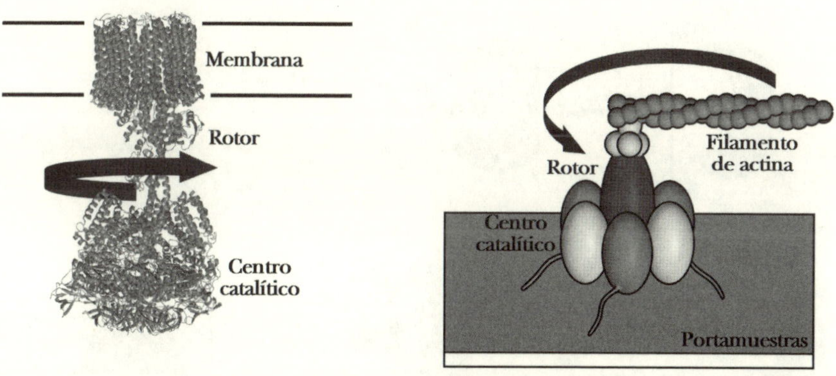

Figura 36. Experimento de molécula única con la demostración de la rotación de la ATPasa. (Izquierda) Estructura atómica de una molécula de ATPasa, con sus tres partes principales: el dominio de membrana, que recoge los protones que se encuentran en exceso en el otro lado de la membrana, e inicia el movimiento del rotor que induce en el centro catalítico la síntesis de ATP a partir de ADP y fósforo. (Derecha) Experimento de demostración del movimiento de la ATPasa. El grupo de Kazuhiko Kinosita y colaboradores eliminaron la parte de la ATPasa que se encuentra en la membrana, pegaron el centro catalítico a un portamuestra y engancharon a la punta del rotor un filamento de actina fluorescente. Cuando colocaron el portamuestras en un microscopio de fluorescencia y añadieron ATP, observaron cómo rotaban decenas de moléculas, cada una de ellas moléculas de ATPasa individuales.

Uno de los métodos más utilizados en la microscopía de fluorescencia es la técnica de transferencia de energía de resonancia de Förster (Förster Resonance Energy Transfer; FRET) (Figura 37), denominada así en honor al físico alemán Friedrich Forster —convencido nazi; la inteligencia puede estar reñida con otras cualidades humanas—, quien desarrolló desde el punto de vista práctico los fundamentos de este fenómeno, ya conocido desde varias décadas antes. FRET se basa en el principio de que la energía que se transfiere entre una molécula donadora y otra aceptora es muy dependiente de cómo se dispongan y en particular de la distancia entre ellas, sobre todo por debajo de 100 Å. Esta

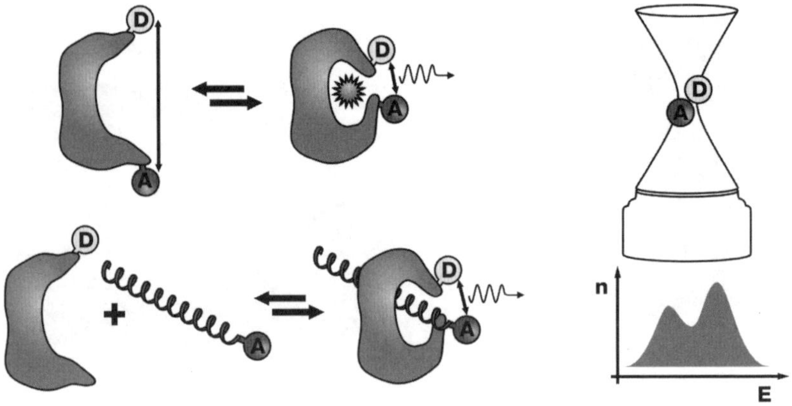

Figura 37. Experimentos FRET de molécula individual. (Izquierda) La técnica FRET es muy sensible a la distancia que se encuentran el par donador (D) y aceptor (A), y se puede utilizar para medir cambios conformaciones que se producen en una molécula, bien introduciendo las dos sondas en la misma molécula (arriba) o bien una en la molécula y otra con la que va a interaccionar e inducir el cambio conformacional (abajo). En los dos casos, la unión de un sustrato, u otra proteína, induce un cambio conformacional en la proteína que genera un cambio en la distancia entre el donador y el aceptor y por lo tanto un cambio en la señal. (Derecha arriba) Un haz enfocado detecta la señal de cada una de las moléculas que lo atraviesa y las registra. (Derecha abajo) Histograma en el que se muestran las dos poblaciones correspondientes a la conformación abierta y cerrada (los dos picos), con el número de eventos de cada una de ellas, que el haz ha detectado.

técnica permite determinar cambios conformacionales que se producen en una sola molécula por el cambio de señal que se produce al acercarse o alejarse el par dador/aceptor cuando se produce el cambio conformacional.

Finalmente, otra de las técnicas que está revolucionando el mundo de la biología estructural —y el de la biología celular— es la microscopía óptica de super-resolución, que se llama así porque por el uso de distintos «trucos» se ha conseguido superar el límite teórico de resolución óptica, que es de unos pocos cientos de nanómetros —un nanómetro es la mil millonésima parte de un metro— cuando se usa radiación visible. El desarrollo de estas técnicas les valió el Premio Nobel de Química de 2014 a los americanos Eric Betzig y William Moerner y al alemán Stefan Hell, aunque como ocurre casi siempre otras personas han contribuido a las numerosas técnicas que se encuadran bajo el nombre de técnicas de super-resolución. De los tres premiados, Moerner fue el primero en detectar, en 1989, moléculas individuales —no de muestras biológicas— en una fase sólida y a muy bajas temperaturas, mientras que Betzig fue el primero, en 1993, en observar moléculas de actina dentro de la célula utilizando una sonda fluorescente. Años después, a mitad de los noventa y de manera independiente, Betzig y Hell postularon que para poder llegar a detectar moléculas individuales había que desarrollar un método en el que, dentro de un campo de moléculas marcadas con sondas fluorescentes, solo una estuviese emitiendo en un momento dado. Para ello, estos dos científicos y otros desarrollaron dos maneras distintas de atacar el problema, cada una de las cuales ha dado lugar a numerosas técnicas.

En las llamadas técnicas de super-resolución determinista, lideradas por Hell, se consigue detectar moléculas individuales haciendo que solo emitan unos pocos fluoróforos dentro de los que están en el campo iluminado, y la más popular es la desarrollada por el propio Hell: la técnica de agotamiento de emisión estimulada (Stimulated emission depletion microscopy; STED). El otro tipo de técnicas, las llamadas de super-resolución estocástica, lideradas por Betzig, se basan en que el comportamiento temporal de las moléculas fluorescentes es complejo, y se puede usar para que fluoróforos cercanos entre sí emitan luz a tiempos distintos, permitiendo así su resolución. Estos métodos incluyen los métodos de localización de moléculas individuales entre los que se encuentran PALM (Photo-activated localization microscopy o microscopía de localización foto-activada) o STORM (Stochastic optical reconstruction microscopy o microscopía óptica estocástica de reconstrucción). Estas y otras técnicas de super-resolución óptica están abriendo campos inimaginables hace unos años en el estudio de proteínas, y complejos en el contexto celular.

EL CONTROL SOBRE LA FUNCIÓN

Ya hemos visto que muchas proteínas y complejos proteicos actúan como máquinas moleculares a través de la aplicación de una fuerza o movimiento. Esas máquinas necesitan ser controladas para que su trabajo se produzca cuando la célula lo requiera. Este control puede ser realizado de muchas maneras, fundamentalmente por la acción directa de otra proteína, pero en otras ocasiones es la misma proteína la que ejerce un autocontrol mediante modificaciones que se producen en su propia estructura. Aquí vamos a hablar de dos de ellas, la proteólisis interna y la modificación postraduccional.

La proteólisis interna es un proceso por el que una proteína mantiene bloqueada una función que solo se activa cuando se elimina una parte de la proteína que la estaba bloqueando, que se suele denominar péptido de activación (Figura 38). Este tipo de mecanismo se encuentra en numerosos procesos como en la coagulación de la sangre; la fibrinólisis; en la liberación de hormonas proteicas de moléculas precursoras; en el transporte de las proteínas secretadas a través de membranas; en el ensamblaje de estructuras macromoleculares, como ciertos virus; o en el control del funcionamiento de muchas proteasas, las enzimas que degradan otras proteínas. Estas, como hemos visto al principio del libro, estuvieron entre las primeras proteínas que se denominaron como tales y entre las primeras en ser purificadas y caracterizada su función, entre otras causas por la facilidad de ser purificadas de los jugos gástricos. Se da crédito a Theodor Schwann en ser el primero, en 1836, en aislar una de ellas, la pepsina, y observar cómo degradaba otras proteínas. El nombre le fue dado por el propio Schawnn en atención a su actividad, la digestión (*pepsis* en griego). Como hemos ya comentado, Kuhne denominó enzimas en general a todas las moléculas que producían algún tipo de acción —fermentación— sobre material biológico, y en 1875 el fisiólogo alemán Rudolf Heidenhain, trabajando con las glándulas del estómago de perros —sí, de perros— observó que aquellas excretaban principalmente dos compuestos, pepsina y ácido clorhídrico, pero la primera se convertía en activa solo tras el tratamiento con el segundo compuesto. Heidenhain llamó al primer compuesto zimógeno —pepsinógeno en el caso de la pepsina—, porque daba lugar a la enzima, pero no lo era.

El estudio de los zimógenos se desarrolló años más tarde, cuando las técnicas a disposición de los científicos lo permitieron. Así, a mediados de la década de los treinta, el grupo de

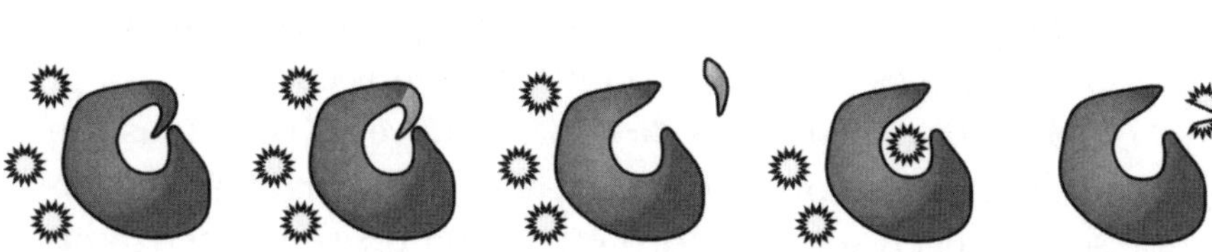

Figura 38. Esquema de autoproteólisis. Muchas enzimas tienen bloqueado su centro activo por una parte de su propia estructura. Cuando se dan las condiciones adecuadas (pH, presencia del sustrato adecuado, otra proteasa...), esa parte se libera dejando el centro activo expuesto para actuar sobre los sustratos.

John Northrop, del que ya hemos comentado que fue capaz de aislar, purificar y cristalizar las tres principales proteasas de los juegos gástrico (la pepsina, la tripsina y la quimotripsina), dio un paso más al purificar y cristalizar el quimotripsinógeno. Del estudio de este y la quimotripsina, Norhtrop pudo colegir que la segunda se producía por la proteólisis parcial del primero. Casi al mismo tiempo, el grupo de Pierre Desnuelle en Marsella, utilizando las técnicas de degradación de Edman descritas anteriormente, pudo comprobar que el tripsinógeno se convertía en tripsina después de la proteólisis en la posición 15, detrás de un residuo de arginina. El mecanismo de hidrólisis —una molécula de H_2O está involucrada y se consume en la reacción— se describió posteriormente que consiste en la rotura del enlace CO-NH del péptido, lo que resulta en la formación de dos péptidos.

A este descubrimiento siguieron otros parecidos en los que se fue caracterizando para cada proteasa el punto de ruptura en el zimógeno, así como la causa de la hidrólisis, que en muchas ocasiones es debida a cambios externos como una variación de pH, como en el caso del pepsinógeno, inducido por la presencia del ácido clorhídrico. Las estructuras cristalográficas de varias de estas enzimas, obtenidas a finales de los años setenta entre otros por el grupo del Premio Nobel Robert Huber, además de muchos resultados de carácter bioquímico, permitieron descifrar desde el punto de vista estructural el mecanismo de acción de muchas de estas proteasas, en el que el péptido protege el centro activo hasta que es liberado, normalmente por otra enzima —una enteroquinasa—, aunque la autoproteólisis es posible pero mucho menos eficiente.

Otro de los mecanismos de control sobre las proteínas son las modificaciones postraduccionales, que se llaman así porque se producen sobre las proteínas una vez son sintetizadas y plegadas. Su existencia es imprescindible para el control de la función —inhibición, activación, incluso cambio de función—, y su efecto consiste a veces en modificar la estructura de la proteína, bloquear activamente un centro activo, introducir una carga en un punto determinado, etc. Una de las más importantes es la de ubiquitinación, relacionada fundamentalmente con procesos de degradación, y que será tratada de manera independiente más tarde, pero hay muchas otras como la fosforilación, metilación, acetilación, glicosilación..., y otras que restan por descubrir. No obstante, nosotros nos vamos a concentrar en la fosforilación, la más común de todas ellas —representa casi un 90 % de todas las modificaciones— y la que primero se conoció. Se llama fosforilación porque en la reacción se produce la unión de un grupo fosfato sobre un aminoácido, fundamentalmente serina, treonina y tirosina. La fosforilación y la desfosforilación, proceso tan importante como el primero, son ejecutadas por enzimas denominadas quinasas y fosfatasas respectivamente, y su actuación sobre miles de proteínas —se calcula que más de 10.000 en humanos— es crucial en el funcionamiento de todos los procesos celulares.

Aunque como ya hemos descrito al principio del libro que los primeros análisis elementales de las proteínas mostraban la presencia de fósforo, en realidad este provenía de impurezas que acompañaban a las purificaciones, y solo cuando estas mejoraron parecieron dejar claro, a principios del siglo XX, que las proteínas se caracterizaban precisamente, y a diferencia de otras moléculas biológicas, por la ausencia de fósforo. Sin embargo en 1906 el ruso-americano Phoebus Levene identificó la presencia de fósforo en ciertas proteínas que estaba estudiando. Es preciso pararse un momento en la figura de Levene, uno de los más importantes investigadores en la caracterización de los ácidos nucleicos —a él se debe en parte el descubrimiento de que los ácidos nucleicos se dividen en ADN y ARN—. En sus estudios sobre los ácidos nucleicos, Levene requirió de ciertas proteínas que ayudaran a la purificación de aquellos, y se vio forzado a purificarlas y por lo tanto a introducirse en el mundo de las proteínas. Es importante resaltar que los cuidadosos análisis de Levene sobre los nucleótidos le llevaron a postular que todos ellos se encontraban en cantidades iguales. La teoría tetranucleotídica que él defendió —los ácidos nucleicos son

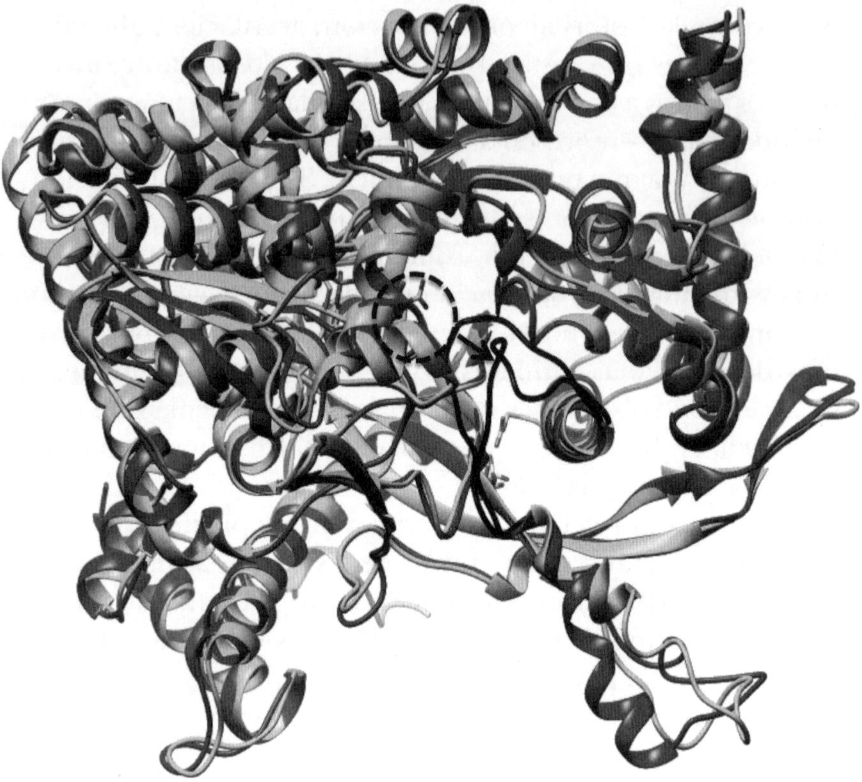

Figura 39 (esta figura está representada en color en el cuadernillo central). Cambios conformacionales inducidos por la fosforilación. La enzima glucógeno fosforilasa se encarga de hidrolizar glucógeno para generar monómeros de glucosa-6-fosfato. La enzima funciona como un dímero, pero para una mejor descripción del cambio conformacional se muestra solo un monómero. La enzima tiene dos conformaciones, una ligeramente activa (gris oscuro) y otra más activa (gris claro), que se produce por la fosforilación de un aminoácido, la serina 14. Esta fosforilación genera distintos cambios conformacionales, entre otros el movimiento de una zona desordena hacia el exterior, movimiento que se muestra con una flecha lo que permite una mayor accesibilidad al centro activo de la enzima (círculo punteado).

polímeros hechos por copias idénticas de los cuatro tipos de nucleótidos— apuntaba a los ácidos nucleicos como estructuras con un papel secundario y no como almacenadoras de la información genética, que los estudios de muchos científicos sugerían entonces. Las ideas de Levene y otros empujaron a que las proteínas pasaran a primer plano como sustancias de la herencia, hasta que los experimentos de Oswald Avery en 1944 acabaran finalmente con esa idea.

La primera descripción de la actividad de una quinasa la hizo en 1954 el científico americano Eugene Kennedy cuando observó, utilizando un isótopo de fósforo radiactivo (32P), como este se unía primero y desaparecía posteriormente de la caseína purificada que había sido añadida a un extracto celular. La primera proteína que se demostró que en su ciclo funcional está sujeta a un proceso de fosforilación/desfosforilación fue la llamada fosforilasa, cuya acción es requerida para la conversión del glucógeno en glucosa, que es utilizada para generar energía en forma de ATP, al final del proceso de glucólisis. La enzima fue purificada por Carl y Gerti Cori, un matrimonio de científicos austro-húngaros que emigraron a los Estados Unidos y que recibieron por los estudios sobre la liberación catalítica de la glucosa el Premio Nobel de Medicina y Fisiología de 1947. Trabajando en la Universidad de Washington en St. Louis descubrieron la enzima, en realidad dos formas de ella, que llamaron fosforilasa α y β, pero no supieron entender qué era lo que las diferenciaba. Fueron Edmond Fischer y Edwin Krebs quienes determinaron que las dos formas de la fosforilasa corresponden al estado fosforilado y no fosforilado (Figura 39). La fosforilasa α, el estado activo, lo es por la fosforilación del residuo serina 14 mediante una quinasa específica, mientras que el estado inactivo (fosforilasa β) se produce por la acción de una fosfatasa también específica. Krebs y Fischer recibieron el Premio Nobel de Medicina o Fisiología de 1992 por sus descubrimientos sobre el fenómeno de fosforilación/desfosforilación, que ahora sabemos que es un proceso muy común en el control de miles de enzimas.

LA PROTEOSTASIS: PLEGAMIENTO, DEFECTOS Y DEGRADACIÓN DE LAS PROTEÍNAS

Ya hemos visto que las proteínas funcionan como máquinas, y como las que nosotros usamos deben ser fabricadas; sus fallos detectados y reparados; y cuando dejan de ser útiles, desguazadas para que sus componentes puedan ser utilizados en nuevas proteínas. Este capítulo se dedica a describir estos procesos y a los errores que se producen.

EL PLEGAMIENTO DE LAS PROTEÍNAS

Una vez que se confirmó que cada proteína posee una única secuencia que da lugar a una única estructura que a su vez da lugar a una función específica, una vez que se pudo determinar la estructura de las proteínas y confirmar la existencia de elementos —la hélice α y la lámina β— que actúan como armazón de esas estructuras, se volvió un problema más apremiante descubrir las claves de cómo esa secuencia lineal de aminoácidos alcanza esa estructura tridimensional, cómo se pliegan en esa estructura final. Como ya se ha descrito anteriormente, desde los años veinte del pasado siglo, científicos como Mortier Anson y Alfred Mirsky, trabajando con distintas proteínas, habían mostrado que se podía conseguir de manera reversible su desnaturalización —la desaparición de su estructura tridimensional— y su posterior renaturalización. Aunque las primeras ideas sugerían la existencia de «moldes» para forzar el correcto plegamiento de las proteínas, el hecho de que estas pudieran renaturalizarse por sí solas apuntaba a que su secuencia aminoacídica contiene la información para adquirir la estructura final, que es la más estable desde el punto de vista termodinámico. De esta opinión eran no solo investigadores como Pauling, sino que el propio Crick, la persona más influyente de la biología molecular a partir de la década de los sesenta, sugería en su famoso artículo en el que exponía el llamado Dogma Central, que «el plegamiento es, simplemente, función del orden de los aminoácidos». También Perutz era de la misma opinión, y analizando las estructuras de las distintas secuencias de mioglobina y hemoglobina determinadas por Kendrew y por él durante los años sesenta, y observando su parecido estructural, no pudo evitar preguntarse:

> *¿Cómo se produce este plegamiento?, es difícilmente concebible que un molde fuerce a la cadena a adquirir su forma. Es más razonable pensar que la cadena, una vez sintetizada y provista de su grupo «hemo» alrededor del cual pueda plegarse, adquiera su configuración espontáneamente, como la única que satisfaga los requerimientos estereoquímicos de la secuencia aminoacídica.*

Aunque esta idea estaba en la mente de la mayor parte de la comunidad científica, había que demostrar que realmente era así, pero para ello había que preguntarse primero cuáles son las fuerzas involucradas en ese plegamiento. El primer científico que ofreció unas ideas sobre el modo de plegamiento fue el ya citado Hsien Wu, quien razonó que debe haber unas fuerzas que colapsen los aminoácidos desde distintos puntos de la secuencia para hacer cada vez más pequeño el volumen de la proteína. Esas fuerzas tenían que corresponder a los enlaces débiles descritos anteriormente, y en la década de los cincuenta y sesenta se desarrollaron numerosos trabajos que intentaron describir los mecanismos de colapso, pero fue el americano Walter Kauzmann quien finalmente demostró que la mayor fuerza de plegamiento de las proteínas es el colapso hidrofóbico, por el que las regiones apolares de los aminoácidos intentan ocultarse del agua, incapaces de establecer puentes de hidrógeno con sus moléculas.

La demostración final de que la información sobre el plegamiento de cada proteína está codificada en su propia secuencia vino de trabajos que se produjeron a principios de los años sesenta de la mano del grupo del investigador americano Christian Anfinsen, y que le sirvieron para conseguir el Premio Nobel de Química en 1972. Para ello escogió una proteína pequeña, la ribonucleasa (124 aminoácidos), cuya actividad —hidrólisis del ARN— es fácilmente medible. Anfinsen y su grupo desnaturalizaron la enzima y estudiaron su renaturalización. La ribonucleasa posee cuatro puen-

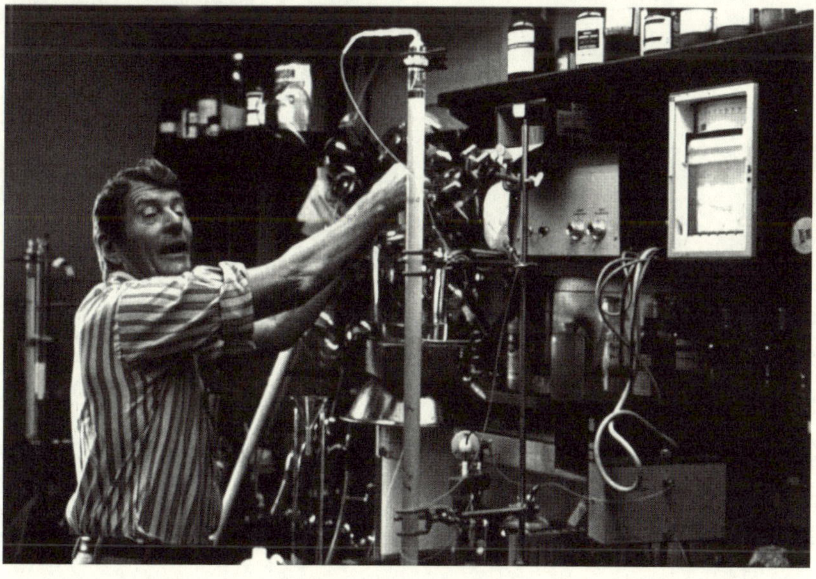

Christian Andersen (1916-1995), Premio Nobel de Química de 1972.

tes disulfuro —el puente disulfuro se forma por la interacción de dos cisteínas—, así que primero utilizaron urea para romper los enlaces débiles, y luego y de manera gradual rompieron los puentes disulfuro con el agente β-mercaptoetanol. Teniendo en cuenta que los ocho residuos de cisteína pueden generar cuatro puentes disulfuro de 105 maneras distintas, si la estructura final se alcanzara gracias a información ajena a la propia proteína, la eliminación de urea y β-mercaptoetanol generaría un porcentaje alto de proteína no activa —104 posibilidades incorrectas frente a las 105 posibles—. Sin embargo, los experimentos demostraron de manera convincente que si la urea y el β-mercaptoetanol se eliminaban de manera controlada, la ribonucleasa recuperaba su forma activa completamente (Figura 40). Este resultado dejaba claro que la información para el correcto plegamiento de la proteína se encuentra codificada en su propia secuencia aminoacídica y que la estructura final es la más estable desde el punto de vista termodinámico.

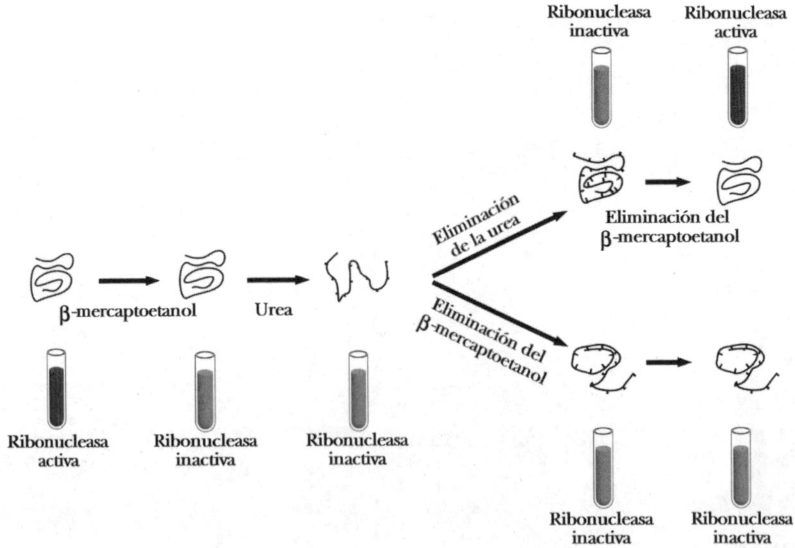

Figura 40. Esquema general —y muy básico— de los experimentos de Christian Anfinsen y colaboradores.

Durante los siguientes años se llevaron a cabo una gran cantidad de estudios para caracterizar el proceso de plegamiento y desplegamiento, que se asociaron a la teoría de los dos estados de las proteínas, el desnaturalizado y el nativo. Esta teoría fue apoyada y atacada por un gran número de grupos durante las siguientes décadas, pero ha servido para el desarrollo de numerosas técnicas (de calorimetría, de espectroscopía de flujo detenido, de técnicas de molécula única) que han valido para mostrar que el proceso es más complejo de lo que se pensaba. Estos resultados e ideas están fuera del tema de este libro, pero sí que es interesante comentar la hipótesis de Cyrus Levinthal, ya mencionado en estas páginas, quien en 1968 conmocionó el campo del plegamiento de proteínas al sugerir que además de un proceso termodinámico en la búsqueda de la estructura final de la proteína, que es en principio la conformación de más baja energía, tiene que haber un proceso cinético. Para entender esto, imaginémonos una proteína de cien aminoácidos. Si asumimos que el enlace peptídico posee tres grados de libertad, para la búsqueda de la conformación de más baja energía, la proteína tendría que muestrear unas 3^{99} posibilidades. Si asignamos un milisegundo para probar cada una de esas conformaciones, aun así esa proteína tardaría más que la edad del universo en muestrear todas ellas. Dado que las proteínas se pliegan normalmente en el rango de milisegundos a segundos, la única posibilidad para que eso ocurra es que haya intermediarios que se producen mediante el plegamiento de ciertas «regiones» de la proteína, que forman interacciones estables que sirven de puntos de nucleación en el proceso de plegamiento. La idea general que predomina hoy en día se debe a Ken Dill, quien en 1987 y trabajando en la universidad de San Francisco, sugirió que el plegamiento de las proteínas se produce en un embudo de energía (Figura 41).

Según Dill, el control sobre el plegamiento de proteínas es fundamentalmente termodinámico —la conformación final es la más estable—, pero existe un componente cinético, de tal manera que a la conformación final se llega no por un solo camino sino por muchos. El camino hacia la conformación final se inicia con un colapso hidrofóbico, en el que las regiones que repelen el agua interaccionan entre sí para protegerse. Se produce un estado llamado de glóbulo fundido —*molten globule*— que ya posee una estructura globular pero a la que le falta un gran número de interacciones correctas entre residuos para alcanzar la conformación final. Durante el camino para adquirirla, las proteínas pueden encontrarse con zonas de mínimos locales de energía que den lugar a conformaciones intermedias de mayor o menor vida media, o incluso a algunas más estables que bloqueen la llegada a la conformación final, y que dan lugar a proteínas incorrectamente plegadas pero aun así estables. Para resolver estos problemas, la naturaleza ha diseñado un gran grupo de proteínas, de muy distintas características, que reciben el nombre de chaperonas moleculares, y que serán descritas posteriormente.

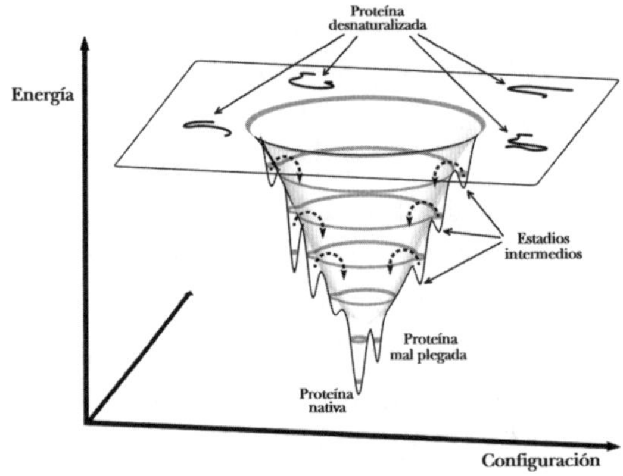

Figura 41. Esquema del embudo para explicar el proceso del plegamiento de las proteínas. Las proteínas desplegadas, en distintos estados, están pagando un precio muy alto desde el punto de vista energético, al exponer residuos hidrofóbicos en un ambiente polar. El colapso hidrofóbico de la proteína, por distintos caminos, genera distintos estados intermedios, cada vez de menor energía libre, hasta que se llega al estado de menor energía que es el de la proteína nativa, aunque a veces se pueden alcanzar otros mínimos estables, en los que la proteína, incorrectamente plegada, queda atrapada. Estos últimos estados pueden dar lugar a conformaciones que producen amiloides (Véase Figura 44).

PREDICCIÓN DE LA ESTRUCTURA DE LAS PROTEÍNAS

El título de este apartado podría también haber sido «predicción del plegamiento de las proteínas», y es que los dos conceptos están asociados, pues en principio si conocemos las reglas por las que una proteína se pliega en su conformación final, podemos conocer esta. La constatación, discutida en el apartado anterior, de que la estructura tridimensional de una proteína está codificada en su propia secuencia aminoacídica, en definitiva, la relación directa entre la estructura primaria, secundaria y terciaria (Figura 12), abrió la puerta a los estudios de predicción de la estructura secundaria y terciaria usando la secuencia de la proteína a estudiar. Este campo de estudio, que es de una gran complejidad y que solo trataremos de una manera muy superficial, se desarrolló primero con la predicción de la estructura secundaria, que es lógicamente más simple que la de la estructura terciaria, aunque en puridad la estructura secundaria tiene un claro componente tridimensional. La solución al problema de predecir la estructura secundaria es importante por derecho propio, porque las estructuras terciarias de las proteínas suelen ser un conjunto de motivos —hélice α y la lamina β— que se pueden predecir más fácilmente, y sirven para dar el salto a la predicción de la estructura tridimensional de las proteínas. Los mayores avances se han hecho por consiguiente con la predicción de la estructura secundaria.

La primera predicción de estructura secundaria precedió a la primera determinación estructural de una proteína, y como hemos visto en estas páginas, las llevaron a cabo en 1951 Pauling, Corey y Branson, cuando predijeron la existencia de las estructuras de hélice α y la lámina β, que solo se mostraron correctas cuando se determinó la estructura atómica de la mioglobina y la lisozima, respectivamente. Los siguientes desarrollos se llevaron a cabo a principios de la década de los setenta, cuando ya comenzaban a conocerse un número razonable de secuencias. Distintos grupos como los del ruso Oleg Ptytsin, el americano Harold Scheraga o el canadiense Gerald Fasman desarrollaron los primeros programas de predicción que se basaban en la propensión de los aminoácidos de una secuencia a formar parte de alguno de los tipos de estructura secundaria, apoyándose fundamentalmente en estadísticas obtenidas con las estructuras atómicas que se conocían hasta la fecha. Los métodos fueron al principio poco fiables, no solo por el pequeño número de datos de los que se disponía en aquella época, sino porque los logaritmos desarrollados no tenían en cuenta la probabilidad asociada a los aminoácidos cercanos, que debían afectar también a la predicción. Estos problemas se fueron paliando con los años, cuando las bases de datos fueron creciendo y comenzaron a utilizarse otros algoritmos, entre ellos el propuesto en 1978 por Jean Garnier, David Osguthorpe y Barry Robson —el método Garnier-Osguthorpe-Robson, o GOR, como era conocido—. Los métodos han ido mejorando desde entonces, en un campo que ha sido muy fructífero —se han publicado casi trescientos programas de predicción durante las últimas cuatro décadas—, para los que se han utilizado muchos tipos de enfoque, y que han conseguido que en la actualidad este tipo de predicción esté alcanzando su límite teórico. Ahora en principio cualquier segmento de estructura secundaria puede predecirse, aunque sigue siendo más complicado predecir los bordes de esos segmentos, que por otra parte pueden variar en la propia proteína.

También es más problemática la predicción de la estructura terciaria. Dos enfoques se han utilizado históricamente para estos estudios. El primero fue la predicción mediante métodos *ab initio*, buscando para la estructura tridimensional aquella conformación que fuera la más estable desde el punto de vista termodinámico, la que su energía libre fuera la menor posible. Conviene resaltar los trabajos pioneros realizados a finales de la década de los setenta por el grupo del antes mencionado Harold Scheraga. Para estos trabajos y otros trabajos se desarrollaron algoritmos de búsqueda de ese mínimo de energía, en los que se tuviera en cuenta no solo los enlaces covalentes de la proteína sino otras fuerzas como las electrostáticas, de van der Waals e incluso las interacciones hidrófobas y enlaces por puente de hidrógeno. Este tipo de enfoque no funcionó en una primera instancia debido a que la búsqueda es muy grande y el tiempo de búsqueda tan largo que no resultaba práctico. Sin embargo, hubo algún éxito parcial como la determinación en 1975 por parte del ya mencionado en su momento Michael Levitt y de Arieh Warshel, los dos premios Nobel de Química en 2013, de la estructura de la proteína BPTI (Bovine Pancreatic Trypsin inhibitor), de apenas cincuenta y ocho residuos. Sin embargo, el método que se ha seguido fundamentalmente es otro más práctico, que es el de la búsqueda de la estructura terciaria utilizando modelos de otras proteínas ya determinadas modelando la estructura de acuerdo a lo que ya se conoce (Figura 42). Siguiendo la línea argumental propuesta por Anfinsen, si una proteína con una secuencia determinada adquiere también una secuencia determinada, una proteína con una secuencia parecida —una proteína homóloga— tendrá también una estructura parecida. La primera demostración de que esto en principio es así, y el trabajo que inició el campo de lo que ahora se llama comúnmente como «modelado de proteínas por homología» se publicó en 1969 y en él se determinó la estructura de la proteína α-albúmina, utilizando como modelo la de la lisozima.

El procedimiento, que no ha cambiado en lo básico, consiste en buscar secuencias homólogas para la proteína problema, y una vez encontrada esa o esas proteínas modelo, utilizar las estructuras de esas proteínas para modelar la estructura problema, haciendo énfasis primero en las regiones especialmente conservadas desde el punto de vista estructural y después en aquellas más variables. La estructura que mejor se ajusta después del proceso se refina buscando su mínimo de energía. Algunos de los programas que desde entonces se han desarrollado se han dispuesto en plataformas públicas y su uso es automático, lo que ha permitido que sean accesibles a los investigadores no expertos en estos temas. Los primeros programas automáticos se desarrollaron a principio de la década de los noventa y entre ellos se puede citar MODELLER, desarrollado por el británico Tom Blundell y el esloveno Andrej Sali, y SWISS-MODEL, desarrollado por el suizo Manuel Peitsch.

A pesar del gran número de estructuras determinadas y de secuencias conocidas, hay ocasiones en las que la proteína problema no tiene homología conocida —cada vez menos frecuente—, y entonces los métodos *ab initio* son los únicos que pueden atacar el problema. Para ello existen dos enfo-

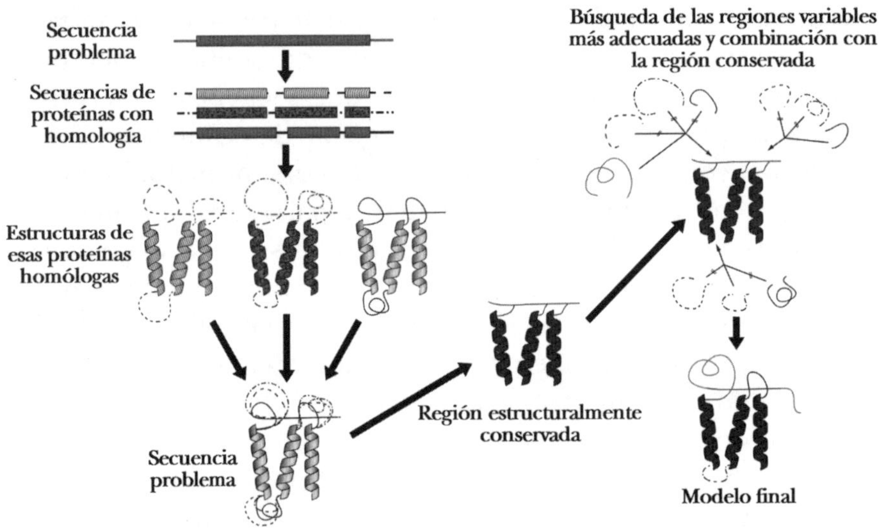

Figura 42. Esquema simplificado del modelado de proteínas por homología. Dada una proteína problema de la que se conoce solo su secuencia, se busca en la base de datos proteínas de secuencia parecida y cuya estructura tridimensional sea conocida. Comparando estas estructuras, primero se fijan las zonas estructuralmente conservadas, normalmente las regiones de estructura secundaria, y luego se analizan las zonas más variables, normalmente también las regiones más flexibles, en busca de las que mejor se ajusten a la secuencia problema. Una vez que se ha escogido la que se considera mejor estructura, se la somete a un proceso de minimización de energía, en busca de la estructura termodinámicamente más estable.

ques generales, uno en el que se utiliza la secuencia general y se simula el proceso de plegamiento buscando la conformación más termodinámicamente estable. Este enfoque, a pesar del enorme aumento en la capacidad de cálculo de los ordenadores, está en la práctica restringido a proteínas pequeñas y simples, que parecen plegarse por un camino rápido, y además utilizando «trucos» para evitar la introducción en el cálculo de todos los átomos de las proteínas. En este tipo de enfoque, iniciado a finales de los ochenta, merece la pena citar los trabajos pioneros de Ken Dill y Jeffrey Skolnik.

Otro enfoque más práctico de predicción *ab initio* consiste en constreñir el espacio de búsqueda segmentando la proteína en trozos, para los que se intenta determinar su estructura, y luego las estructuras de esos trozos se ensamblan buscando la conformación de mínima energía de la proteína entera. En este tipo de enfoque merece la pena citar los trabajos del americano David Baker, quien a finales del siglo pasado desarrolló el método Rosetta, o el método TASSER, desarrollado por el ya citado Skolnik. Estos y otros métodos son accesibles al investigador a través de servidores públicos, que reciben la secuencia de la proteína problema y en poco tiempo devuelven, cada vez con mayor fiabilidad, un modelo tridimensional de su proteína problema.

Estas investigaciones se han beneficiado de la creación, en 1994 y a través del buen hacer de varios científicos americanos, de CASP (*Critical Assessment of protein Structure Prediction*; Evaluación crítica de predicción de la estructura de proteínas), una competición en la que se analizan qué métodos predicen mejor la estructura de una serie de proteínas que se han determinado por métodos experimentales. Las secuencias de estas proteínas, cuyas estructuras se han introducido en el PDB pero no se han hecho públicas ni para los jueces de la competición, son entregadas a los participantes, que tienen que utilizar sus métodos para predecir fundamental la estructura terciaria. Una vez que la competición finaliza, los jueces evalúan los resultados y dictaminan qué método se ha comportado mejor para el grupo de proteínas problema.

Esta competición, que tiene lugar cada dos años, ha supuesto un gran empuje para el campo de la predicción. Si se me permite la frase, el ser humano es muy competitivo, pero el científico lo es más.

LAS ENFERMEDADES MOLECULARES: LOS FALLOS EN EL PLEGAMIENTO DE LAS PROTEÍNAS

Aunque a finales de la década de los cuarenta la idea de que la forma de una proteína viene codificada en su propia secuencia ya estaba en la mente de muchos investigadores, no se había demostrado todavía. En 1949 Linus Pauling dio una vez más muestra de su genio cuando publicó un artículo en el que no solo demostró la naturaleza molecular de la enfermedad conocida como anemia falciforme sino que pudo asociar el cambio en la estructura de una proteína a un cambio en su secuencia. La causa de esta enfermedad, que es todavía común en áreas atacadas por la malaria, se había localizado anteriormente en una transformación en la hemoglobina, la proteína que transporta el oxígeno en los glóbulos rojos en la sangre.

La hemoglobina de los enfermos de anemia falciforme, en ciertas condiciones de falta de O_2, polimeriza en largos filamentos que a su vez deforman los glóbulos rojos, produciendo en estos la estructura en forma de hoz que da nombre a la enfermedad (Figura 43). Ahora sabemos que esta dolencia, que puede llegar a ser mortal, es causada por una mutación en la hemoglobina, que confiere en condiciones normales una ventaja adaptativa en regiones en las que la malaria está históricamente asentada, de tal manera que un individuo portador de un gen normal y otro mutante tiene más probabilidades de sobrevivir en esas zonas que un individuo con los dos genes normales. Por el contrario, el individuo con los dos genes mutados tendrá pocas posibilidades de sobrevivir, y lo mismo le pasaría al individuo con los dos genes normales en regiones devastadas por el mosquito transmisor de la enfermedad.

Pauling ya había trabajado con la hemoglobina en los años treinta, estudiando las propiedades magnéticas del grupo hemo, pero su interés por la enfermedad se produjo la anemia falciforme era una patología seria que afectaba a un por-

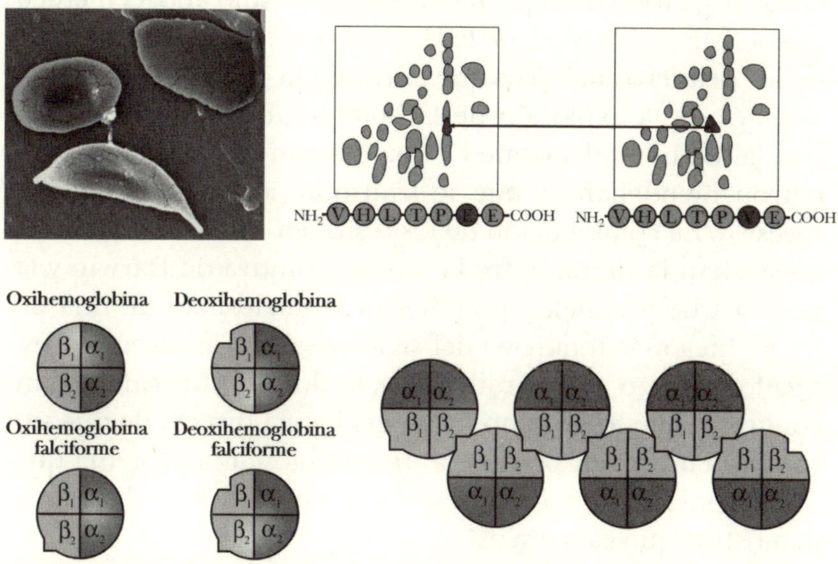

Figura 43. Caracterización de la mutación de la hemoglobina falciforme. (Izquierda arriba) Microscopía electrónica de barrido que muestra un eritrocito normal con otro afectado por la polimerización de la hemoglobina mutada (abajo), que genera deformaciones en la estructura general de la célula y termina adquiriendo la forma de una hoz, de ahí el nombre de «falciforme». (Derecha arriba) Experimento clásico de Crick e Ingram en el que mediante proteólisis controlada de hemoglobina normal y la falciforme, y posterior cromatografía de los péptidos de cada muestra (realizado con la técnica descrita en la Figura 9, derecha), lograron detectar la diferencia entre dos de ellos. La secuenciación de esos dos péptidos diferentes mostró la mutación Glu -> Val. (Abajo) La mutación aparece solo en la subunidad β de la hemoglobina y produce un entorno hidrofóbico que induce la polimerización de tetrámeros de hemoglobina. Este entorno hidrofóbico se produce solo en el estado deoxi (sin oxígeno) de la hemoglobina falciforme.

centaje significativo de la población afroamericana. Pauling pensó que la diferencia entre la hemoglobina normal y la que producía la anemia debía tener un origen químico y en colaboración con su alumno Harvey Itano realizó experimentos de electroforesis que demostraron que los dos tipos de hemoglobina tienen una diferente movilidad. Este resultado mostraba claramente que la anemia falciforme era una enfermedad molecular, pues la diferencia debía residir en la sustitución de algún aminoácido, que implicaba un cambio en la carga total de la proteína. En ese mismo año, el médico y genetista James Neel, de la Universidad de Michigan —uno de los primeros médicos que entró en la asolada Hiroshima después de la explosión de la bomba atómica—, demostró que la anemia falciforme es una enfermedad que sigue un patrón mendeliano y que se transmite a través de un gen recesivo. La combinación de los resultados de Pauling y Neel mostraban la unión entre la teoría evolutiva de Darwin y la genética de Mendel, y prendieron la curiosidad de una de las mentes más inquietas del siglo pasado. Un colega investigador le hizo ver a Francis Crick, durante un café en un congreso, que todavía no había evidencia directa de que un cambio en un gen produjera un cambio en la proteína que aquel controlaba, y desde ese momento Crick se dispuso a demostrar que esto era así.

Aunque sus primeros intentos de abordar el problema lo fueron con la lisozima, pronto se apercibió de que la hemoglobina que daba lugar a la anemia falciforme era el espécimen adecuado. Su idea era demostrar que el cambio entre los dos tipos de hemoglobina se debía a un cambio de aminoácidos por culpa de una mutación en la secuencia nucleotídica. Para ello convenció a Vernon Ingram, un estudiante postdoctoral de Perutz con experiencia en química de proteínas y que, como ya hemos comentado, estaba realizando para el austríaco experimentos de marcaje con átomos pesados en la hemoglobina, para que trabajara con la hemoglobina de enfermos de anemia. Resulta que Perutz poseía una cierta cantidad de hemoglobina mutante, y Fred Sanger, en el cercano departamento de Bioquímica, las técnicas y conocimientos adecuados para resolver el problema que Crick e Ingram pretendían atacar. La idea de Crick e Ingram era la de cortar con proteasas la hemoglobina normal y la mutante, separar los péptidos por electroforesis y observar si había alguna diferencia entre ellos. Este fue el caso para uno de esos péptidos, que poseía una diferente movilidad que su análogo en la hemoglobina control. Ingram purificó una cierta cantidad de los dos péptidos —el mutado y su control— y se dispuso a determinar, utilizando la ayuda de Sanger, los aminoácidos que formaban parte de esos dos péptidos. Al final pudo demostrar que donde en el péptido control de la subunidad β había un residuo de ácido glutámico (Glu), en el péptido mutado aparecía una valina (Val) (Figura 43). Cuando las técnicas de secuenciación de nucleótidos se hicieron más accesibles, también gracias a los desarrollos de Sanger por los cuales volvió a serle concedido otro premio Nobel —de Química en 1980—, se encontró que la mutación se debía a la sustitución de una sola base, lo que hace que el codón GGA que codifica glutámico en la hemoglobina normal, pase a ser GUA en la hemoglobina mutante, el codón que codifica la valina. Años después, se supo que ese cambio de residuo polar y cargado (Glu) a otro hidrofóbico (Val) permite una interacción con una pequeña región hidrofóbica de otra región de la subunidad β. Esa simple interacción entre regiones hidrofóbicas de globinas β de distintos tetrámeros es suficiente para que la hemoglobina polimerice en largos filamentos que terminan por deformar los eritrocitos y les dan esa forma de hoz que se observa al microscopio (Figura 43).

LAS AMILOIDOSIS

El cambio descrito para la hemoglobina es mínimo, y aunque con importantes consecuencias, no representa un cambio notable en la conformación de la proteína. Hay otros sin embargo que sí producen importantes variaciones en la estructura de las proteínas, algunos de las cuales pueden tener graves implicaciones médicas, como son las que dan lugar a los amiloides. Estos son agregados de proteínas que forman fibras de distinta morfología, y las enfermedades derivadas de su presencia en distintos tejidos se denominan amiloidosis. La existencia de este tipo de agregados, que se acumulan en placas en las células o en su exterior, ya fue documentada en el siglo XVII cuando el médico flamenco —y al parecer famoso poeta— Nicholas Fonteyn describió una extraña acumulación en el tejido de un paciente durante su examen forense. La primera persona que utilizó el término amiloide fue el botánico alemán Mathias Schleiden, creador junto con Theodor Schwann de la teoría celular, quien en 1833 denominó así a la acumulación en las plantas de una sustancia de naturaleza hidrocarbonada —*amylum* en latín—. En 1854, el famoso patólogo alemán Rudolf Virchow encontró una acumulación parecida en tejidos humanos, los *corpora amylacea,* y pensó que esta sustancia era también amiloide —almidón—. Cuando los análisis químicos se perfeccionaron, se pudo demostrar que en realidad los cuerpos amiloides estaban formados por un compuesto de naturaleza proteica.

Durante un tiempo se pensó que las acumulaciones que comenzaron a observarse también en otras partes del cuerpo eran consecuencia de enfermedades como la sífilis o la tuberculosis, fundamentalmente porque se encontraban en cadáveres de personas que morían de ellas, pero posteriormente se demostró que no tenían relación y por lo tanto que las amiloidosis eran enfermedades independientes. Los primeros intentos de sistematizar los estudios sobre este tipo de compuestos, que comenzaban a ser cada vez más comunes en la descripción de pacientes que hacían las revistas médicas, vinieron del descubrimiento de tintes que los marcaban específicamente. Los primeros utilizados fueron tintes de yodo, pero pronto se usaron derivados de la anilina y su uso fue tan común en el último cuarto de siglo que el gran científico alemán Paul Ehrlich (Premio Nobel de Medicina o Fisiología de 1915) acuñó en 1878 el término «metacromasia» para la tinción que se producía con estos compuestos. El más famoso de todos ellos se denominó Rojo Congo, y es fruto como otros tintes de la pujante industria química alemana que se desarrolló, no solo por la calidad de sus científicos, sino por la necesidad de sintetizar estos productos cuando la industria textil de su país no pudo tener acceso a los tintes naturales que sus competidores británicos producían en sus colonias del extremo Oriente. Los alemanes hicieron de la necesidad virtud y algunos de los que ahora llamamos gigantes de la ciencia y de la industria —algunos han pasado y pasarán por estas páginas— se hicieron tales a partir de ese problema que podría haber llevado a la ruina a otros competidores. En lo que tienen que ver con la biología, distintos tintes producidos por la industria alemana permitieron que para finales del siglo XIX se tuviera una idea bastante precisa de la estructura de las células de bacterias o de organismos más complejos, de alguno de sus componentes como el núcleo, y de las grandes transformaciones que se producen en los procesos de división celular.

El Rojo Congo fue desarrollado en 1833 por el químico Paul Böttiger, que trabajaba en la compañía Friedrich Bayer —ahora llamada Bayer, uno de los más grandes conglomerados químicos del mundo y los primeros comercializadores entre otros productos de la aspirina, pero también de la heroína—. El nombre de Congo proviene de la popularidad que tenía esa región de África en un momento en que los poderes europeos estaban repartiéndose esas tierras —al Rojo Congo siguió el Naranja Congo, Azul Congo...—. El Rojo Congo fue usado en una primera instancia como indicador de pH, pero en 1922 el médico alemán Hans-Hermann Bennhold observó una unión muy específica de este tinte a los amiloides, y con pequeñas modificaciones esta sustancia se convirtió en uno de los estándares para definir la presencia de estos agregados, hasta el desarrollo de otras moléculas incluso más específicas como la tioflavina, que empezó a usarse en 1959.

El uso del Rojo Congo, combinado con otras técnicas, permitió desde principio del siglo XX descubrir amiloides asociados con un grupo de enfermedades como la enfermedad de Alzheimer, la esclerosis lateral amiotrófica, la enfermedad de Parkinson o la esclerosis múltiple —ahora se conocen más de cincuenta enfermedades, aunque las más comunes son las antes citadas—, que se han denominado neurodegenerativas, y que tienen en común la afectación del sistema nervioso central y se caracterizan por una pérdida neuronal progresiva en áreas concretas cerebrales y funcionales. Durante las últimas décadas se han ido descubriendo muchas de las proteínas involucradas en la formación de los distintos amiloides, como el β-amiloide —asociado a la enfermedad de Alzheimer—; α-sinucleína —a la enfermedad de Parkinson—; la proteína asociada a microtúbulos tau —asociada a un gran número de enfermedades—. Son proteínas que en condiciones normales realizan multitud de funciones y que poseen todo tipo de estructuras secundarias, aunque una gran parte de ellas poseen mayoritariamente estructura desordenada o láminas β. Los estudios médicos que mostraban una tendencia hereditaria para alguna de estas enfermedades neurodegenerativas se han explicado desde el punto de vista molecular, al menos para algunos casos, como mutaciones que promueven la transformación de la estructura normal de la proteína a la estructura amiloidea a la que ahora nos vamos a referir.

Un aspecto interesante en la investigación con el Rojo Congo fue el descubrimiento en 1927 por parte de dos científicos belgas, Paul Divry y Marcel Florkin, de que las placas amiloides de enfermos de Alzheimer mostraban una gran birrefringencia cuando eran teñidas con ese tinte y observadas con luz polarizada. Esto indicaba la existencia de una estructura ordenada dentro de los agregados, y esta observación se confirmó y amplió tres décadas más tarde cuando en 1959 los científicos de la Universidad de Harvard Alan Cohen y Evan Calkins observaron en preparaciones de placas, usando microscopía electrónica, estructuras fibrilares, muchas de ellas helicoidales (Figura 44). La presencia de este tipo de estructuras filamentosas fue confirmada en otros agregados producidos por otras proteínas, y además se observó que en una gran parte de las ocasiones estaban com-

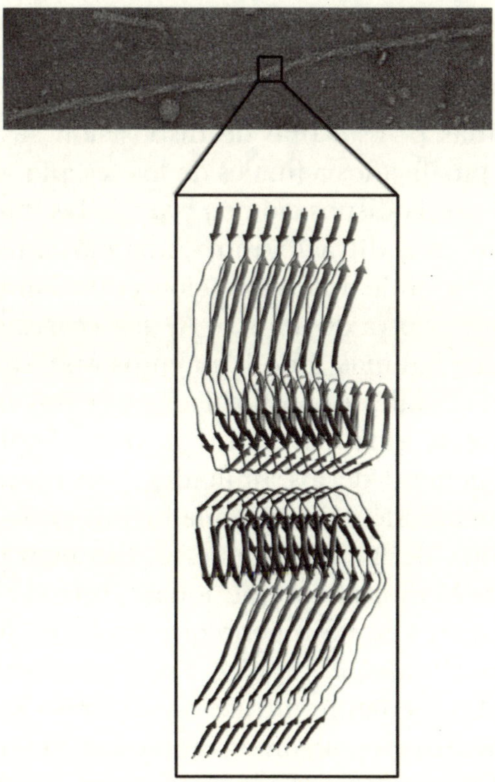

Figura 44. Imagen de una fibra amiloide de origen bacteriano obtenida por microscopía electrónica. En detalle, esquema de la estructura helicoidal de un amiloide, formada por un par de filamentos que corren paralelos.

puestos por dos filamentos más pequeños que corrían en paralelo. Las mediciones de la anchura y longitud de los filamentos mostraban, aunque con diferencias, que existía una estructura general común. Se necesitaba una técnica más poderosa para descubrir la estructura general de esos filamentos y si realmente compartían una organización común. Los primeros estudios con difracción de rayos X —aunque en ese momento sus autores no sabían que estaban lidiando con ese tipo de estructuras— los llevó a cabo el ya muchas veces mencionado William Astbury (Figura 11), quien en 1935 y analizando globulinas desnaturalizadas por calor, concluyó que la desnaturalización producía unas estructuras con características parecidas a las que él ya había obtenido para la queratina β, y que Pauling demostró posteriormente que eran láminas β. Este tipo de disposición se confirmó con amiloides purificados a finales de los sesenta, y se llamó cruz β (*cross* β) por la disposición en cruz de las intensidades que se observan en el difractograma, una más intensa sobre 4,7 Å, que corresponde a la separación entre láminas β del mismo filamento, y otra de unos 10 Å, que corresponde a la separación entre láminas β de filamentos opuestos —estas estructuras helicoidales están formadas por dos filamentos helicoidales que se enrollan uno con otro (Figura 44)—. La estructura general de los amiloides, con muchas variaciones, se corresponde con un apilamiento, a lo largo del eje del filamento, de láminas β que se disponen perpendiculares a él. Las láminas β interaccionan entre sí a través de multitud de puentes de hidrógeno que hacen de los amiloides estructuras altamente estables. Estas primeras descripciones, obtenidas mediante difracción de rayos X de cristales de los segmentos que oligomerizan, se han reforzado con análisis de RMN en estado sólido y recientemente mediante criomicroscopía electrónica, que ha permitido determinar a resoluciones cercanas a la atómica, la estructura de los filamentos de proteínas como tau (Figura 44). La ventaja de esta última técnica es que con ella se han podido utilizar cantidades mínimas de tejidos cerebrales de pacientes, y no de preparaciones generadas en el laboratorio.

¿Cómo se producen los amiloides? Aunque en realidad no se conoce el mecanismo o mecanismos que los generan, el consenso es que existen varias fases, la de nucleación, a través de la formación de los primeros monómeros de la proteína que adquieren una conformación que se ha definido de manera poco precisa como amiloidogénica. A partir de aquí se produce la fase exponencial en la que las fibras comienzan a desarrollarse mediante el apilamiento de monómeros a través del núcleo de láminas β. Esta estructura es muy estable y se acumula en el interior o exterior celular sin que la célula posea mecanismos para degradarlos, al revés de lo que ocurre con agregados amorfos, que también se producen. La fase exponencial puede acelerarse a través de la fragmentación de filamentos que pueden actuar como nuevos puntos de crecimiento.

El proceso acaba finalmente en la fase de equilibrio en la que se produce una saturación del crecimiento de fibras, entre otras cosas por la falta de proteína. La fase de nucleación es la más difícil de manifestarse porque casi siempre tiene que hacerlo en contra de una barrera de energía, en particular las proteínas que originalmente son globulares y muy estructuradas. Sin embargo, incluso estas proteínas tienen una cierta tendencia a convertirse en conformaciones amiloidogénicas, y hay un gran número de proteínas, de las que no se conoce que formen amiloides *in vivo*, que han sido transformadas en tales *in vitro*.

Un punto interesante en el estudio de los amiloides es que se han encontrado que algunos tienen una función natural muy relevante, por ejemplo en la formación de la memoria de largo plazo o como secuestradores de productos tóxicos que se producen en la célula. Otro descubrimiento interesante que ha tenido lugar recientemente apunta a que las fibras que se producen en la fasc final de la amiloidosis no están realmente involucradas en el fenómeno de neurodegeneración, sino que este se produce por los filamentos más pequeños, mucho más reactivos. Según esto, la formación de los grandes filamentos sería un mal menor respecto a la estabilización de los intermediarios tóxicos —mal menor porque supone la acumulación de proteína inservible que la célula no podrá usar—. El estudio de los amiloides, asociado al estudio del plegamiento de proteínas y a los defectos en los mecanismos que llevan a la aparición de las cada vez más comunes y costosas enfermedades neurodegenerativas, es un campo fértil que va a producir numerosas sorpresas en el futuro.

LAS CHAPERONAS MOLECULARES

La idea de que las proteínas adquieren por sí solas su conformación nativa —la conformación funciona— quedó impresa en la comunidad desde finales de los sesenta, pero ya incluso antes se habían obtenido resultados que ponían en duda que el proceso de plegamiento fuera tan «simple». Fue el biólogo italiano Ferruccio Ritossa, quien trabajando en la universidad de Pavía observó en 1962 los cambios que se producían en las células de *Drosophila* cuando se las estresaba —se las sacaba de sus parámetros de vida habituales— mediante calor o ciertos compuestos químicos. El suizo Alfred Tissières desarrolló en más profundidad esos trabajos, y observó que cuando las mismas células de *Drosophila* eran sometidas a un choque térmico, la mayor parte de las proteínas se expresaban en menor cantidad, excepto un número reducido de estas, que veían aumentada su expresión en una gran proporción y que parecían ayudar al mantenimiento de la actividad celular. Tissières denominó a esas proteínas de «choque térmico» (*heat shock proteins*), porque aumentaban su concentración en situaciones de estrés por aumento de temperatura, y junto con otros investigadores demostró que ese tipo de proteínas se encontraban en todos los organismos.

El descubrimiento de la función específica de alguna de estas proteínas vino del trabajo del científico griego Costa

Georgopoulos, entonces en la Universidad de Ginebra como Tissères, quien en 1978 demostró que una serie de proteínas de choque térmico de la bacteria *E. coli*, como GroEL, GroES, DnaK, DnaJ, GrpE, etc., eran imprescindibles para el crecimiento del bacteriófago λ que las infecta, pues se requerían para que las proteínas del virus alcanzasen su conformación nativa. Durante los siguientes años se encontraron otras moléculas que se mostraron también necesarias para el plegamiento de muchas proteínas, pero es en el mismo 1978 cuando el científico británico Ronald Laskey, trabajando entonces en el LMB, definió a este tipo de proteínas como «chaperonas moleculares», lo que en castellano denominaríamos acompañantes o «carabinas». La definición de las chaperonas fue sistematizada a mediados de los años ochenta por otro científico británico, John Ellis, quien sugirió que estas proteínas actúan de manera general asistiendo a las proteínas en su plegamiento.

La existencia de las chaperonas pareció inicialmente un atentado contra los postulados de Anfinsen —las proteínas se pliegan por sí solas utilizando la información codificada en su secuencia aminoacídica— y una vuelta a las primeras teorías que sugerían la necesidad de proteínas específicas para el plegamiento de proteínas. La realidad es que las chaperonas —casi todas— solo proporcionan un entorno adecuado para ayudar a la proteína a plegarse en el adverso entorno de la célula. Y es que no debemos olvidar que la concentración de biomoléculas en cualquier tipo de célula es superior a 200 miligramos/mililitro. A esa concentración, el contenido celular no es una solución como se nos muestra en los libros de texto, sino un «engrudo» donde las proteínas están «golpeándose» continuamente entre sí y desnaturalizándose en parte. Es en ese entorno donde las chaperonas actúan, asistiendo a las proteínas a que adquieran su conformación nativa.

Durante las últimas décadas se ha descubierto que el papel de las chaperonas es mucho más complejo, ya que no solo están involucradas en la asistencia al plegamiento de proteínas, sino en la separación de los agregados que a veces se producen, e incluso en la degradación de las proteínas cuando la célula considera que no tiene sentido mantenerlas plegadas y por lo tanto activas. Las chaperonas se han mostrado claves en el control de la autorregulación proteica, la llamada proteostasis. Esta labor está asistida por una cohorte de proteínas llamadas cochaperonas, que dirijen a las chaperonas al lugar donde deben actuar y modulan su acción. Durante las últimas tres décadas se han aislado cientos de chaperonas y cochaperonas, y se ha determinado la función y la estructura de muchas de ellas. Tres grupos de chaperonas destacan sobre el resto, tanto por su cantidad en la célula como por su demostrada importancia en cientos de procesos celulares. Estas son las Hsp60 o chaperoninas que discutiremos en el siguiente apartado, las Hsp70 y las Hsp90.

Las chaperonas Hsp70, descubiertas en la década de los sesenta por Rittosa, junto con otras proteínas de choque térmico, deben su nombre a la masa molecular típica que poseen, y que viene descrita en su propio nombre —por ejemplo, 60 kDa para las chaperonas Hsp60 y 70 kDa para las Hsp70—. Las Hsp70 aparecieron en las bacterias y se encuentran en eucariotas y en alguna arqueas, en este caso por un proceso de transferencia genética. Según los organismos han evolucionado, ha ocurrido la aparición de multitud de isoformas que han servido para una mayor especialización de sus funciones. Así, en bacterias normalmente solo hay un tipo de Hsp70 mientras que en humanos se han descubierto hasta trece diferentes isoformas de Hsp70, algunas localizadas solo en compartimentos celulares específicos como la mitocondria, el retículo endoplasmático o el cloroplasto. El enorme trabajo realizado durante estos sesenta años ha permitido conocer que las Hsp70 están involucradas en multitud de procesos celulares que tienen que ver con el plegamiento de proteínas, su degradación, la desagregación de agregados moleculares e incluso la modificación de la función de ciertas proteínas. Parece increíble que todas esas funciones puedan ser realizadas por una molécula tan pequeña, en particular cuando se examina su estructura.

A pesar de su pequeño tamaño, Hsp70 ha sido una proteína difícil de tratar porque está compuesta por dos dominios estructurales unidos entre sí por un trozo de secuencia muy flexible, que tiene un papel muy importante en el funcionamiento de la chaperona —es el segmento más conservado entre las distintas Hsp70 (Figura 45)—. La información estructural sobre Hsp70 se ha conseguido mediante

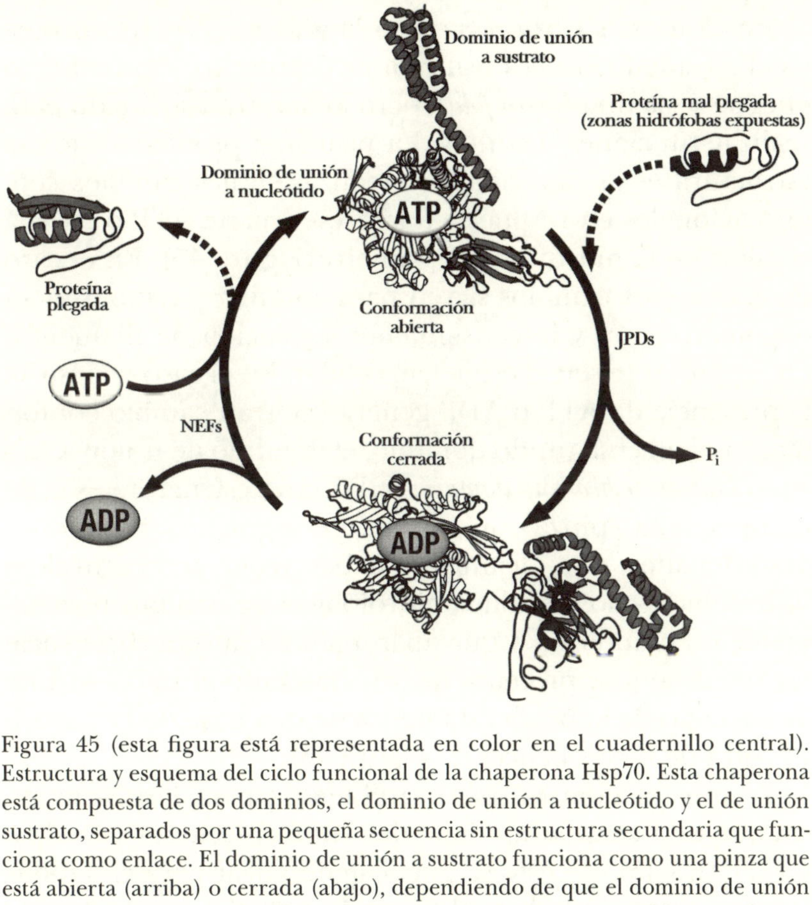

Figura 45 (esta figura está representada en color en el cuadernillo central). Estructura y esquema del ciclo funcional de la chaperona Hsp70. Esta chaperona está compuesta de dos dominios, el dominio de unión a nucleótido y el de unión sustrato, separados por una pequeña secuencia sin estructura secundaria que funciona como enlace. El dominio de unión a sustrato funciona como una pinza que está abierta (arriba) o cerrada (abajo), dependiendo de que el dominio de unión a nucleótido tenga unido ATP o ADP, respectivamente, y esta última conformación es la que atrapa al sustrato que reconoce como tal. El paso de conformación abierta a cerrada se acelera en presencia de las proteínas con dominio J (JPDs; ver Figura 25), mientras que el cambio de conformación cerrada a abierta se hace más rápida en presencia de las proteínas intercambiadoras de nucleótido (NEFs). La interacción de Hsp70 con las proteínas favorece su correcto plegamiento, que no tiene que producirse en una sola interacción.

un ataque combinado con rayos X de cristales y RMN, fundamentalmente de los dos dominios por separado. El primero de los dos dominios es el llamado dominio de unión a nucleótido (*nucleotide binding domain*; NBD). Este dominio se puede visualizar como dos dominios α/β —una mezcla de hélices α y láminas β— dispuestos en forma de «V» con un centro de unión a ATP entre los dos. Es significativo que esta estructura ha sido adquirida no solo por el NBD de Hsp70 sino por la actina y por la enzima hexoquinasa, que fosforila azúcares de seis carbonos como la glucosa. Las tres proteínas han adquirido el mismo motivo proteico, denominado pliegue de actina (*actin fold*), pero lo han transformado para realizar funciones distintas. La principal propiedad de esa estructura es la capacidad de realizar sutiles cambios conformacionales en respuesta a la presencia de ATP o ADP, a resultas de la hidrólisis del primero (Figura 45). En el caso de actina esos cambios sirven para adquirir y estabilizar su oligomerización y la consiguiente formación de filamentos tan importantes en el esqueleto celular. En el caso de Hsp70, la presencia de ATP o ADP genera un gran cambio conformacional en el segundo dominio, el dominio de unión a sustrato (*substrate binding domain*; SBD), cuya estructura es la de una pequeña «pinza» que atrapa un segmento de residuos desordenados, que idealmente deben tener una naturaleza hidrofóbica —los residuos hidrofóbicos se ocultan normalmente en el interior, y que aparezcan en la superficie suele ser señal de una proteína incorrectamente plegada—. Una de las hojas de la pinza está hecha de una base de láminas β y la otra de varias hélices α (Figura 45).

La información estructural obtenida para Hsp70 muestra que esta chaperona tiene dos conformaciones principales (Figura 45) —y esto se puede generalizar para casi todas las chaperonas—, una conformación inducida por la presencia de ATP en el NBD, que se dispone en contacto con el SBD, que tiene las pinzas abiertas para reconocer una molécula de sustrato, y otra conformación que se produce por la hidrólisis de la molécula de ATP y que empuja al alejamiento de los dominios NBD y SBD y al cierre de las pinzas, con el consiguiente atrapamiento del sustrato. La liberación de la molécula de ADP y su sustitución por otra de ATP devolverá a Hsp70 a su primera conformación y provocará la liberación del sustrato. Esto es lo que hace esta máquina, atrapar y liberar una molécula de proteína, y en el proceso hacer fuerza sobre ella. ¿Qué hace que este mecanismo tan simple pueda servir a cientos de procesos celulares? La repuesta está fundamentalmente en la gran variedad de chaperonas y cochaperonas, en particular estas últimas, que son las que al final deciden sobre qué sustrato tiene que actuar las primeras y cómo tiene que hacerlo. En el caso de las Hsp70, las dos principales familias de cochaperonas son las llamadas Hsp40 (Figura 25) y los factores de intercambio de nucleótido (*nucleotide exchange factors*; NEF). De las primeras el ser humano tiene más de cuarenta distintas, lo que habla de especialización en su función, y se encargan fundamentalmente de atraer el sustrato que sea a la molécula de Hsp70, que se encuentra en estado de reconocer un sustrato —conformación abierta; en presencia de ATP— y traspasarle el sustrato a la vez que induce la hidrólisis de ATP para que este, atrapado en la conformación abierta, pase a la conformación cerrada. El segundo grupo de cochaperonas, las NEF, es un interesante y amplio grupo de cofactores que a pesar de su diferencia de estructura ejecuta la misma acción sobre Hsp70, que es la distorsión de la estructura en «V» comentada anteriormente, para que la molécula de ADP se libere y pueda entrar una de ATP e inducir la conformación abierta y la liberación del sustrato. Hsp70 puede además interaccionar con otras cochaperonas que dirigen su acción hacia el plegamiento de las proteínas, hacia su degradación, hacia la disociación de agregados u otros fines. Las Hsp70, que son chaperonas fundamentales *per se*, pueden además actuar de chaperonas servidoras de otras como las Hsp60 —véase el siguiente apartado— o las Hsp90. Un ejemplo de este último proceso es el plegamiento de un grupo de proteínas muy importantes en la señalización celular como son los receptores de hormonas, que requieren la interacción secuencial con Hsp40, Hsp70 y Hs90, todo ello controlado por una serie de cochaperonas, en otro ejemplo magnífico de una «línea de montaje» celular.

LAS CHAPERONINAS

Nos detenemos a hablar sobre esta familia de chaperonas no solo porque están cerca del corazón de quien esto escribe, sino porque son un magnífico ejemplo de muchos de los conceptos que han ido apareciendo en estas páginas, y de algunos más que aparecerán en las siguientes. Se llaman chaperoninas a un grupo de chaperonas moleculares que tienen en común una estructura parecida, hecha por subunidades con una masa de ~60 kDa, y de ahí su otro nombre, Hsp60.

Las primeras referencias a lo que después se denominaría chaperonina provienen del trabajo del ya citado John Ellis con el complejo enzimático llamado rubisco (ribulosa-1,5-bisfosfato carboxilasa/oxigenasa). Rubisco se encuentra en los cloroplastos y está encargado de la fundamental tarea de fijar el CO_2 atmosférico a la materia orgánica. Es pues una enzima central en la formación de las moléculas biológicas y sin duda la enzima más abundante del planeta. Rubisco es un complejo formado por ocho copias de una subunidad grande (L), que es sintetizada en el propio cloroplasto, y otra más pequeña (S), que se produce en el citoplasma. Ellis observó en 1980 que la subunidad L terminaba autoagregando si antes no interaccionaba con otra proteína que denominó RBP (*rubisco binding protein*). En un tiempo en el que los resultados de Anfinsen sobre el autoplegamiento causaban furor, cualquier resultado en contra de esa idea se topó con el escepticismo. La nucleoplasmina antes citada y la RBP parecían excepciones a la regla dictada por Anfinsen. Sin embargo, otras proteínas de parecidas funciones comenzaron a descubrirse, por ejemplo en *E. coli* e involucradas en el crecimiento del bacteriófago λ. Como ya se ha comentado, los laboratorios de Costa Georgopoulos y otros habían descubierto en 1973 que un par de proteínas de *E. coli* eran imprescindibles para la replicación del fago λ —aprovecho para comentar que este fago es uno de los más usados en la biología molecular, pero sin embargo después de su aislamiento en aguas fecales en 1950 nunca más se ha encontrado en la naturaleza—. De las dos proteínas, la grande —GroEL— era fundamental para el plegamiento, mientras que la pequeña —GroES— podía ser accesoria pero siempre hacía que el proceso fuera más eficiente. Cuando en la década de los ochenta se iniciaron las secuenciaciones estándar de genes, se observó que GroEL tenía un 60 % de identidad con la citada RBP y con otra proteína que se encontró en la mitocondria del protozoo *Tetrahymena thermophila*, que parecía estar involucrada en el plegamiento de proteínas que se sintetizan en el citosol y entran en la mitocondria para realizar su función. Las tres proteínas y otras muchas que se fueron secuenciando, aislando y purificando durante la década de los ochenta fueron denominadas chaperoninas por Sean Hemmingsen, un científico del grupo de Ellis, y los primeros análisis mediante microscopía electrónica mostraron que tenían una estructura en forma de barrilete formado por dos anillos, cada uno de ellos construido por siete subunidades idénticas (Figura 46). La masa de los complejos era bastante grande, de 900-1000 kDa.

La estructura de las chaperoninas es pues la de un tetradecámero con dos anillos, cada uno de los cuales guarda una cavidad, que experimentos bioquímicos y biofísicos demostraron que es donde se produce el plegamiento de las proteínas. El ciclo funcional de GroEL —que desde el principio se utilizó como sistema modelo para estudiar las chaperoninas— se ha ido caracterizando a lo largo de los años, pero pronto se observó que tiene dos conformaciones principales, la abierta que une la proteína a plegar, y la cerrada que se adquiere después de que cada una de las subunidades de un anillo una e hidrolice ATP, lo que genera un cambio conformacional que permite la unión al anillo y el cierre de la cavidad por parte de GroES, en realidad un pequeño heptámero —una cochaperona— que se ajusta perfectamente a la entrada de la cavidad, algo que se observó por microscopía electrónica (Figura 46). La chaperonina provee a la proteína atrapada en la cavidad, de un ambiente adecuado para que se pliegue correctamente utilizando la información codificada en su propia secuencia, por lo que no atenta contra los postulados de Anfinsen. De hecho, esta cavidad cerrada se la ha denominado a veces «caja de Anfinsen».

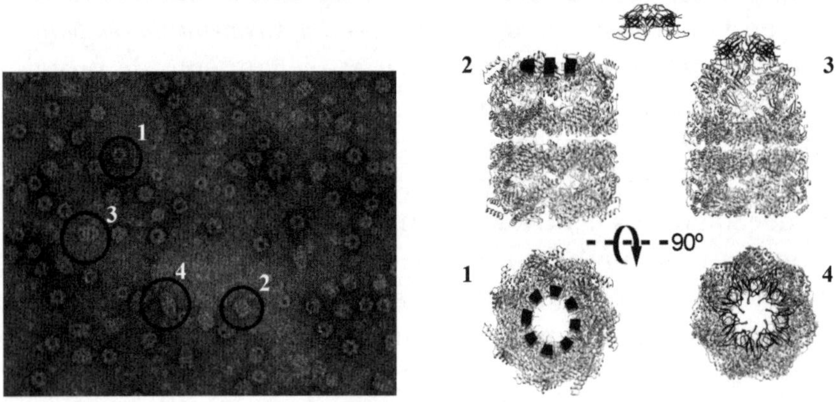

Figura 46. (Izquierda) Imagen de microscopía electrónica en la que se pueden observar oligómeros de GroEL —(1) corresponde a una vista frontal en la que se observa la cavidad y (2) corresponde a la vista lateral, en la que se observan los dos anillos del oligómero—. En la imagen también se puede observar complejos entre un oligómero de GroEL y otro de GroES unido a uno de los dos anillos (3) o a dos anillos (4). (Derecha arriba) Dos vistas ortogonales de la estructura atómica de GroEL (izquierda; (1) y (2) en la imagen de microscopía electrónica) y del complejo GroEL-GroES (derecha), que se produce por la unión de GroES (el pequeño heptámero que se muestra arriba en el centro) cuando las siete subunidades de uno de sus anillos unen ATP, y que cierra la cavidad de GroEL ((3) en la figura de microscopía electrónica). La zona de unión del sustrato a GroEL (la boca de la cavidad; círculos punteados) es la misma que la de GroES, de tal manera que la unión de esta cochaperonina desplaza al sustrato al interior de la cavidad, donde se produce el plegamiento, simplemente porque la cavidad provee del ambiente adecuado para que el sustrato, utilizando la infor-

En los primeros años de los noventa se encontraron otros tipos de chaperoninas. En 1991 el grupo de Wolfgang Baumeister, del que ya hemos hablado y volveremos a hacerlo más tarde, encontró por accidente y cuando analizaba por microscopía electrónica una muestra de la arquea *Pyrodictium occultum*, una gran cantidad de partículas muy parecidas a las observadas para GroEL, aunque en este caso el doble cilindro estaba formado por anillos con ocho subunidades en vez de las siete de GroEL. El descubrimiento se extendió a otras arqueas y puesto que estas partículas, que están formadas también por proteínas con una masa de ~

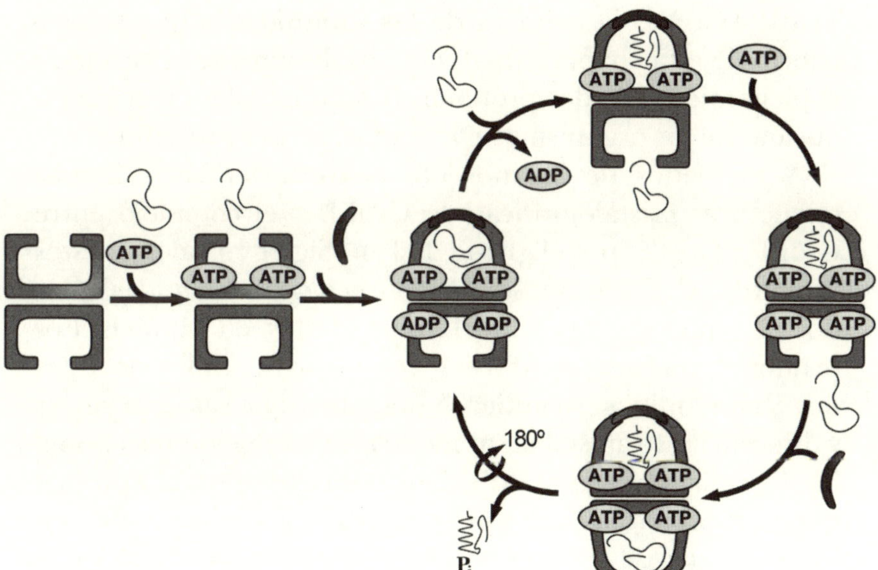

mación codificada en su propia secuencia aminoacídica, se pliegue por sí mismo.
Figura 47. Esquema simplificado del ciclo funcional de GroEL. Aunque el ciclo es todavía objeto de discusión, GroEL parece funcionar como un motor de dos cilindros (las cavidades de los dos anillos), que se controlan entre sí mediante señales alostéricas, de tal manera que mientras uno de los dos anillos ha atrapado el sustrato, lo ha encerrado en su cavidad y ha asistido a su plegamiento, el otro reconoce el sustrato y lo une, listo para plegarlo. En ningún momento los dos «cilindros» están en el mismo punto del ciclo funcional.

60 kDa, eran casi las únicas que se sobreexpresaban en condiciones de choque térmico, se denominaron termosomas. Más o menos al mismo tiempo, y haciendo una búsqueda informática se encontró en organismos eucariotas una proteína con una secuencia muy parecida a la del termosoma y un poco menos a la de GroEL, que se expresaba en grandes cantidades en el tejido testicular. Posteriormente se encontraron otras proteínas parecidas, y las primeras purificaciones mostraron que todas ellas formaban un complejo macromolecular que cuando se analizó por microscopía electrónica se observó que poseía una estructura muy parecida a las otras chaperoninas, en particular al termosoma. Estos y otros experimentos mostraron que esta chaperonina, cuyo nombre más popular es CCT (Chaperonin Containing TCP1; TCP1 es la primera de las subunidades que se descubrió de esta chaperonina), era absolutamente crítica para el plegamiento de dos proteínas fundamentales en el citoesqueleto de los organismos eucariotas, actina y tubulina.

A mediados de los noventa aparecieron las primeras estructuras cristalográficas de GroEL y el complejo entre GroEL y GroES, por el grupo de Paul Sigler en Yale, y a estos siguieron el del termosoma de *Thermoplasma acidophilum*, por el grupo del ya citado Robert Huber, en Munich. Los primeros análisis bioinformáticos y estructurales de estas dos chaperoninas permitieron descubrir que sus semejanzas y diferencias se ajustaban al modelo de evolución más popular. Las chaperoninas se dividieron en dos tipos, el tipo I, al que pertenecen las que se encuentran en las bacterias y en los orgánulos de origen endosimbionte —mitocondria y cloroplasto— y las del tipo II, que se encuentran en arqueas y en el citosol de organismos eucarióticos. Todo parece indicar que el organismo primigenio, el ancestro universal también conocido por sus siglas en inglés LUCA (*last universal common ancestor*) poseía ya una chaperonina, con una función relacionada con su estructura general, que era la de utilizar la cavidad para proteger al sustrato de interacciones no deseadas que impidieran su correcto autoplegamiento. El éxito de la chaperonina radica en su particular estructura cuaternaria, que se ha mantenido con variaciones a lo largo de la evolución y que tuvo lugar por un proceso de oligomerización circular, tal como se ha comentado al hablar de auto-oligomerización.

Cuando se produjo la separación entre bacterias y arqueas, hubo también una modificación en la estructura general —dos anillos de siete subunidades y la presencia de la cochaperonina en bacterias, frente a la de arqueas de dos anillos de ocho subunidades, cada una de las cuales posee una estructura interna extra que permite el cierre de la cavidad—. El posterior proceso de simbiosis que dio lugar a los eucariotas significó la coexistencia de los dos tipos de las chaperoninas, la de origen bacteriano, en las mitocondrias y cloroplastos, y las originarias de arqueas, en el citosol. Los dos tipos tienen un funcionamiento similar, y en los experimentos en el laboratorio —y parece que *in vivo* también— se observa que pueden asistir al plegamiento de un porcentaje muy alto de proteínas, que se unen a la boca de la cavidad mediante el reconocimiento de manera inespecífica de residuos hidrofóbicos, que en condiciones normales —en una proteína plegada— están ocultos en el interior de la estructura nativa —recuérdese el concepto de colapso hidrofóbico—.

Sin embargo, la aparición de los eucariotas produjo una transformación radical y rápida de la chaperonina del citosol, que en «apenas» uno o dos millones de años dio lugar a la chaperonina CCT, un octámero de ocho subunidades homólogas pero distintas (Figura 48). El trabajo con CCT, a pesar de su enorme interés, se ha demorado bastante debido a la dificultad de purificarla y tratarla desde el punto de vista estructural. Es un complejo muy difícil de cristalizar, y la primera determinación estructural por rayos X se consiguió solo en 2011 y fue de baja resolución (5,5 Å). Afortunadamente, los grandes avances de la criomicroscopía electrónica han permitido la determinación estructural de CCT a una alta resolución, y gracias a esta técnica se están consiguiendo caracterizar los múltiples y sutiles cambios que se producen a lo largo de su ciclo funcional. Se ha hipotetizado con bastante fundamento que puesto que CCT es imprescindible para el plegamiento de las proteínas citoesqueléticas actina y tubulina, esta chaperonina evolucionó del termosoma proveniente de la arquea en el proceso de fusión endosimbionte, y se hizo más compleja para lidiar con el plegamiento de estas dos proteínas muy abundantes, que están en el nacimiento de los organismos eucariotas, caracterizados no solo por la presencia de núcleo sino también de un citoesqueleto muy sofisticado que les permite procesos tan importantes como la endocitosis, la mitosis, el movimiento y el transporte dirigido de material en su interior.

Ya hemos discutido que la oligomerización produjo la formación del anillo y por lo tanto la estructura necesaria para el aislamiento del sustrato del exterior, pero también otras ventajas, como por ejemplo la introducción del alosterismo. Cabe preguntarse, ¿por qué es necesaria la existencia de dos anillos opuestos? En realidad algunas chaperoninas del tipo I parece que pueden funcionar con un solo anillo. La respuesta vino de los resultados bioquímicos y biofísicos que mostraron para las chaperoninas del tipo I, fundamentalmente en el caso de GroEL, que es la chaperonina más estudiada, una fuerte cooperatividad positiva entre las subunidades de un anillo y negativa respecto a las del opuesto en lo que respecta a la unión de ATP. Esto provoca un control muy sofisticado sobre la maquinaria de la chaperonina (Figura 47). La cooperatividad positiva es tal que la unión de ATP en una subunidad produce una serie de señales que inducen la inmediata unión de ATP a las otras seis del mismo anillo, a la vez que otras señales son enviadas al otro anillo que impiden la unión de ATP en esas subunidades —la cooperatividad negativa—. La unión de ATP a las siete subunidades de un mismo anillo genera unos cambios conformacionales que permiten la unión de la cochaperonina a la entrada del anillo, con el consiguiente desplazamiento del sustrato hacia el interior de la cavidad, donde se produce el plegamiento. La hidrólisis concertada de las moléculas de

ATP en el anillo fuerza la liberación de la cochaperonina y la salida del sustrato, ya plegado, a la vez que las subunidades de ese anillo mandan una señal a las del otro anillo «permitiéndoles» la unión de ATP. Las chaperoninas de tipo I funcionan pues como un motor de dos cilindros, cada uno de ellos en un momento distinto del ciclo de funcionamiento, manteniendo un control sobre el otro. Además, los cambios conformacionales que se producen al unir ATP generan una separación entre las siete subunidades que puede servir para desplegar —literalmente— el sustrato que está unido a una o varias de las subunidades del anillo, y sacarle de un estado estable en el que ha caído durante el proceso de desnaturalización. Estas chaperoninas funcionan también pues como máquinas «desplegadoras».

La chaperonina más primitiva del tipo II, el termosoma, tiene un comportamiento parecido a las de tipo I, pero no así la más evolucionada, CCT, cuya cooperatividad dentro del mismo anillo es casi nula. Esto se traduce en que la unión de nucleótido y su posterior hidrólisis no es concertada como en las de tipo I, sino que es secuencial —empieza en una subunidad específica y se transmite circularmente hasta la última—, lo que tiene unas implicaciones mecanísticas muy interesantes, pues los cambios conformacionales secuenciales producen también cambios secuenciales en la estructura de las proteínas unidas —actina y tubulina—, pero también de otras muchas que se han aprovechado del mecanismo de acción de CCT para ser plegadas por esta chaperonina para inducir su plegamiento.

Nos encontramos ante un hermoso caso de evolución desde una chaperonina más primitiva —las de tipo I— capaz de asistir al plegamiento de casi cualquier proteína, aunque no de una manera muy eficiente, a una chaperonina —CCT—, que manteniendo una estructura parecida es capaz de funcionar de una manera más compleja para el plegamiento, muy eficiente, de un menor grupo de proteínas. Esta evolución también trasciende a un siguiente nivel de complejidad, la estructura quinaria, pues si bien las chaperoninas de tipo

I parecen colaborar con otras proteínas —con otras chaperonas y cofactores—, pero sin una interacción estable, CCT ha evolucionado su estructura para que su interacción con otras chaperonas sea estable y permita la transferencia de una proteína entre esa chaperona y CCT (Figura 48), o viceversa, de una manera mucho más eficiente, tal como se describe en el siguiente capítulo.

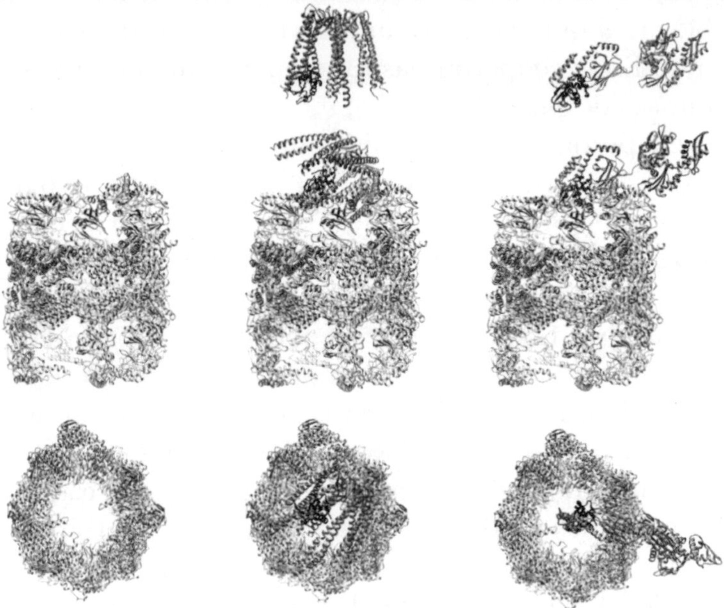

Figura 48 (esta figura está representada en color en el cuadernillo central). (Izquierda) Dos vistas ortogonales de la chaperonina CCT, que a diferencia de GroEL (Figura 47), sus dos anillos están formado por ocho subunidades ligeramente distintas. Como en las otras chaperoninas, el plegamiento de proteínas se realiza en la cavidad de cada anillo. La diferencia fundamental es que esta chaperonina es mucho más selectiva que GroEL, y su mecanismo de plegamiento, aunque todavía no bien conocido, es más complejo que el de GroEL. Otra de las diferencias es que existe una interacción entre CCT y otras chaperonas, que transfieren a CCT proteínas para plegar. (Centro) Este es el caso de prefoldina (PFD; arriba) que transfiere ciertos sustratos (en negro) a CCT (abajo; dos vistas ortogonales en las que se muestra cómo PFD deja el sustrato en la boca de la cavidad de CCT. (Derecha) Otro caso parecido es el de la chaperona Hsp70 (Figura 45), que también transfiere ciertos sustratos (también negro) a CCT.

LA DEGRADACIÓN DE LAS PROTEÍNAS: LA UBIQUITINACIÓN Y EL PROTEASOMA

Hasta los años treinta del siglo pasado, la idea que se tenía de las proteínas era la de moléculas estables pero que podían terminar siendo destruidas por el organismo para generar energía. Esta idea cambió gracias a los estudios pioneros del alemán Rudolf Schoenheimer, otro de tantos investigadores judíos que tuvo que escapar de Alemania tras las leyes raciales que allí se promulgaron. Schoenheimer marchó a los Estados Unidos y en Columbia se alió con Harold Urey, uno de los primeros científicos en aislar isótopos, para utilizarlos en experimentos pioneros de marcaje de metabolitos. Schoenheimer hizo los primeros ensayos del seguimiento de las rutas metabólicas utilizando proteínas marcadas, y con estas técnicas a mediados de los treinta descubrió que solo una parte de la señal del isótopo era excretada por el cuerpo. La otra permanecía en el organismo y de alguna manera era reutilizada. Desgraciadamente Schoenheimer era un depresivo que terminó suicidándose y privó al mundo de un gran científico que no pudo ver hacia dónde se dirigieron las siguientes investigaciones.

Las proteínas, pues, se destruían para ser recicladas pero no se sabía cuál era el mecanismo de degradación. El descubrimiento en 1953 por parte de Christian de Duve del lisosoma, y su caracterización como orgánulo donde se degradan proteínas utilizando proteasas específicas, pareció ofrecer una explicación sobre las estructuras de reciclaje de los aminoácidos. Sin embargo, durante los siguientes veinte años se fueron acumulando evidencias para pensar que había otro mecanismo. Durante estos años se descubrió que las proteínas tienen muy distintas vidas medias, lo que casaba muy mal con la idea que se tenía del lisosoma como una estructura que degrada proteínas de una manera poco selectiva. Además, los inhibidores de la actividad lisosomal que se fueron descubriendo no paralizaban la degradación de proteínas. Tampoco se entendía que siendo la rotura del enlace peptídico una reacción que produce energía, se necesitara consumo de ATP para su degradación.

Debía existir pues otro proceso de degradación y los pasos más importantes para su caracterización los dieron tres laboratorios, el de Avram Hershko y Aaron Ciechanover en la Universidad de Haifa, el de Irwin Rose en la Universidad de Pensilvania y el de Alexander Varshavsky, primero en el MIT y después en CalTech. Los tres primeros obtuvieron el Premio Nobel de Química en 2004 por sus contribuciones en este campo. El cuarto se quedó sin él —solo se pueden dar a tres científicos en cada disciplina—, otra de las injusticias que se han producido en la amplia historia de estos premios.

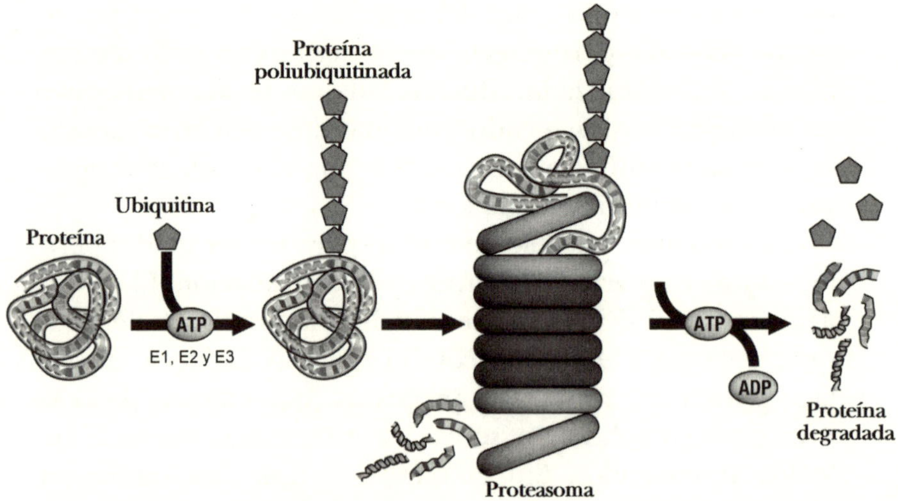

Figura 49. Esquema simplificado de la degradación de proteínas basada en su ubiquitinación y posterior destrucción en el proteasoma. Para ser señaladas para una degradación muy específica, las proteínas se marcan con varias copias de una pequeña proteína denominada ubiquitina. Este marcaje se produce mediante la actuación secuencial de tres proteínas: E1, E2 y E3. Una vez marcada, la proteína es reconocida por la máquina degradadora, el proteasoma (para una visión más precisa de esta estructura, véase la Figura 50), que «despliega» la proteína y la introduce en el interior, donde la degrada en pequeños polipéptidos.

Los tres primeros, utilizando los entonces recientemente desarrollados sistemas libres de células y que carecían de lisosomas, demostraron en un artículo seminal de 1978 que la degradación de proteínas se producía gracias a la acción conjunta de dos fracciones aisladas del sistema. La primera poseía una molécula de baja masa molecular —9 kDa— y la segunda un conjunto de proteínas, algunas de alta masa molecular. La mezcla de las dos, en presencia de ATP, lograba que la proteína de la primera fracción se uniese a proteínas de la segunda fracción de manera covalente, un proceso que raramente se había descrito antes, y degradara las proteínas marcadas. Determinaron que la primera fracción contenía una proteína que ya había sido descubierta en 1974, que se encontraba ampliamente distribuida —de ahí el nombre que se le dio, ubiquitina o ubicuitina— y que además ya se había visto unida covalentemente a otras proteínas como las histonas. En los siguientes años, distintos laboratorios mostraron que las proteínas a degradar se marcaban con varias moléculas de ubiquitina, en un proceso mediado por una serie de enzimas, y este marcaje era necesario para que la proteína fuera destinada a degradación (Figura 49). Los científicos antes mencionados y otros siguieron profundizando en el sistema y descubrieron tres sistemas de enzimas que conferían la especificidad de marcaje sobre las proteínas a degradar, y que llamaron E1 —enzima de activación de la ubiquitina—, E2 —enzima de conjugación de la ubiquitina, cuya función fue descubierta por el grupo de Varshavsky— y E3 —enzima de ligación de la ubiquitina, o ubiquitina ligasa—.

Lo que se conoce hoy de manera muy general es que la ubiquitina necesita ser activada para ser utilizada en los distintos procesos en los que está presente. Para ello, la enzima E1 une ATP y una molécula de ubiquitina en un proceso muy complejo, en el que al final la ubiquitina queda unida a la enzima a través de un enlace tioéster a una molécula de cisteína. El enlace E1-ubiquitina es posteriormente atacado por la E2 que se queda con la ubiquitina activada para su interacción con la tercera y, biológicamente, más compleja parte del proceso, con la enzima que decide qué proteína debe degradarse. Fue fundamentalmente el trabajo de Varshavsky quien mostró que esta tercera enzima, la E3, reconoce lo que se denominó como «degrones», segmentos estructurales de una proteína que van a ser marcados con la ubiquitina para la posterior degradación de la proteína.

Para muchas proteínas, sobre todo en aquellas que están involucradas en procesos de vigilancia, como por ejemplo las ciclinas involucradas en el control celular —descubiertas también por Varshavsky—, se requiere una vida media muy corta para que su acción sea breve —por ejemplo, la señal de iniciación de un proceso— y evitar así que siendo prolongada afecte a otros procesos. Para ello, la célula dispone de medios para la degradación específica de esas proteínas, que son las enzimas E3, que reconocen específicamente grupos de proteínas. Así es que en humanos hay dos enzimas del tipo E1, unas cincuenta del tipo E2, pero más de setecientas enzimas del tipo E3, que funcionan como adaptadores para poner en contacto físico la proteína a degradar, que han reconocido previamente, con el complejo E2-ubiquitina para la transferencia de la molécula marcadora a la proteína diana.

El mundo de la modificación covalente se ha vuelto muy complejo, con multitud de variables que tienen que ver con la forma en que la ubiquitina se une a la proteína a marcar —se puede unir por distintos residuos de ubiquitina y se puede producir la formación de un polímero de ubiquitinas, un proceso conocido como poliubiquitinación—, y con el tipo de marcador —hoy se conocen muchas otras proteínas de marcaje como por ejemplo distintas versiones de la proteínas SUMO o NEDD—. Estos marcajes en muchas ocasiones nada tienen que ver con procesos de degradación sino con el direccionamiento de la proteína marcada hacia ciertos procesos celulares, como transcripción, reparación del ADN y localización nuclear. Lo que sí está claro es que el proceso de ubiquitinación, en el que tres proteínas actúan sobre un sustrato de manera secuencial y para lo cual realizan grandes cambios conformacionales, es un gran ejemplo de las «líneas de montaje» formadas por máquinas moleculares descritas anteriormente, y que constituyen parte de la factoría celular.

Sin embargo, falta todavía la última máquina del proceso, la que efectúa la degradación de la proteína marcada. Curiosamente, esta proteasa se había visualizado por microscopía electrónica a finales de los sesenta, incluso antes de que se supiese cuál era su papel. La proteasa fue aislada por primera vez en 1978 en el laboratorio de Alfred Goldberg en Harvard, del mismo sistema de reticulocitos libre de células que se utilizó para los estudios de ubiquitinación, y otros laboratorios siguieron a este, cada uno de los cuales lo nombró de una manera distinta —hasta veintiún nombres se pudieron contar para el complejo—, hasta que se impuso el sugerido por Goldberg, el de proteasoma. Este apareció como un complejo de alta masa molecular que requería para su funcionamento ATP y además que el sustrato estuviera ubiquitinado. Experimentos más cuidadosos realizados ya a mitad de los ochenta mostraron que el proteasoma era un complejo muy grande, de unos 2.500 kDa, con un coeficiente de sedimentación de 26 unidades Svedberg (26S) (Figura 50). El nombre de proteasoma 26S se mantuvo para distinguirlo de un subcomplejo de 20S que también se encontró en purificaciones de distintos tipos de células. El subcomplejo 20S mantenía la actividad ATPásica y una actividad hidrolítica que no estaba asociada a la ubiquitinación. A mediados de los ochenta, experimentos de microscopía electrónica mostraron que el complejo 20S era un cilindro largo de 150 Å de largo y 115 Å de ancho, con un canal estrecho de unos 50 Å, mientras que el complejo 26S estaba formado por el 20S y por dos subcomplejos (19S), que se unían a cada lado del cilindro (Figura 50). El subcomplejo 20S resultó ser el complejo catalítico mientras que el 19S se ocupa de la regulación de la actividad proteolítica.

A finales de la década de los ochenta, el grupo de Wolfgang Baumeister encontró el proteasoma en arqueas, y debido a su facilidad de purificación y su mayor simplicidad, tal como veremos, los primeros avances estructurales se realizaron sobre este espécimen más que con el eucariota. El grupo de Baumeister lo analizó primero por microscopía electrónica, y la reconstrucción tridimensional, a baja resolución, en complementación con otras técnicas, mostró que está compuesto de dos subunidades distintas pero muy similares, α (26 kDa) y β (22 kDa). Cada una de las dos proteínas forma dos cilindros de siete copias, los de β en el centro y los de α en los lados. La estructura atómica de este proteasoma se determinó en 1995 en Munich mediante cristalografía de proteínas por el grupo del ya citado Robert Huber, y mostró a alta resolución que el proteasoma posee un canal en el interior por donde penetra el sustrato desplegado. El control de la entrada de la proteína desplegada lo lleva a cabo el heptámero de subunidades α, que posee un canal más estre-

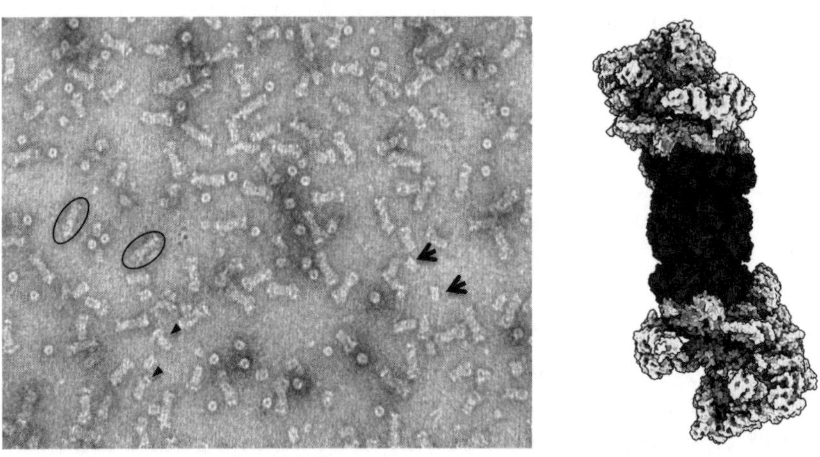

Figura 50. (Izquierda) Imagen de microscopía electrónica de una purificación de proteasomas de levadura, en la que se observan complejos 19S (flecha), complejos 20 S (cabezas de flecha) y complejos 26S (elipses). Las estructuras en forma de rosquilla corresponden a vistas frontales del complejo 19S. (Derecha) Estructura atómica del complejo 26S del proteasoma de levadura, obtenida mediante criomicroscopía electrónica. La parte central (en negro), corresponde al complejo 20S (dominio catalítico) y las más claras, a los dos complejos 19S (dominios reguladores).

cho mientras que la hidrólisis de la proteína se lleva a cabo a continuación por el heptámero de subunidades β, que genera un canal más grande donde la proteólisis puede realizarse mejor. Las subunidades α y β poseen una estructura terciaria parecida y forman un tipo de plegamiento común a otras proteasas, el Ntn (N-terminal nucleófilo) descubierto poco después. El conocimiento sobre la estructura y función del proteasoma ha sido un proceso muy lento —debido a la dificultad de trabajar con este sistema— y complicado —¡decenas de grupos trabajan en el mundo haciendo casi lo mismo!—.

En lo que tiene que ver con la parte estructural, lo que conocemos se debe fundamentalmente a un ataque combinado mediante cristalografía de proteínas y criomicroscopía electrónica, la última haciéndose un hueco cada vez más grande desde el momento en el que se comenzaron a caracterizar, como ya se ha discutido en el caso del ribosoma, los múltiples y sutiles cambios conformacionales que se producen durante el ciclo funcional. Experimentos bioquímicos y estructurales han mostrado que el complejo 20S de eucariotas tiene una estructura muy parecida al de arqueas. De hecho, se han encontrado también distintos complejos degradativos en bacterias —algunos con homología con el proteasoma pero otros no—, con el mismo tipo de estructura general, un cilindro formado por la oligomerización circular de una subunidad, utilizando para ello diferentes simetrías —generando bien hexámeros o heptámeros—, y la capacidad de interaccionar con otro anillo formando en todos lo casos estructuras de doble anillo. La autooligomerización ha servido en este caso para un propósito claro, el aislamiento de una actividad peligrosa para la célula de no ser controlada, la proteólisis.

Hemos dicho que la estructura del complejo 20S de arqueas y eucariotas es muy parecida, pero en realidad el sistema ha evolucionado y se ha hecho mucho más complejo. Las siete subunidades α y las siete β de arqueas se han transformado cada una de ellas en el sistema eucariótico en siete ligeramente diferentes, en un proceso de duplicación múltiple similar al que hemos visto que ocurría entre el termosoma, la chaperonina de arqueas y CCT, su homólogo en eucariotas. Mientras que en el caso de las chaperoninas la especialización ha servido para pasar de una chaperona generalista pero relativamente ineficiente a otra dedicada a asistir en el plegamiento de ciertos sustratos —actina y tubulina, por ejemplo— de una manera eficiente, en el caso del proteasoma la especialización ha servido para introducir en la cámara de proteólisis formada por las siete subunidades β diferentes al menos tres distintos tipos de actividades proteolíticas, una de ellos muy parecida al de la tripsina y otro a la de la quimotripsina.

LAS PROTEÍNAS «EXTRAÑAS»: ATENTADOS CONTRA LAS PRIMERAS IDEAS SOBRE LAS PROTEÍNAS

En las páginas anteriores se ha descrito la estructura general de las proteínas, de cómo se pliegan utilizando un núcleo de aminoácidos hidrofóbicos que colapsa para iniciar el plegamiento de la proteína. Una vez plegada, su superficie está constituida normalmente por residuos hidrófilos que interaccionan con el exterior, con el agua o con otras moléculas hidrofílicas, a través de enlaces débiles, y gracias a estas propiedades realizan su función en el plasma celular. Además, su estructura se constituye gracias a un armazón interior compuesto por unidades de estructura secundaria, hélices α y láminas β, también sostenido por enlaces débiles, que hace que cada proteína tenga su propia estructura relacionada con su función. Esta estructura final está por otra parte codificada en la secuencia lineal de aminoácidos, que a su vez proviene de la traducción hecha de otra secuencia lineal de unidades de nucleótidos. Las proteínas son pues las máquinas que ejecutan las acciones, pero las instrucciones sobre cómo construirlas están escritas en los ácidos nucleicos.

Sin embargo, hoy sabemos que estos conceptos, que las proteínas son hidrofílicas, que están estructuradas y que no son capaces de transmitir información, a veces no son ciertos, y han abierto campos muy interesantes en el estudio de la estructura general de las proteínas.

¿SON TODAS LAS PROTEÍNAS HIDROSOLUBLES? LAS PROTEÍNAS DE MEMBRANA

Como hemos visto, a finales del siglo XIX se conocían ya las enzimas que eran en su mayoría secretadas al exterior, como las que sintetizan las células de los tejidos digestivos. No se conocía lo que existía en el interior de las células salvo las imágenes muy generales que proporcionaba el microscopio óptico apoyándose en tinturas específicas. En 1881, el famoso Felix Hoppe-Seyler, uno de los padres de lo que ahora llamamos bioquímica, sugirió que las mismas enzimas que eran secretadas existían en el interior de la célula y realizaban las mismas funciones, algo que confirmó Eduard Buchner cuando fue capaz de romper las paredes celulares —en este caso, de levaduras—, y comprobar que la fermentación seguía produciéndose en el extracto de células rotas. Como comentamos anteriormente, este experimento acabó de una vez con todas las ideas vitalistas y dio gloria a Buchner, de quien dijo von Baeyer, su supervisor doctoral, que «era un hombre con suerte, que es lo que se debe tener cuando se carece de talento». Con supervisores como este no hace falta enemigos.

Existía pues una pared en las células que evitaba la dispersión del contenido y concentraba las funciones celulares, pero se pensaba que esta pared era una estructura rígida, capaz de dejar pasar el agua y los metabolitos para la alimentación de la célula, pero incapaz de procesos más complejos y pasiva frente a los procesos que se desarrollaban en el interior. Así pues, todos los conocimientos sobre las enzimas y sus rutas metabólicas a lo largo de la primera parte del siglo XX, en la era dorada de su caracterización, lo fueron con enzimas solubles. Poca gente prestó atención a las ideas del fisiólogo británico Charles Overton, una persona que por sus circunstancias y la calidad del trabajo que legó se puede catalogar como «uno de esos investigadores cuya altura científica es más obvia cuando está muerto que en vida».

Overton, estudiando la permeabilidad de las paredes celulares de distintos tejidos a diferentes sustancias, propuso en 1899 un modelo para la membrana celular. En él, además de dejar claro que estaba compuesta mayoritariamente por lípidos —ampliamente caracterizados para entonces, y que hacen de la membrana un aislante perfecto entre el interior y el exterior para las moléculas biológicas hidrófilas— asumía que debía poseer en su interior unos «dispositivos» que permitieran la transferencia selectiva de esas moléculas. Overton no conocía las proteínas, que eran los obvios candidatos a formar parte de esos poros activos, y tampoco ayudó mucho que los primeros análisis por microscopía electrónica realizados en los años cuarenta y cincuenta, si bien dejaban claro la existencia de esa membrana lipídica, no acertasen a visualizar ninguna otra estructura, claramente debido a limitaciones técnicas.

Las primeras indicaciones de esos «dispositivos» llegaron en la década de los sesenta de experimentos de fisiología realizados por distintos grupos, que mostraban que se producían movimientos controlados de iones a través de las membranas. Estos resultados chocaban con los conocimientos de la época que ignoraban el concepto de hidrofobicidad para las proteínas propuesto por Irving Langmuir dos décadas antes, que podrían haber ayudado a pensar en ellas como los agentes de esa transferencia transmembranal. Eso ocurrió gracias a los trabajos seminales de los investigadores americanos Seymour Singer y Garth Nicolson, que desarrollaron para el funcionamiento de la membrana el modelo de «mosaico fluido». Utilizando nuevas técnicas de microscopía electrónica —entre ellas la de criofractura—, los citados investigadores pudieron caracterizar la membrana como una doble capa lipídica de unos 45 Å de espesor en la que las regiones hidrofóbicas de las dos capas de lípidos se colocan hacia el interior y las regiones hidrofílicas hacia la solución acuosa (Figura 51). De acuerdo con el modelo de Singer y Nicolson, la membrana es una «piscina» donde los lípidos se mueven libremente y es atravesada por proteínas que «flotan» y se difunden en ella, y realizan allí sus distintas funciones.

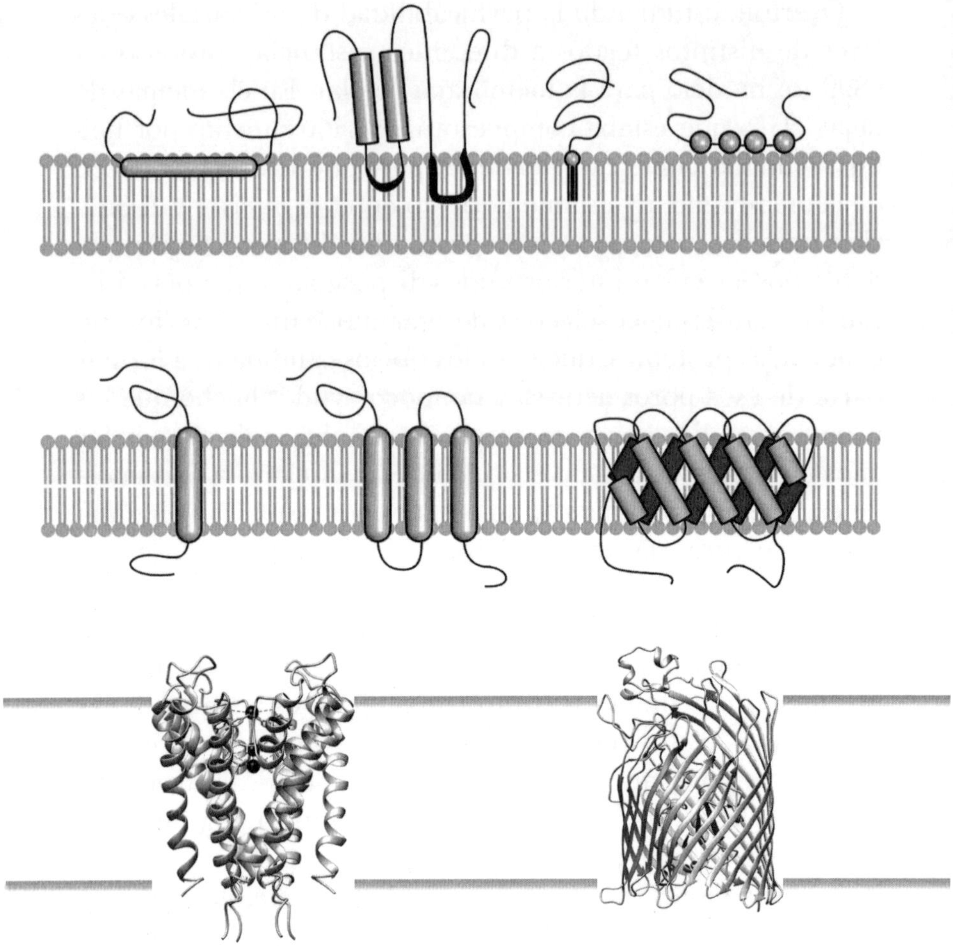

Figura 51. Proteínas de membrana. (Dos filas de arriba) Las dos grandes familias de proteínas de membrana. En la parte de arriba, las llamadas extrínsecas de membrana, que interaccionan con ella sin atravesarla. De izquierda a derecha, las proteínas que interaccionan con la superficie a través de una hélice α; las que lo hacen a través de zonas desordenadas; las que lo hacen a través de modificaciones en algún aminoácido, al que se le ha unido un lípido; y las proteínas que lo hacen a través de algún residuo hidrófobo. En la parte de abajo y de izquierda a derecha, están las proteínas intrínsecas de membrana: las que la penetran a través de una única hélice α, y que normalmente tiene como misión anclarse a la membrana; las que tienen un grupo de hélices α; y las que tienen un grupo de láminas β, que suelen generar un canal por donde se transporta elementos o proteínas de un lado a otro de la membrana. (Fila de abajo) Ejemplos de proteínas de membrana, uno todo α, el transportador de potasio, y otro de todo β, la proteína Fhua, un transportador de hierro.

El modelo de Singer y Nicolson generó un enorme interés por las proteínas de membrana, pero para ello hubo que resolver distintos problemas técnicos en su aislamiento y purificación, tales como proteger las regiones hidrófobas que *in vivo* estaban resguardadas en el interior de la membrana. Estos problemas se fueron solucionando gracias al desarrollo y comercialización de un gran número de detergentes, que debido a su naturaleza anfipática —con una zona hidrofóbica que protege a la región de la proteína en el interior de la membrana, y una región hidrofílica que permite su solvatación en el agua— son capaces de disolver la bicapa y mantener a la proteína en un estado nativo. Otra de las técnicas que permitió una buena caracterización de las proteínas de membrana es la electroforesis en geles con SDS, que ya hemos descrito al hablar de las técnicas, que permitió estudiar a las proteínas de membrana en igualdad de condiciones que las proteínas solubles.

Singer y Nicolson propusieron además, sobre la base de sus propios estudios y de los de otros —en todos los casos, utilizando membranas de eritrocitos, una fuente de membranas fácil de obtener y usar—, que había dos tipos de interacciones entre las proteínas y las membranas (Figura 51). En un primer caso, las proteínas interaccionan con la superficie de la membrana sin penetrar mucho en ella, y se llaman proteínas extrínsecas. En el segundo caso las proteínas penetran en la bicapa e incluso la atraviesan y se denominan proteínas intrínsecas. Entre estas podemos hacer otra división entre las que están verdaderamente introducidas en la membrana y en el caso más extremo no poseen ni regiones hidrosolubles que sobresalgan —vease por ejemplo la bacteriorodospsina (Figura 22)—, frente a otras que utilizan la región que se introduce en la membrana para anclarse en ella pero su función está en el citoplasma. Este último caso es el de una de las primeras proteínas de membrana que se estudiaron como tales, el citocromo b_5, un componente de la cadena de proteínas oxidantes que participan en la detoxificación en el hígado. Ya se conocía el citocromo b_5 como una proteína soluble de 11 kDa y en la década de los sesenta ya había sido incluso cristalizada, pero el proceso de purificación del citocromo, que parecía interaccionar con membranas, tenía como uno de sus pasos un tratamiento con una proteasa. Solo cuando en los setenta se comenzó a usar detergente para hacer una purificación más limpia, se observó en los geles de electroforesis con SDS una molécula más grande. Este segmento extra, de cuarenta aminoácidos, se introduce en la membrana y ancla allí la proteína, que puede realizar su trabajo «flotando» sobre el mar de lípidos. El detergente, como hemos comentado anteriormente, ayudaba a extraer el fragmento membranal pero posteriormente lo protegía en la solución acuosa. Este tratamiento con detergentes, con distintos detergentes de diferentes propiedades, comenzó a ser utilizado para purificar proteínas y complejos proteicos de membrana. El estudio de las proteínas de membrana se convirtió en un campo muy fértil a pesar de la dificultad en su purificación y caracterización —en muchas ocasiones, para analizar su funcionamiento, hay que incorporarlas a membranas artificiales, lo que es un problema en sí—. El más importante desde el punto de vista que nos concierne era la enorme dificultad en determinar su estructura. Varios hitos acompañan a este esfuerzo, como la determinación de la estructura de una proteína de membrana intrínseca, la bacteriorodospina, utilizando criomicroscopía electrónica. Los autores de este *tour de force*, realizado en 1975, fueron Richard Henderson y Nigel Unwin, como se ha comentado, y utilizaron cristales bidimensionales de esta proteína que se producen de manera natural en la membrana de la arqueobacteria *Halobacterium salinarum* (Figura 22). Esta arquea crece en las salinas y produce en ellas un hermoso color naranja-morado que probablemente muchos hemos visto en fotos.

Este color tan espectacular proviene de un grupo químico —el retinal— unido a la proteína en su interior. Ya se conocía de esta proteína que su función es atrapar fotones de la radiación solar. Cuando eso ocurre, el retinal cambia su conformación y fuerza a un protón a salir al exterior de la célula, estableciéndose de esta manera un gradiente de protones entre los dos lados de la membrana que es aprovechado por una ATPasa propia de la halobacteria para fosforilar ADP y generar ATP. La bacteriorodopsina realiza en las arqueas el mismo papel que la cadena respiratoria mitocondrial lleva a cabo en los eucariotas.

Se conocía bastante el funcionamiento de la bacteriorodopsina, pero la determinación estructural, aunque fuera a 7 Å de resolución, permitió avanzar más en los detalles atómicos de su papel como bomba de protones. Los trabajos de Henderson y Unwin mostraron que cada monómero de bacteriorodopsina está formado por siete hélices α que atraviesan la membrana de manera casi perpendicular y apenas sobresalen de ella (Figura 22). La disposición de las siete hélices α es circular de tal manera que genera una especie de canal en su interior, que es donde está colocado el grupo retinal. Entre sus muchos logros, este trabajo permitió por primera vez la visualización de una hélice α atravesando la membrana, en este caso gracias a que se forma con residuos hidrofóbicos en la parte que está en contacto con la membrana. Los avances en los distintos aspectos, tal como se describe al hablar de la criomicroscopía electrónica, permitió que el grupo de Henderson resolviera la estructura a resolución atómica en 1990, la primera proteína resuelta a esta resolución por esta técnica.

La combinación de información estructural con otra de origen espectroscópico ha permitido conocer en el proceso de bombeo de protones a través del canal formado por la siete hélices α transmembranales, estructura que ha resultado ser un éxito en la evolución, porque un gran número de proteínas de membrana, especialmente las involucradas en transducción de señal poseen esta disposición. Uno de los más importantes grupos dentro de este tipo de proteínas de membrana es de los llamados receptores acoplados a proteínas G (*G-protein-coupled receptor*; GPCR), que responden a una variedad de estímulos extracelulares, y que están involucrados en funciones tan variadas y complejas como la visión, el olfato o el gusto.

Otro de los hitos en la determinación estructural de proteínas de membrana, en este caso mediante técnicas de cristalografía de proteínas, tuvo lugar en 1984 es la resolución del llamado centro de reacción fotosintética (*photosynthetic reaction center;* PRC), un complejo de proteínas y grupos cromóforos, llevada a cabo en 1984 por tres científicos alemanes, Johann Deisenhofer, Robert Huber y Hartmurt Michael, quienes compartieron el Premio Nobel de Química en 1988, solo cuatro años después de su trabajo. Hasta entonces, parecía que las proteínas de membrana eran imposibles de ser cristalizadas debido a su naturaleza anfipática. El mayor mérito de los investigadores, y esto se debe al bioquímico Michael, fue haber encontrado el detergente con el tamaño y propiedades adecuadas para que además de proteger la parte hidrofóbica del complejo proteico, no afectara al proceso de cristalización. Cuenta Deisenhoffer —junto con su jefe Huber, los cristalógrafos del proyecto— que el día en que mirando a la pantalla del ordenador y viendo cómo comenzaba a poder ser trazado el esqueleto del complejo proteico, se puso tan entusiasmado que encendió un cigarrillo —había dejado de fumar poco tiempo antes— y corrió a buscar a Michael para compartir el resultado con él. «Fue muy bonito tener un colaborador como él con el que nos complementábamos en conocimientos. Nuestra relación fue de confianza absoluta. Cuando el resultado se hizo público, siempre está la tentación de reclamar la fama para uno mismo. Eso nunca pasó entre nosotros y la verdad es que estoy muy contento de que fuera así porque lo contrario podía haber arruinado todo». Estas palabras me parecen maravillosas y reflejan el lado positivo de la colaboración científica, que no siempre está presente.

Todo lo aprendido durante la determinación de distintos PRC sirvió para la resolución de la estructura de algunos de los GPCR descritos anteriormente. Primero hubo que clonarlos y purificarlos, lo que realizó a principios de los años ochenta Robert Lefkowitz y su entonces estudiante postdoctoral Brian Kobilka. Esto sirvió para conocer más a fondo las funciones de los GPRC, pero además se utilizó para, tras muchos años de intentos, lograr cristales y determinar su estructura, en este caso gracias al trabajo de Kobilka y otros. Por su trabajo con los GPCR, los dos científicos americanos recibieron el Premio Nobel de Química de 2012. Los GPCR se han mostrado como una magnífica diana terapéutica contra un gran número de enfermedades. El proyecto del genoma humano ha identificado más de ochocientos genes diferentes de GPCR y sin embargo la mayoría de los medicamentos contra los GPCR en la práctica clínica actual —que representan más del 30 % de todas las drogas— ejercen sus acciones sobre solo aproximadamente treinta de ellas, así que el futuro es prometedor en este campo, y en la búsqueda de estos inhibidores específicos, la biología estructural de la mano de la cristalografía de proteínas, la criomicroscopía electrónica o incluso la biología computacional, tiene mucho que decir.

El desarrollo de esta última, descrito anteriormente, tuvo también su aplicación en las proteínas de membrana, concretamente en la predicción de los segmentos transmembranales característicos de estas. Los primeros trabajos en este campo fueron llevados a cabo en 1982, entre ellos en la Universidad de San Francisco por el ya mencionado Doolitle junto con Jack Kyte. Los dos investigadores desarrollaron una escala de hidrofobicidad en la que se tenía en cuenta una serie de parámetros además de una serie de ajustes manuales debidos, según confesión de los autores, «al resultado de un prejuicio personal y una discusión acalorada entre los autores», lo que dice mucho de su honestidad. Los primeros programas de predicción tuvieron un éxito relativo, hasta que los algoritmos fueron mejorando y se fueron acumulando resultados en los bancos de datos que permitieron a mediados de los noventa alineamientos múltiples que proporcionaron mucha mayor fiabilidad a las predicciones.

El estudio de las proteínas de membrana desde el punto de vista estructural ha aumentado considerablemente en las últimas dos décadas, no solo por su importancia —se calcula que hasta el 30 % de las proteínas todavía no caracterizadas pueden ser proteínas de membrana—, sino porque durante estos años se han desarrollado una serie de técnicas que han hecho más fácil su aislamiento y purificación para su cristalización. Entre estas se pueden citar nuevos detergentes y nuevas técnicas de cristalización, como la fase cúbico lipídica (*cubic lipid phase*). En el caso del uso de la criomicroscopía electrónica, se han desarrollado los nanodiscos —estructuras que protegen la parte hidrofóbica de la proteína utilizando una combinación de proteínas anfipáticas que rodean a la proteína— o lípidos combinados con polímeros con base de ácido maleico (*styrene maleic acid copolymer lipid particles*; SMALP), que realizan la misma función de protección. La información estructural obtenida por estas técnicas y otras de predicción han mostrado para la region transmembrana una complejidad mucho mayor que la simple hélice transmembranal, y así se pueden producir barriles compuestos de lámina β (β *barrels*), que además sirven en muchas ocasiones de poros en la membrana o disposiciones muy complejas de hélices α.

¿REALMENTE SON NECESARIAS LAS PROTEÍNAS ESTRUCTURADAS? LAS PROTEÍNAS INTRÍNSECAMENTE DESORDENADAS

La visión general que se desprende de los estudios de biología estructural, y que espero quede reflejada en este libro, es que las proteínas son moléculas muy estructuradas gracias al armazón generado por la disposición de hélices α y láminas β. En realidad esto es una simplificación, porque incluso las proteínas más estructuradas son sistemas dinámicos que poseen diferente grado de flexibilidad que es fundamental para su funcionamiento. Entre estas estructuras organizadas hay sin embargo segmentos más o menos largos de aminoácidos que parecen servir para unir las zonas estructuradas, aunque en algunos casos forman parte del centro activo de las proteínas. Estos segmentos se conocían como desordenados y a veces no son visibles en las estructuras cristalográficas porque no se conoce la disposición en el espacio de los aminoácidos que lo forman. Estos segmentos son bastante comunes en las proteínas y solo un 30 % de las estructuras depositadas en las bases de datos carecen de ellos.

Aunque ya se conocían proteínas con largos segmentos desordenados desde la década de los cincuenta —no por técnicas intrínsecamente estructurales sino por técnicas bioquímicas o espectroscópicas—, hablar mucho en contra de esta falta de estructura no estaba bien visto cuando lo que imperaba eran los conceptos de moléculas estructuradas y cómo se producían. El interés por estos segmentos apareció en la última década del siglo pasado cuando la existencia de grandes bases de datos permitió al grupo del investigador americano Keith Dunker hacer un estudio informático, que concluyó que más de 15.000 proteínas poseen grandes segmentos —de más de cuarenta aminoácidos— de estructura predicha como desordenada. Ahora se sabe que hasta el 50 % de las proteínas tienen, bien segmentos desestructurados —regiones intrínsicamente desordenadas (*intrinsically disordered regions*; IDR)— o una gran parte de su secuencia desordenada —las proteínas intrínsecamente desordenadas (*intrinsically disordered proteins*; IDP)—, aunque una parte de esas proteínas adquieren cierta estructura cuando interaccionan con otras moléculas. También se ha observado que los aminoácidos cargados y polares como arginina, glicina, glutamina, serina, prolina, glutámico o lisina son más comunes entre las IDP que otros hidrofóbicos y sin carga como triptófano, fenilalanina, tirosina, cisteína, isoleucina y asparragina, que parecen impedir este tipo de estructuras.

Por supuesto que para documentar la existencia de estas proteínas no se ha recurrido solo a la bioinformática sino que hay otras muchas técnicas que pueden probar su existencia. Entre las intrínsecamente estructurales está la RMN, la técnica más poderosa para estudiar estas proteínas. Técnicas espectroscópicas, como la espectroscopía ultravioleta, el dicroísmo circular (CD), la dispersión óptica rotatoria (ORD) y la espectroscopía infrarroja apoyada en transformada de

Fourier (FT-IR), proporcionan información general sobre todos los tipos de estructura presentes en la proteína bajo estudio y, por lo tanto, se puede obtener información sobre la estructura desordenada. Técnicas hidrodinámicas, como la ultracentrifugación, la dispersión luminosa o la cromatografía de filtración también proporcionan información sobre las proteínas desordenadas —estas se comportan como si tuvieran una masa mucho mayor que la real— y técnicas bioquímicas como la proteólisis limitada —la falta de estructura de las proteínas desordenadas las hace mucho más susceptible al ataque de las proteasas— también pueden dar información valiosa sobre este tipo de proteínas.

La pregunta elemental que se ha hecho la comunidad científica desde el establecimiento del concepto de IDP es cuál es el papel de estas proteínas desordenadas y cuáles son las ventajas que proporcionan. En respuesta a esta pregunta, se ha demostrado que la plasticidad de esas proteínas es importante en procesos en los que el reconocimiento molecular es fundamental como por ejemplo el control del ciclo celular o en procesos de señalización. En estos casos es importante que la IDP pueda unirse a distintas dianas con una alta especificidad y baja afinidad, debido a la flexibilidad que le permite superar restricciones estéricas que no pueden admitir proteínas más estructuradas. Este es el caso de proteínas supresoras de tumores. como p53, que está involucrada en multitud de interacciones de distinta naturaleza, o proteínas de andamiaje (*scaffold*) cuya función es unir distintas proteínas, a veces para ayudar a formar un complejo.

Sea como sea, se ha observado que el porcentaje de proteínas desordenadas ha ido aumentando a lo largo de la evolución, lo que sugiere su importancia en los organismos más complejos. El desorden de estas proteínas también genera problemas, y es que son mucho más susceptibles a fenómenos de agregación proteica, pudiendo dar lugar a enfermedades neurodegenerativas como las que se producen por ejemplo con una proteína desordenada modelo, la α-sinucleína. La idea más aceptada en la comunidad —contestada por algunos— es que esta proteína es intrínsecamente desordenada, aunque su mitad N-terminal tiene propensión a formar hélices cuando interacciona con membranas (Figura 52), pero sí que es claro que está detrás de la enfermedad de Parkinson.

La primera referencia de esta enfermedad se debe al médico británico James Parkinson, un personaje polifacético con intereses políticos, algunos de ellos no muy claros —pudo estar involucrado en un plan para asesinar al rey Jorge III—. Parkinson calificó en 1817 el comportamiento de un paciente como poseedor de un «movimiento tembloroso involuntario (...) con una propensión a doblarse el tronco

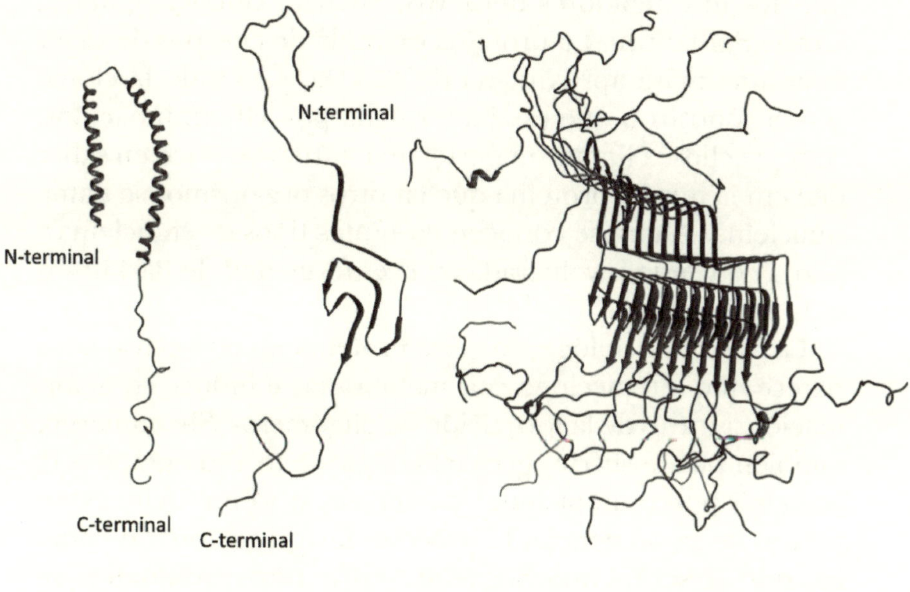

Figura 52. Cambio conformacional de la sinucleína α. (Izquierda) En condiciones fisiológicas, la sinucleína interacciona con membranas a través de una estructura en la que el dominio N-terminal adquiere un carácter helicoidal. (Centro) Por razones que se desconocen, la sinucleína sufre un cambio conformacional por el que pierde la helicidad y su parte central cambia su estructura a lámina β. (Derecha) Esta conformación tiene propensión a formar oligómeros a través de la formación de hojas β. Las estructuras atómicas de la izquierda y derecha han sido determinadas por RMN.

hacia delante y pasar de una caminata a un ritmo de carrera: los sentidos y el intelecto no parecen estar afectados». Pasaron casi cien años para que el médico ruso Konstantin Tretiakoff relacionara la enfermedad de Parkinson con unos corpúsculos celulares encontrados por el neurólogo alemán-americano Friedric Lewy en células cerebrales de la *substantia nigra*, y que el ruso denominó cuerpos de Lewy —ahora se cree que realmente el creador de este nombre fue el neurólogo español Gonzalo Rodríguez Lafora, quien los descubrió un poco más tarde que Lewy y reconoció la preeminencia del alemán—. A mediados de los sesenta, la microscopía electrónica pudo mostrar que los cuerpos de Lewy están compuestos de unas estructuras proteicas de carácter filamentoso que tres décadas más tarde fueron purificadas por dos investigadores del LMB, Michael Goedert y Maria Grazia Spillantini. La proteína extraída de cuerpos de Lewy tiene una masa aproximada de 19 kDa, y cuando la clonaron encontraron que estaba formada por 140 aminoácidos. Aunque ellos la llamaron perfectina, tardaron poco en saber que era la misma proteína que en otros organismos se llama sinucleína. Ahora se conocen bastantes tipos de sinucleínas, pero la que está involucrada en la enfermedad de Parkinson es la α-sinucleína.

La función fisiológica de esta proteína no está clara, pero parece que interacciona con membranas e induce su deformación a través de la formación de oligómeros. Sin embargo, también puede sufrir agregación, que se ve aumentada si la proteína posee mutaciones específicas o fosforilaciones en puntos de su secuencia. El proceso de agregación, tal como ha sido descrito anteriormente para otros amiloides, se induce por una transformación de su estructura en hoja β, en la que la parte central de la secuencia juega un papel fundamental (Figura 52).

Otro de los papeles interesantes que les han sido asignados a las IDP tiene que ver con la formación de condensados celulares, estructuras sin membrana que se forman en la célula a resultas de un fenómeno de separación de fase que se produce cuando una solución homogénea de moléculas se separa de manera espontánea en dos fases líquidas, una densa enriquecida en esas moléculas y otra en la que la concentración de esas moléculas es menor (Figura 53). La interfaz de esas «gotas» es tal que permite el paso entre las dos fases de ciertas moléculas pero no de otras, lo que hace que estos orgánulos funcionen como reservorios, aunque sea transitorios, de ciertas moléculas biológicas. Que las células poseen este tipo de estructuras coloidales ya fue propuesto a finales del siglo XIX por el genetista americano

Fig. 53. Imagen de microscopía óptica de una proteína, FtsZ, soluble en condiciones normales, formando condensados (las acumulaciones de color blanco). Estos condensados tienen en realidad color verde, y esto es debido a la proteína verde fluorescente (Green Fluorescent Proteína; GFP), que está en este caso unida a FtsZ. Estos condensados, de muchos tipos distintos, se forman también en la célula y parecen tener un papel de almacenaje.

Edmund Wilson —a quien se considera como el primer biólogo celular de su país—, y el ya citado Alexander Oparin incluso afirmó que podían formar parte de la sopa primordial donde se gestó la vida. Sin embargo, estas estructuras fueron víctimas colaterales de la guerra entre la teoría molecular y la coloidal, que acabó con la derrota de la segunda, como hemos podido ver en las primeras partes del libro. No obstante, durante mucho tiempo se ha conocido en la célula la existencia de este tipo de estructuras sin membrana como el centrosoma, los cuerpos P, cuerpos de Cajal, nucleolos...

Durante los últimos años, el interés en el estudio de estos orgánulos y de otros que se están encontrando se ha hecho visible por su importancia en procesos de almacenaje transitorio o de focalización de procesos dentro de la célula. Los condensados se forman por interacciones entre proteínas o entre proteínas y ácidos nucleicos, y para ello se utilizan fuerzas de interacción débiles que se producen en multitud de puntos en moléculas con una solubilidad baja. En el caso de las proteínas, que son el núcleo de la formación de estas estructuras, esto se consigue con proteínas multidominio o con IDPs, que como hemos comentado anteriormente tienen la capacidad de unirse a otras proteínas o entre ellas para formar las redes que son características de estas estructuras.

Finalmente, muchas de estas IDP —por ejemplo la α-sinucleína— parecen tener una interesante propiedad que ha cautivado a la comunidad científica desde que se descubriera en el último cuarto del siglo pasado: la capacidad de transmitir información a otras proteínas idénticas, en un proceso similar a la infección vírica. A este asunto dedicaremos el siguiente apartado.

¿SÓLO LOS ÁCIDOS NUCLEICOS SON CAPACES DE TRANSFERIR INFORMACIÓN? LOS PRIONES

En 1958 Francis Crick publicó un artículo en una revista hoy desaparecida en el que expuso las ideas fundamentales de lo que él mismo denominó y todo el mundo conoce hoy como el dogma central de la biología. La palabra «dogma» estaba mal empleada, según reconoció el propio Crick, pues hace mención a un concepto innegable, en este caso en la ciencia, y como luego se demostró tal cosa estaba lejos de ser así. En este dogma, según Crick, la información sobre la herencia se transfiere unívocamente, desde los ácidos nucleicos, bien sea ADN o ARN, hasta la proteína, que ejecuta la acción que le viene dada en su estructura y, por lo tanto, en su secuencia. Hoy sabemos que no siempre es así, y que algunas proteínas pueden transmitir información a otras proteínas.

Esta historia comienza en España, en el siglo XVIII, cuando los pastores de rebaños merinos describieron el extraño comportamiento de ciertas ovejas que mostraban alteraciones en el movimiento —la tembladera—, lamidos excesivos y picores intensos que obligaban a las ovejas afectadas a rascarse contra las cercas. Esta es sin duda la primera referencia de un grupo de enfermedades que han terminado por denominarse encefalopatías espongifomes transmisibles (EET), por su capacidad transmisiva y por la morfología de los tejidos que los patólogos encontraban en los afectados por la enfermedad. El primer intento serio de comprender estas enfermedades proviene sin embargo de los neurólogos alemanes Hans Creutzfeldt y Alfons Jakob, quienes al principio de la década de los veinte del pasado siglo describieron en humanos y de manera independiente la enfermedad que lleva su nombre, la enfermedad de Creutzfeldt y Jakob (Creutzfeldt Jakob disease; CJD). Para entonces se conocía la existencia de los virus, y en vista de la lentitud del proceso por el que la dolencia iba desarrollándose en los enfermos, los veterinarios franceses Jean Cuillé y Pierre Chelle postularon en

1938 que podía estar causada por un virus de acción lenta o «virus lento», y esa hipótesis se mantuvo durante mucho tiempo aunque nadie fue capaz de aislar ese virus.

El siguiente hito en esta historia proviene de las cuitas de una pequeña tribu en el corazón de las tierras altas de Nueva Guinea, los fores. Después de la II Guerra Mundial, Australia, la potencia dominante en el territorio, desarrolló un programa médico que llegó al interior de la isla y entonces su sistema de salud fue consciente de que una gran parte de los miembros de la tribu tenía un serio problema neurológico, que se hacía patente por movimientos parecidos a los de la tembladera o a los de los pacientes de CJD, y que indefectiblemente acababa en la muerte de los enfermos. El mal, llamado *kuru* por los nativos, atacaba fundamentalmente a las mujeres y a los niños, y todos los intentos de entender lo que ocurría se dieron de bruces con la realidad, a pesar de que el gobierno dedicó más y más recursos a entender el problema. Eso sí, sirvió para darlo a conocer fuera de las selvas de la isla y para suscitar el interés de un médico e investigador americano.

Carleton Gajdusek había estudiado medicina en Harvard y completó sus estudios en Caltech, donde conoció a Pauling y a otros grandes científicos —Gajdusek solía decir que «la gente brillante se junta con la gente brillante», frase que probablemente le define, desde luego en su falta de modestia—. Posteriormente marchó a Melbourne a continuar sus estudios y, justo al acabarlos, oyó hablar del *kuru*, lo que le hizo viajar a Papúa en 1957. Allí se enfrentó al problema de una manera sistemática para llegar a la conclusión de que la transmisión de la enfermedad, causada probablemente por un «virus lento», se producía a través de un canibalismo ritual, que para entonces estaba claramente prohibido pero que se mantenía en secreto entre los miembros de la tribu. En el reparto del cadáver, a las mujeres y a los niños les correspondía normalmente el cerebro. Gajdusek confirmó la infección cuando logró transmitirla a chimpancés a partir de tejidos cerebrales de cadáver que el investigador introdujo en el cerebro de los simios. Cuando quedó clara la naturaleza del mal, Gadjusek y otros a primeros de los sesenta ataron cabos y asimilaron la enfermedad, por sus síntomas, a la tembladera de las ovejas o a la CJD, y consiguieron reproducir estas enfermedades en individuos sanos a través de la introducción de tejido «infectado». Por todos estos trabajos, Gajdusek recibió el Premio Nobel de Medicina o Fisiología en 1976. Además, el investigador americano continuó su labor humanitaria llevándose a los Estados Unidos a cincuenta y seis niños huérfanos por culpa del *kuru*. El problema para Gajdusek fue que resultó ser demasiado cariñoso con ellos, y varios le acusaron en 1996 de abuso sexual. El proceso acabó con Gajdusek en la cárcel y con su carrera en los Estados Unidos, país que abandonó para no volver.

Los intentos de encontrar el virus fracasaron, así que algunos investigadores volvieron sus ojos hacia las proteínas como fuente de la enfermedad, a pesar de que el dogma propuesto por Crick y apoyado por todas las cabezas pensantes de la naciente comunidad de biólogos moleculares dejaba claro que la información estaba almacenada en los ácidos nucleicos. Entre estos científicos estaba la científica sudafricana Tikvah Alper, que trabajando en el hospital Hammersmith de Londres, utilizó en 1966 técnicas de rotura de los ácidos nucleicos —radiación ultravioleta— que no impidieron el proceso de infección. Fue sin embargo el biofísico británico John S. Griffith el primero en poner por escrito que el agente causante de estas enfermedades neurodegenerativas era una sustancia «proteinácea» —parece que no se atrevió a utilizar la palabra proteína directamente—, y a esta idea se unieron, entre otros, el neurólogo americano Stanley Prusiner y el biólogo húngaro-suizo Charles Weissmann. El primero consiguió aislar en 1982, trabajando en la universidad de California en San Francisco, un material proteico de naturaleza amiloidea que dejó de ser infectivo tras el tratamiento con técnicas de inactivación proteica, pero que mantenía su capacidad de infección si se intentaba inactivar con agentes destructores de ácidos nucleicos. Prusiner también acuñó para esa proteína el neologismo prión, una mezcla de las palabras *protein* e *infection.* Por su parte Weissmann aisló y secuenció el gen que codifica la proteína prión (PrP) (Figura 54). Posteriormente los dos científicos colaboraron en demostrar la presencia gen del prión en animales infectados, pero también en animales sanos, aunque fue Weissmann quien demostró, eliminando el gen de los organismos, que su producto no era necesario para la vida normal de sus huéspedes. El gen se expresa fundamentalmente pero no únicamente en el tejido nervioso. Se observó además que si se eliminaba el gen del tejido a infectar y posteriormente se añadía material infectivo —material con proteína transformada—, la enfermedad no progresaba, lo que dejaba claro que la proteína propia tenía que transformarse para que la degeneración se produjera. Además, se encontró el gen en todas las especies que sufrían alguna de estas enfermedades neurodegenerativas e infecciosas. Durante los siguientes años se descubrió, con experimentos con proteasas, que el prión (PrP) tenía dos conformaciones distintas, la llamada nativa o celular (PrP^c), que es fácilmente degradable, y la aislada de placas amiloides (PrP^{Sc}), que es resistente a los ataques de las proteasas (Figura 54). Su distinta conformación se confirmó primero por experimentos de espectroscopía de dicroísmo circular, que mostró que mientras PrP^c es fundamentalmente helicoidal (42 % de hélice α y 3% de lámina β), PrP^{Sc} mantiene parte de su estructura helicoidal, pero parte de esta y de la región desordenada pasan a tener estructura de lámina β (54 % total). El trabajo que llevó a cabo Prusiner fue premiado con el Premio Nobel de Fisiología o Medicina de 1997, mientras que Weissmann no lo consiguió. La razón para esta aparente injusticia parece radicar en la presión que Prusiner y el *lobby* americano llevaron a cabo sobre la Fundación Nobel. Weissman nunca lo hizo por la sencilla razón de que pensó que simplemente se lo merecía. Está claro que uno no solo tiene que ser bueno sino hacérselo saber a la gente adecuada.

La estructura de PrP^{c} se resolvió por RMN a finales de los años noventa, por el grupo de Kurt Wüthrich —después se han obtenido estructuras cristalográficas de segmentos—, mientras que de la estructura de PrP^{Sc} solo se conoce, gracias a experimentos de difracción de rayos X de fibras y de criomicroscopía electrónica, que el largo segmento de lámina β que se ha formado después de la transformación oligomeriza en forma de solenoide β, generando largos filamentos en los que el resto de la proteína, la parte globular, sobresale del filamento principal a distancias regulares (Figura 54).

Todavía se conoce poco de la función del prión en condiciones normales. Se sabe que en humanos se sintetiza como

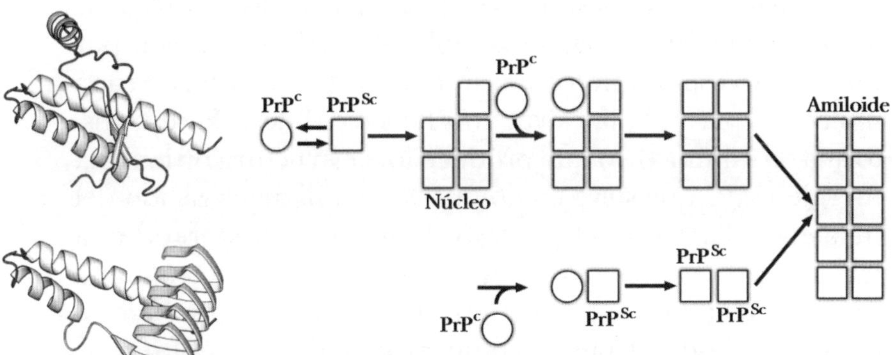

Figura 54. (Izquierda) Estructura de las dos conformaciones de la proteína prión, la normal (PrP^{c}; arriba) y la priónica o infectiva (PrP^{Sc}, abajo), en la que una gran parte de la estructura helicoidal de la primera se transforma en lámina β en la segunda, lo que favorece la formación de hojas β entre monómeros de esta última conformación. (Derecha) Dos posibles modelos de conversión de PrP^{c} a filamentos de PrP^{Sc}. En el modelo de nucleación-polimerización (arriba), hay una rápida conversión de formas PrP-C (círculos) y PrP^{Sc} (cuadrados), pero la primera es más estable. En presencia de un agregado lo suficientemente grande como para actuar como un núcleo estable, que se produce en un proceso lento, la transformación de PrP^{c} en PrP^{Sc} puede producir el crecimiento de los filamentos en un proceso más rápido. En el modelo de molde (debajo), PrPc puede transformarse en PrP^{Sc} por contacto con otra molécula de PrP^{Sc}, que actúa como molde. A partir de aquí, las moléculas de PrP^{Sc} van uniéndose al polímero de PrP^{Sc}.

una proteína de 253 residuos, pero que sufre modificaciones postraduccionales que le hacen perder parte de sus extremos N- y C- terminales hasta tener finalmente una longitud de 208 aminoácidos, y además sufre varias glicosilaciones —adiciones de moléculas de azúcar en algunos de sus aminoácidos—. Puede tener mutaciones, algunas de las cuales hacen que PrP tenga más propensión a transformarse en PrP^{Sc}, lo que añade un componente genético a este proceso.

Como digo, el papel fisiológico del prión no está claro aunque sí se sabe que está asociado a las membranas y que podría estar relacionado con distintos procesos —reparación de la mielina, mantenimiento de la memoria...—. Tampoco se conoce bien el proceso molecular por el que se produce el gran cambio conformacional entre PrP^{c} y PrP^{Sc} y la posterior formación de los filamentos que son el núcleo de las placas amiloides, pero sí que el paso más complejo es la formación de las primeras moléculas infectivas, bien por un proceso espontáneo o por infección. Se sabe que en cada molécula, parte de la estructura helicoidal de PrP^{c} se transforma en lámina β, lo que produce una estructura ordenada, un solenoide, que sirve como núcleo de oligomerización del filamento. Para que el proceso de nucleación se produzca hay dos teorías generales (Figura 54), una que postula que una molécula PrP^{Sc} se une a otra PrP^{c} formando un heterodímero —desde el punto conformacional— y en el que la molécula de PrP^{Sc} termina transformando a la de PrP^{c} para formar un homodímero, que se separa para ejercer cada una de ellas su efecto multiplicador y eventualmente formar filamentos de PrP^{Sc}. La otra teoría postula que filamentos de PrP^{Sc} sirven de cebo para que se unan a sus puntas moléculas de PrP^{c} y se transformen, haciendo que el filamento crezca. Las dos teorías son posibles y probablemente ocurren a la vez, pero el proceso, sea el que sea, es lento, pues muchas de estas enfermedades tardan decenas de años en manifestarse.

Los priones se han encontrado no solo en los animales más complejos sino también en levaduras, lo que ha sido muy útil para su caracterización, por la facilidad en estos organismos más primitivos de mutar el gen y observar rápidamente los resultados. Durante estas últimas décadas se han descubierto otras encefalopatías espongifomes transmisibles, y lo que durante mucho tiempo fue producto de una discusión académica pero de poca incidencia económica y social, cambió de repente cuando a finales de los novemta, fundamentalmente en Gran Bretaña, se dieron muchos casos de una variante de la enfermedad que terminó denominándose «de las vacas locas», que supuso no solo un serio problema económico —hubo que sacrificar millones de animales— sino de salud, ya que se demostró que se había producido una transmisión entre animales enfermos y humanos que comieron su carne y terminaron desarrollando la CJD. Este problema de salud confirmó que el prión puede atravesar barreras entre especies.

CONCLUSIÓN Y FUTURO

Aquí acaba esta corta historia sobre la estructura de las proteínas. En apenas un siglo después de que se caracterizaran las unidades que las componen —los aminoácidos—, se ha producido un enorme avance en el estudio de su forma y función, ambos conceptos directamente relacionados. Este descubrimiento, en mi opinión uno de los más importantes en el campo de la biología, se ha debido al desarrollo de una serie de ideas y de técnicas que han ido de la mano. La biología estructural, que se ocupa del estudio de la forma de las moléculas biológicas y que tanta influencia ha tenido en el campo de la biología molecular, ha crecido fundamentalmente debido al estudio de las proteínas, que hoy sabemos son responsables de casi todas las funciones biológicas.

Gracias al uso de apenas veinte aminoácidos distintos, cada uno de ellos con las propiedades adecuadas, la vida se ha abierto paso a través de la creación de miles de funciones distintas, cada una de las cuales es controlada por una o varias proteínas. Para que eso ocurra, esas proteínas, que en su nacimiento son una secuencia lineal de aminoácidos —la estructura primaria—, deben adquirir la forma adecuada utilizando la información que viene codificada en su propia secuencia. Esto lo consiguen mediante una serie de interacciones de carácter débil que se producen entre los aminoácidos y entre estos y las moléculas de agua que les rodean —no hay vida sin agua—. Las interacciones entre aminoácidos dan lugar en muchas ocasiones a estructuras «regulares», como los distintos tipos de hélices o láminas —la estructura secundaria—, que son un elemento de armazón de la estructura. Algunas de estas agrupaciones locales, que llamamos motivos estructurales, han sido tan exitosas que la naturaleza las ha utilizado en muchas proteínas para servir de andamiaje o introducir distintas funciones. La secuencia completa, formada casi siempre por distintos motivos estructurales, termina plegándose para dar lugar a la estructura tridimensional de la proteína —la estructura terciaria—, en la conformación final, que suele ser la funcional. Sin embargo, no debemos pensar en las proteínas como estructuras fijas, sino más bien como unas que «vibran», en particular las regiones que no presentan estructura secundaria y que en muchas ocasiones tienen un papel muy relevante en la función o en la interacción con otras proteínas.

Las proteínas pueden evolucionar —lo hacen continuamente— , bien gracias a mutaciones simples o a través de eliminaciones de parte de su secuencia o adiciones, en muchas ocasiones de nuevos motivos estructurales que introducen nuevas funciones.

Otra manera de evolucionar consiste en la oligomerización, bien con proteínas distintas, o bien mediante autoensamblaje. Con estos cambios, que dan lugar a la estructura cuaternaria de las proteínas, el complejo proteico formado puede adquirir nuevas funciones y desde luego un control mucho más sutil de estas.

Todas estas propiedades que hacen de las proteínas el núcleo de la actividad biológica —también tienen un papel muy importante en el almacenaje y transmisión del material genético—, han sido descubiertas gracias al desarrollo de ideas, pero sobre todo de técnicas que provienen del mundo de la física, y que tienen su máximo exponente en la difracción de rayos X aplicada a cristales de moléculas biológicas, sin duda la técnica más influyente de la biología molecular. Otras técnicas han llegado después y están siendo cada vez más importantes, como la criomicroscopía electrónica y las técnicas computacionales.

¿Cuál es el futuro del estudio de las proteínas? La apreciación en las últimas décadas de que la célula puede ser asimilada a una compleja factoría donde se producen multitud de procesos —líneas de montaje—, manejados por máquinas —las proteínas— e interconectados, ha abierto nuevas vías para profundizar en la relación entre la estructura y la función, vista esta última en muchos casos como la de una máquina ejecutando un trabajo sobre otra molécula biológica. Las nuevas técnicas de molécula individual son capaces de estudiar una sola proteína —libre de la influencia de los trillones de moléculas de la misma proteína con las que se trabajan en el tubo de ensayo, cuando por ejemplo se realizan medidas enzimáticas clásicas con proteínas purificadas—, y medir las fuerzas involucradas en ejecutar su función.

Más allá del interés fundamental del estudio de las moléculas aisladas, en cada uno de los procesos de la factoría celular, las proteínas involucradas no funcionan solas y al azar sino que actúan secuencial y coordinadamente, lo que lleva consigo la formación de complejos proteicos más o menos transitorios en los que las proteínas interaccionan para transferir el sustrato o distintas señales. Esos complejos transitorios —la estructura quinaria— se pueden analizar por ejemplo mediante técnicas de criomicroscopia electrónica y de espectrometría de masas, y conocer así su composición y estructura, que puede variar dependiendo de pequeños cambios en la función.

La ejecución de esos miles de procesos celulares está coordinada en tiempo y lugar, de tal manera que su disposición en la célula no tiene nada de azarosa —un buen ejemplo es los cambios que se producen durante la mitosis—, y este es el caso no solo de los orgánulos celulares —una magnífica herramienta para concentrar la ejecución de un proceso, bien en su interior o en la membrana que los compartimentaliza—, sino de otros procesos que se producen en el citoplasma y que ahora se está en condiciones de estudiar *in situ* con técnicas de criomicroscopía correlativa. Se abre un campo enorme para el estudio de lo que de manera muy afortunada se ha denominado como «sociología celular», los cambios de posición en la célula de los distintos procesos que se producen a lo largo del ciclo celular o en respuesta a estímulos externos.

La figura de la factoría celular y de sus distintas líneas de montaje se puede extender al funcionamiento de estas. Las máquinas —las proteínas— se deterioran debido a las condiciones de estrés en la célula, que incluye la alta concentración proteica y por lo tanto la posibilidad de interacciones no deseadas entre distintas proteínas. Por efecto del maltrato, las proteínas cambian su conformación y dejan de ser activas en el mejor de los casos, o terminan agregando, lo que genera un serio problema en la célula. Existe un complicado sistema de control de calidad, regulado entre otros por chaperonas moleculares, que se encarga de reparar las proteínas maltratadas —si fueran todavía necesarias— o destruidas a través de procesos de degradación, para que sus piezas puedan ser reusadas. En el caso de los procesos de agregación, el problema más serio, existen mecanismos de desagregación llevados a cabo fundamentalmente por chaperonas moleculares, que intentan resolver este problema... hasta donde pueden. En algunos casos esto no es posible, y en los seres humanos se convierte en un problema de salud de importantes consecuencias sociales y económicas. El proceso del cambio de conformación proteica que lleva a la formación de amiloides es un campo de estudio muy fructífero que sin duda va a producir información muy relevante sobre los mecanismos de transformación de la estructura hacia esas conformaciones hiperestables.

La biología estructural tiene mucho que decir en el análisis de todos los procesos descritos. Sin embargo, a pesar de todos los avances relatados en estas páginas, se enfrenta en el futuro a un problema muy serio, la incapacidad de lidiar con la enorme cantidad de datos que las «ómicas» —proteómica, pero fundamentalmente genómica— generan. Al día de hoy hay más de doscientos millones de proteínas descritas en el conjunto de los proteomas secuenciados, mientras que las estructuras determinadas por cualquiera de las tres técnicas descritas en este libro —difracción de rayos X, RMN y criomicroscopía electrónica— no llega a las 200.000. Esta relación solo va a empeorar debido a razones técnicas y económicas, y es que mientras la secuenciación de un nuevo genoma puede costar unos 1000 €, la determinación estructural de una sola proteína puede ascender a 10.000 €. Frente a este problema, la única solución práctica es la predicción mediante técnicas computacionales del conjunto de estructuras a analizar, y el abordaje mediante técnicas experimentales de aquellas proteínas o complejos que levanten más interés. Lo primero ha dejado de ser una entelequia, pues afortunadamente las técnicas de predicción combinadas con procedimientos de inteligencia artificial están alcanzando el máximo nivel teórico para la predicción de la estructura terciaria y además haciendo enormes avances en la predicción de las interacciones proteína-proteína, es decir de la estructura cuaternaria o quinaria.

La infraestructura asociada con la biología estructural, descrita de manera somera en estas páginas, es cara y compleja de utilizar, lo que ha dado lugar a iniciativas de todo tipo para hacer accesible a la comunidad de investigadores grandes instalaciones, como sincrotrones, centros de cálculo, servicios centralizados... Aunque otras disciplinas puedan quizás decir lo mismo, es innegable el esfuerzo de los llamados biólogos estructurales —hijos de los físicos— en la creación de esas estructuras y en su interés en la búsqueda de colaboraciones con otros investigadores, en definitiva en la persecución de un objetivo común: la universalidad de la ciencia.

Bibliografía

Además de un gran número de artículos en revistas especializadas, algunas de las cuales se citan al final, se puede encontrar información sobre este tema en los siguientes libros:

BIBLIOGRAFÍA BÁSICA EN ESPAÑOL

Asimov, Isaac. *Introducción a la Ciencia.* Plaza & Janés (1985).

Gratzer, Walter. *Eurekas y euforias.* Editorial Crítica (2002).

Martínez del Pozo, Álvaro. *El nacimiento de la química de proteínas.* Editorial Nivola. (2009).

Needham, Joseph (Ed). *La química de la vida.* Fondo de Cultura Económica (1974).

Perutz, Max. *Ojalá te hubiese hecho enojar antes.* Ediciones Granica (2002).

Sánchez Ron, José Manuel. *El siglo de la ciencia.* Taurus (2000).

Valpuesta, José M. *En busca del secreto de la Vida. Una breve historia de la Biología Molecular.* Editorial Hélice - C.S.I.C. (2008).

Varios. *La base molecular de la Vida. Introducción a la Biología Molecular.* Editorial Blume (1971).

Yruela Guerrero, Inmaculada. *Las proteínas dúctiles.* CSIC Catarata (2016).

BIBLIOGRAFÍA BÁSICA EN OTROS IDIOMAS

Dickerson, Richard E. *Present at the flood. How structural molecular biology came about.* Sinauer Associates, Inc. (2005).

Finch, John. *A Nobel fellow on every floor.* Medical Research Council. Laboratory of Molecular Biology (2008).

Gribbin, John. *Science. A history.* Penguin books Ltd. (2002).

Hager, Thomas. *Force of Nature. The life of Linus Pauling.* Simon and Schuster (1995)

Huxley, Hugh. *Memories and consequences.* MRC/LMB (2013).

Judson, Horace F. *The eighth day of creation.* Simon & Schuster (1979).

Morange, Michel. *A history of Molecular Biology.* Harvard University Press (2000).

Olovson, Ivars; Liljas, Anders; Lidlin, Sven (Ed.) *From a grain of salt to the ribosome. The history of crystallography as seen through the lens of the Nobel Prize.* World Scientific.

Tanford, Charles y Reynolds, Jacqueline. *Nature's robots. A history of proteins.* Oxford University Press (2001).

Yon-Kahn, Jeannine. *Histoire de la science des proteines.* EDP Science (2006).

BIBLIOGRAFÍA ESPECIALIZADA (SELECCIÓN)

Bakowska-Zywicka, Kamilla y Tyczewska, Agata. «The structure of the ribosome – short history». *Biotechnologia* 1, 14–23. (2009).

Baloch, A Hafeez y colaboradores. «Microtubule and the discovery of tubulin» *EC Neurology* 11, 233-237. (2019).

Baumeister, Wolfgang. «A voyage to the inner space of cells». *Prot. Sci.* 14:257–269. (2005).

Becker, Edwin D. «A brief history of Nuclear Magnetic Resonance». *Anal. Chem.* 65, 295-303. (1993).

Berman, Helen M. «The Protein Data Bank: a historical perspective». *Acta Cryst. A A64,* 88-95. (2008).

Bond, Judith S. «Proteases: History, discovery, and roles in health and disease». *J. Biol. Chem.* 294, 1643–1651 (2019).

Brooks-Bartlett, Jonathan C. y Garman, Elspeth F. «The Nobel Science: One Hundred years of crystallography». *Interdisciplinary Science Reviews,* 40, 244–264. (2015).

Buxbaum Joel N, Linke Reinhold P. «A molecular history of the amyloidoses». *J Mol Biol.* 421(2-3, 142-59. (2012).

Chadarevian, Sofia de. «Protein sequencing and the making of molecular genetics». *TIBS 23,* 203-206. (1999).

Ciechanover, Aaron. «Tracing the history of the ubiquitin proteolytic system: The pioneering article». *Bioche, Biophys. Res. Commun.* 387, 1–10. (2009).

Cohen, Jack S. y colaboradores. «A history of biological applications of NMR spectroscopy». *Progress in Nuclear Magnetic Spectroscopy* 28, 53-85. (1995).

Cohen, Rachel D. y Gary J. Pielak, Gary J. «A cell is more than the sum of its (dilute) parts: A brief history of quinary structure». *Protein Sci* 26, 403-413. (2017).

Dickerson, Richard E. «A little ancient history». *Protein Sci* 1, 182-186. (1992).

Dill, Ken A. y MacMallum, Justin L. «The protein-folding problem, 50 years on». *Science* 388, 1042-1046. (2012).

Dobson, Christopher M. «Biophysical Techniques in Structural Biology». *Annu. Rev. Biochem.* 88:25–33 (2019).

Edelstein, Stuart J. «Patterns in the quinary structures of proteins. Plasticity and inequivalence of individual molecules in helical arrays of sickle cell hemoglobin and tubulin». *Biophys J.* 32, 347-60. (1980).

Edidin, Michael. «Lipids on the frontier: a century of cell-membrane bilayers». *Nat Rev Mol Cell Biol.* 4, 414-418. (2003).

Edsall, John T. «Memories of early days in protein science, 1926-1940». *Protein Sci I,* 1526-1530. (1992).

Frutton, Joseph D. «Early Theories of Protein Structure». *Ann N Y Acad Sci.* 325, 1-18. (1979).

Fuchs, Adrian C. D. y Hartmann, Marcus D. «On the origins of symmetry and modularity in the proteasome family». *BioEssays* 41, 1800237. (2019).

Gauthier, Jeff y colaboradores. «A brief history of bioinformatic». *Briefings in Bioinformatics,* 2018, 1–16. (2018)

Holmes, Kenneth C. «50 years of fiber diffraction». *J. Struct. Biol.* 170, 184–191. (2010).

Kay, Lily E. «W. M. Stanley's Crystallization of the Tobacco Mosaic Virus, 1930-1940». *Isis* 77, 450-472. (1986).

Klug, Aaron. «From Virus Structure to Chromatin: X-ray diffraction to three-dimensional electron microscopy». *Annu. Rev. Biochem.* 79, 1–35. (2010).

Kyle, Robert A. «Amyloidosis: a convoluted story». *British Journal of Haematology,* 114, 529-538. (2001)

Laskowski, Roman A. y colaboradores. «The structural basis of allosteric regulation in proteins». *FEBS Letters* 583, 1692–1698 (2009).

Leake, Mark C. «The physics of life: one molecule at a time». *Trans R Soc B* 368: 20120248. (2012).
Levy, Emmanuel D. y colaboradores «Assembly reflects evolution of protein complexes». *Nature* 453, 1262–1265. (2008).
Liberski, Pawel P. «Historical overview of prion diseases: a view from afar». *Folia Neuropathol*. 50, 1-12. (2012).
Maizel, Jacob V «SDS polyacrylamide gel electrophoresis». T*IBS* 25, 590-592. (2000).
Mantsch, Henry H. «The evolution of biomedical vibrational spectroscopy: A personal perspective». *Biomedical Spectroscopy and Imaging* 4, 315–329 (2015).
Masters, Barry R. «History of the electron microscope in cell biology». *Encyclopedia of Life Sciences* (ELS). Doi: 10.1002/9780470015902.a0021539. (2009).
McConkey, Edwin H. «Molecular evolution, intracellular organization, and the quinary structure of proteins». *Proc. Natl Acad. Sci. USA* 79, 3236-3240. (1982)
Orengo, Christine A. y Thornton Janet M. «Protein families and their evolution—a structural perspective». *Annu. Rev. Biochem.* 74, 867–900. (2005)
Prusiner, Stanley B. «Prions» *Proc. Natl. Acad. Sci. USA* 95, 13363–13383. (1998).
Quan, Shu y Bardwell James C. A. «Chaperone discovery». *Bioessays* 34, 973-981. (2012).
Richarson, Jane S. «Introduction: protein motifs». *FASEB J.* 8, 1237-1239. (1994).
Rossmann, Michael G. «Structure of viruses: a short history». *Quart. Rev. Biophys.* 46, 133–180. (2013).
Scheraga, Harold A. «My 65 years in protein chemistry». Q Rev Biophys. 48, 117–177. (2015).
Sipe, Jean D y Cohen, Alan S. «History of the amyloid fibril». *J Struct Biol.* 130, 88-98. (2000).
Strandberg, Bror y colaboradores. «50 years of protein structure analysis». *J. Mol. Biol.* 392, 2–32. (2009).
Tanford, Charles. «Macromolecules». *Prot. Sci.* 3, 857-861. (1994).
Uversky, Vladimir. «A decade and a half of protein intrinsic disorder: Biology still waits for physics». *Protein Science* 22, 693-724. (2013).
Valpuesta, José M. Y Carrascosa, José L. «Criomicroscopía electrónica: de la biología descriptiva a la biología estructural». *An. Real Acad Farm* 83, 458-464. (2017).
Vickery, Hubert B. y Schmidt, Carl L. «The history of the discovery of the amino acids». *Chem. Rev.* 9, 169- 318. (1931).
Wilkinson, Keith D. «The discovery of ubiquitin-dependent proteolysis». *PNAS USA* 102, 15280-15282. (2005).
Woody, Robert W. «The development and current state of protein circular dichroism». *Biomedical Spectroscopy and Imaging* 4, 5–34. (2015).
Wooley, Jim C. And Ye, Yuhzen. «A Historical Perspective and Overview of Protein Structure Prediction». *Methods for protein structure prediction and modeling.* 1-43. Springer. (2007).
Wuthrich, Kurt. «The way to NMR structures of proteins». *Nat. Struct. Biol.* 8, 923-925. (2001).
Yakupova, Elmira I. y colaboradores. «Congo Red and amyloids: history and relationship». *Biosci Rep.* 39, BSR20181415. (2019).
Zabel, Mark D. y Reid, Crystal. «A brief history of prions». *FEMS Pathogens and Disease*, 73, 1-8. (2015).

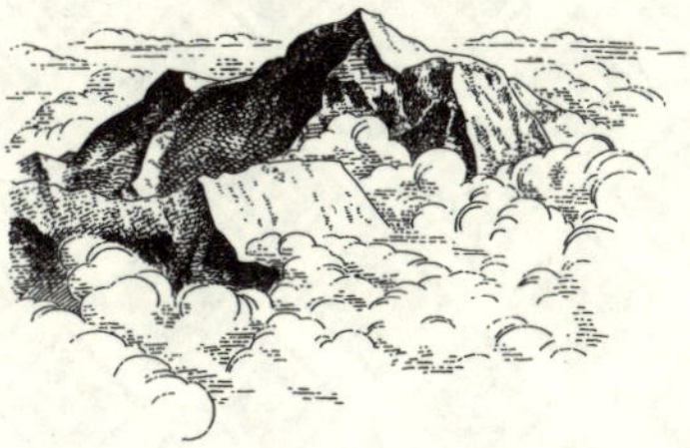

Este libro se terminó de imprimir el 29 de mayo de 2021, el mismo día de 1953 el alpinista neozelandés Edmund Hillary y el guía sherpa nepalí Tenzing Norgay alcanzaron por primera vez la cumbre del monte Everest a las 11.30 a. m. hora local.